R. R. Diehl · P. Berlit

Funktionelle Dopplersonographie in der Neurologie

Springer
Berlin
Heidelberg
New York
Barcelona
Budapest
Hongkong
London
Mailand
Paris
Santa Clara
Singapur
Tokio

R. R. Diehl · P. Berlit

Funktionelle Dopplersonographie in der Neurologie

Geleitwort von Rune Aaslid

Mit 59 Abbildungen und 24 Tabellen

Springer

Dr. rer. nat. Rolf R. Diehl, Dipl.-Psych.
Neurologische Klinik mit Klinischer Neurophysiologie
Alfried Krupp Krankenhaus
Alfried-Krupp-Straße 21
D-45117 Essen

Professor Dr. med. Peter Berlit
Neurologische Klinik mit Klinischer Neurophysiologie
Alfried Krupp Krankenhaus
Alfried-Krupp-Straße 21
D-45117 Essen

ISBN 3-540-61419-2 Springer-Verlag Berlin Heidelberg New York

Die Deutsche Bibliothek – CIP-Einheitsaufnahme
Diehl, Rolf R.:
Funktionelle Dopplersonographie in der Neurologie : mit 24 Tabellen / R. R. Diehl ; P. Berlit. Mit einem Geleitw. von Rune Aaslid. – Berlin ; Heidelberg ; New York ; Barcelona ; Budapest ; Hongkong ; London ; Mailand ; Paris ; Santa Clara ; Singapur ; Tokio : Springer, 1996
ISBN 3-540-61419-2
NE: Berlit, Peter:

Herstellung: PRO EDIT GmbH, D-69126 Heidelberg
Satz: Hagedorn GmbH, D-68519 Viernheim
Umschlaggestaltung: design & production, D-69121 Heidelberg
SPIN: 10503806 25/3134-543210
Gedruckt auf säurefreiem Papier

Geleitwort

Vierzehn Jahre nach der Einführung der transkraniellen Dopplersonographie (TCD) ermöglicht diese Methode immer noch neue Einsatzmöglichkeiten. Diese werden in dem vorliegenden Fachbuch eindrucksvoll dargestellt. Ausgehend von der traditionellen Anwendung der TCD bei der Beurteilung von intrakraniellen Gefäßeinengungen bis zur heutigen biokybernetischen Erforschung des Hirnkreislaufes gibt das vorliegende Buch einen verständlichen Überblick der früheren, gegenwärtigen und künftigen Rolle der TCD. Der von den Autoren gewählte Titel „Funktionelle Dopplersonographie in der Neurologie“ spiegelt den fortschreitenden Wandel in der Anwendung dieser Methode wider. Das Potential der Doppler-Techniken zur zeitlich hoch-auflösenden Ableitung von Veränderungen der zerebralen Hämodynamik wird gegenwärtig durch neue und aufregende Forschungsergebnisse belegt. Die Autoren sind selber aktiv an der Entwicklung neuer Techniken der Zeitreihenanalyse multipler Variablen der Hirndurchblutung beteiligt, und sie geben dem interessierten Leser im Anhang einen Einblick in Analyseverfahren, die schon bald zum methodischen Rüstzeug der Neurologie gehören könnten.

Sokoloff hat festgestellt, daß „die moderne Ära der Erforschung der Hirndurchblutung mit der Entwicklung von Methoden begann, die nicht nur quantitativ waren, sondern auch beim Menschen eingesetzt werden konnten“ (in Wood JH [Hg] Cerebral Blood Flow. McGraw Hill, New York 1987). Die TCD ist ein Zweig dieser Entwicklung, und wir werden aktuell mit der Herausforderung konfrontiert, daß wir so gewaltige Mengen komplexer Daten sammeln, daß neue Paradigmen der Auswertung benötigt werden. Der Begriff „Kybernetik“ wurde durch Norbert Wiener für das Studium komplexer Informationen und die Regelung dynamischer

Systeme eingeführt. In den Laboratorien des Institute of Engineering Cybernetics in Trondheim, wo ich mein Diplomstudium abgeschlossen habe, war *der Computer* wassergekühlt, notorisch unzuverlässig und hatte einen gierigen Appetit auf riesige Rollen gelochter Papierstreifen, auf denen die bits und bytes noch deutlich zu sehen waren. Heutzutage hat das kleine Juwel einer Maschine, auf der ich momentan schreibe, mehr als zehntausendmal soviel Speicherplatz und Verarbeitungsgeschwindigkeit, aber nur ein Tausendstel des Volumens verglichen mit seinem Vorfahren aus den sechziger Jahren. In unseren post-modernen Zeiten wurde „Cyberspace" nicht nur ein Platz, in dem sich eine kleine Gruppe von Elitewissenschaftlern heimisch fühlt, sondern auch ein weltweites Informationsnetz, in dem die Kinder der Babyboom-Generation mit Enthusiasmus und überraschender Leichtigkeit umherstreifen. Die post-moderne Ära der Hirndurchblutungsforschung kann heute mit leistungsfähigen neuen Werkzeugen aufwarten, um aus Massen von komplexen Daten klare Konzepte physiologischer Wechselwirkungen zu gestalten. Ich hoffe, daß dieses Buch Neurologen, Kybernetiker und Wissenschaftler verwandter Disziplinen anregen wird, diese neuen Techniken anzuwenden und fortzuentwickeln, damit unser Wissen über Hirndurchblutung erweitert und die Behandlung und Prävention zerebrovaskulärer Erkrankungen verbessert wird.

Bern, am 12. Mai 1996 RUNE AASLID, PH.D.

Vorwort

Die Ultraschalldiagnostik in der Neurologie hat in den letzten Jahren eine rasante Entwicklung erfahren. Zum einen ist es gelungen, durch zunehmende Verfeinerung duplexsonographischer Techniken die morphologische Bildgebung der hirnversorgenden und der intrakraniellen Gefäße zu verbessern, zum anderen wurden – vor allem mit der transkraniellen Dopplersonographie (TCD) – zahlreiche neue Untersuchungsverfahren entwickelt und evaluiert, die auf die Beurteilung funktioneller Aspekte der Hirndurchblutung abzielen und die neurologische Ultraschalldiagnostik immer mehr in den Rang einer neurophysiologischen Untersuchungsmethode erheben. Die Darstellung dieser neuen TCD-Verfahren, ihrer Grundlagen, ihrer Methodik und ihrer klinischen Evaluation bei zahlreichen Krankheitsbildern steht im Mittelpunkt des vorliegenden Werkes. Aber auch die traditionellen Einsatzgebiete der TCD, die Identifikation intrakranieller Gefäßspasmen und -stenosen, werden abgehandelt.

Funktionelle TCD-Tests im engeren Sinne umfassen die Untersuchung der hämodynamischen Adaptationsfähigkeit der Hirngefäße durch CO_2-Stimulation (Vasomotorenreaktivität), durch Autoregulationsmessung, durch funktionelle (visuelle oder kognitive) Aktivierung, aber auch der komplexen Interaktion zwischen der Körperkreislauf- und der Hirnkreislauf-Regulation während orthostatischer Belastung. Zur Funktions-TCD gehört ferner das TCD-Monitoring während operativer oder radiologischer Interventionen oder zur Überwachung des intensivpflichtigen Patienten. Im weitesten Sinne zählen wir aber auch die Emboliedetektion und die Kontrastmitteluntersuchung auf paradoxe Embolien zur Funktions-TCD.

Das Buch wendet sich vor allem an den klinisch tätigen Neurologen im Krankenhaus und in der Praxis. Es soll ihn dazu ermutigen, neue, aussagekräftige Untersuchungsmethoden, die nicht oder nur wenig invasiv sind, in sein diagnostisches Inventar aufzunehmen, um zusätzliche therapeutische Entscheidungshilfen zu bekommen oder um seinen Patienten eine invasivere Diagnostik zu ersparen. Das Buch wurde aber auch für den an der Hirndurchblutung theoretisch oder wissenschaftlich interessierten Neurologen, Physiologen und Psychologen geschrieben. Deshalb wird im Anhang von Rolf R. Diehl ein ausführliches mathematisch-kybernetisches Modell der Hirnkreislauf-Regulation entwickelt, das ein tieferes Verständnis der TCD-Funktionstests ermöglichen soll und als theoretische Basis für weitere Forschung dienen kann.

Für die zahlreichen Anregungen und hilfreichen kritischen Anmerkungen zum Text möchten wir uns bei Dr. med. Christof Klötzsch, Ass.-Ärztin Anke Kretzschmar, Dr. med. Dieter Linden, AiP Klaus Paul, Oberstudienrätin Alice Sattler, Dr. med. Ulrich Sliwka und Dr. med. Peter Zunker bedanken. Für ihre Hilfe bei der Texterfassung gilt unser Dank Frau Renate Harms und Frau Carmen Hein-Tunca. Ohne die fruchtbare Zusammenarbeit mit Dipl.-Phys. Dirk Meenenga (SciTech Communications GmbH), mit Frau Judith Diemer und Frau Grit Wiegel (PRO EDIT GmbH) sowie mit Dr. rer. nat. Thomas Thiekötter und Dr. med. Udo K. Lindner vom Springer-Verlag hätte das vorliegende Werk nicht so rasch veröffentlicht werden können.

Für Ergänzungen und kritische Anmerkungen aus dem Leserkreis sind die Autoren dankbar.

Essen, im Juni 1996 Rolf R. Diehl · Peter Berlit

Inhaltsverzeichnis

Kapitel 1

Funktionelle Ultraschalldiagnostik – Eine Einführung 1

Im Unterschied zu den bildgebenden Verfahren der Neuroradiologie einschließlich der B-Bild-Sonographie stellte die konventionelle Dopplersonographie von Beginn an eine funktionelle Untersuchungsmethode dar. Bei der kontinuierlichen Schallemission der extrakraniellen Dopplersonographie ist eine zuverlässige Tiefeninformation nicht gegeben, der untersuchungstechnisch bedingt variable Winkel zwischen Schallstrahl und Gefäßachse schließt eine reliable Messung der Blutflußgeschwindigkeit aus. Die indirekte Dopplersonographie, d. h. die Beschallung der sog. Ophthalmica-Kollateralen, welche als erste Untersuchungsmethode im klinischen Alltag eingesetzt wurde, ist eine klassische Funktionsdiagnostik – vergleichbar den Methoden der Neurophysiologie: es werden Flußrichtung und Flußstärke im Seitenvergleich in den Arteriae supratrochleares bzw. supraorbitales bestimmt, um indirekt Hinweise auf eine vorgeschaltete Strömungsbehinderung im Karotis-Kreislauf zu erhalten. Weder bei der indirekten noch bei der direkten Dopplersonographie erfolgt eine direkte Visualisierung des beschallten Gefäßes – Änderungen von Geräuschcharakter, Frequenzspektrum und Flußrichtung ermöglichen jedoch dem erfahrenen Untersucher mit hoher Sicherheit eine Beurteilung des Blutflußes in den beschallten Arterien. Ob eine umschriebene Flußbeschleunigung Ausdruck einer arteriosklerotischen Stenose, einer Kompression des Gefäßes von außen oder einer andersartigen Vasopathie ist, ob eine Flußverlangsamung mit Turbulenzen Folge einer aneurysmatischen Erweiterung des Gefäßes, durch vor- oder nachgeschaltete Veränderungen des Gefäßlumens bedingt oder Ausdruck einer anatomischen Variante ist, läßt sich mittels konventioneller Dopplersonographie nur in der Gesamtschau der Befunde aller untersuchten Gefäßabschnitte vermuten. Eine zuverlässige pathoanatomische Einordnung von Gefäßwandveränderungen ist lediglich durch andere bildgebende Verfahren wie arterielle digitale Subtraktionsangiographie (DSA) möglich. Allerdings haben schon frühe Untersuchungen gezeigt, daß die klinische Relevanz etwa einer umschriebenen Stenose der A. carotis interna sich oft wesentlich besser aus einem dopplersonographischen Befund denn aus dem Befund einer DSA ableiten läßt: es ist nicht die in mm gemessene Lumeneinengung das relevante Kriterium, sondern deren funktionelle Auswirkungen auf den Blutfluß in den abhängigen Arealen. Wenn wir gefragt werden würden, ob es wichtiger ist, ein gut aussehendes oder ein gut funktionierendes zentrales Gefäßsystem zu haben, so würden wir uns zweifelsohne für das letztere entscheiden. Trotzdem hat die bildliche Darstellung von zerebralen Gefäßstrukturen einen beständigen Boom erfahren, wohingegen Untersuchungsmethoden, die auf eine Funktionserfassung abzielen, eher ein Schattendasein führen. Im Unterschied zu den Methoden der klinischen Neurophysiologie, Elektroencephalographie, evozierte Potentiale, Elektromyographie, Nervenleitgeschwindigkeitsmessungen und Okulographie, die primär darauf abgestellt waren, Funktionsstörungen zu erfassen, zu messen und zu analysieren, war die neurovaskuläre Diagnostik immer schwerpunktmäßig bestimmt von Untersuchungsmethoden, die auf die Erfassung von strukturellen Veränderungen abzielten. Mit der raschen Entwicklung von Computer- und Magnetresonanztomographie (CT und MRT), die ein immer besseres Auflösungsvermögen bei kürzerer Untersuchungszeit zeigten, wurde auch die bildliche Darstellung des Gefäßsystemes durch CT-Angiographie und MR-Angiographie möglich. Die realtime- oder B-Bild-Sonographie ist diesen Untersuchungsmethoden als bildgebendes Ultraschallverfahren gegenüber zu stellen – sie ermöglicht im Längs- und Querschnitt die direkte Darstellung der insonierten Gefäßabschnitte. Ihr Auflösungsvermögen hat sich durch technische Verfeinerungen wie Farbkodierung und Power-Doppler soweit verbessert, daß sie beispielsweise der Magnetresonanzangiographie gleichwertig ist. Schon früh zeigte sich, daß die Ultraschalldiagnostik der venösen DSA überlegen ist; hingegen gilt nach wie vor die arterielle DSA als Gold-Standard der Gefäßdiagnostik. Dies wird sie auch weiterhin bleiben, wenn es um die Veränderungen intrakranieller Gefäßabschnitte geht (arteriovenöse Malformation, Aneurysma, Vaskulitis u. a.), jedoch bleiben die wesentlichen Nachteile dieser Untersuchungsmethode wie Strahlenbelastung, Morbidität und Mortalität durch die Katheter-Untersuchung und hierdurch deutlich eingeschränkte Wiederholbarkeit bestehen (Tabelle 1.1). War die reine B-Bild-Sonographie keine echte Konkurrenz für die genannten bildgebenden Verfahren, so erweitert doch die Duplexsonographie, in der B-Bild-Verfahren und konventionelle Dopplersonographie kombiniert werden, die Aussagekraft der Ultraschalldiagnostik um eine neue Dimension – nämlich die der Beurteilung von Funktionsstörungen. Wesentlicher Vorteil der Duplexsonographie ist die Möglichkeit der winkelkontrollierten Blutflußgeschwindigkeitsmessung an definierten Untersuchungspunkten, so daß eine zuverlässigere Analyse von morphologischen Veränderungen und ihren funktionellen Auswirkungen möglich wird.

Sämtliche extrakraniellen Ultraschall-Untersuchungsmethoden ermöglichen zwar zuverlässige Aussagen über Veränderungen der hirnversorgenden Gefäße an den Prä-

Tabelle 1.1: Bildgebende Diagnostik der intrazerebralen Gefäße.

	Angiographie	MRA	TCD	TCC Duplex	Spiral CT
Strahlenbelastung/ Risiko v. Komplikationen	ja/1-4 %	∅	∅	∅	ja/∅
Kontrastmittel	ja	+/-	+/-	+/-	ja
Screening	nein	ja	ja	ja	bislang nur extrakranielle Gefäße
Kosten (DM)	500,-	700,-	75,-	150,-	400,-
Besondere Indikationen	Small vessel disease, Vaskulitis, AVM, Aneurysma	Sinusvenenthrombose, Screening (AVM, Aneurysma)	Gefäßspasmen, Verlaufskontrollen, Monitoring	Verlaufskontrolle bei AVM, Aneurysma	Akutdiagnostik bei Schlaganfall

dilektionsstellen der Arteriosklerose, sie lassen jedoch weder zuverlässige Rückschlüsse über den Blutfluß im Gehirn selbst zu, noch sind Auswirkungen kardio-vaskulärer Parameter auf den Blutfluß in den hirnversorgenden Gefäßen zuverlässig zu erfassen. Dieses hat im wesentlichen damit zu tun, daß die Sonden handgehalten werden müssen, so daß das Aufsuchen identischer Untersuchungspunkte im Längsschnitt problematisch ist und schließlich Provokationsmanöver während der Untersuchung aus technischen Gründen kaum möglich sind.

Der erste Schritt zur Ermöglichung von Funktionsuntersuchungen in der Neurosonologie war die Einführung der transkraniellen oder intrakraniellen Dopplersonographie (TCD) durch Aaslid (1982). Auch bei dieser Untersuchungsmethode liegt die Frequenzverschiebung des reflektierten Ultraschalles gegenüber der Sendefrequenz – der Dopplereffekt – den Messungen zugrunde, wobei die Strömungsgeschwindigkeit der korpuskulären Elemente registriert wird und die Dopplerverschiebung der Strömungsgeschwindigkeit und der Sendefrequenz des Ultraschalles proportional ist. Grundsätzlich handelt es sich bei dem Dopplersignal nicht um eine einzelne Frequenz, um einen einzelnen Ton, sondern um ein Frequenzspektrum, da die Strömungsgeschwindigkeit der korpuskulären Elemente des Blutes über dem Querschnitt eines Gefäßes nicht konstant ist. Die Möglichkeit der transkraniellen Dopplersonographie wurde gegeben durch den Einsatz sehr niedriger Sendefrequenzen (in der klinischen Routine 2-3,5 MHz) und den Einsatz eines gepulsten Dopplersystems. Hierbei wird ein piezoelektrisches Element alternierend als Sender und Empfänger eingesetzt, wobei durch Variation der Größe und Lokalisation des Meßvolumens (sample volume) eine Tiefenlokalisation der empfangenen Signale möglich ist. Der Einsatz der transkraniellen Dopplersonographie ist auch bei der niedrigen Sendefrequenz von 2 MHz und der hohen emittierten Ultraschallenergie von bis zu 350 mW nur an dünnen Knochenstellen bzw. bei der Beschallung durch Weichteile möglich. Sogenannte Schallfenster sind gegeben im Bereich des Knochenfensters der Temporalschuppe, wobei sich ein vorderes, mittleres und hinteres Knochenfenster unterscheiden lassen. Das temporale Knochenfenster ist bei 95 % aller Erwachsenen vorhanden – bei Frauen jenseits des 60. Lebensjahres kann ein ausreichendes Schallfenster temporal fehlen. Über den transtemporalen Zugang lassen sich die A. cerebri media, die T-Gabel der A. carotis interna, die A. cerebri anterior und die A. cerebri posterior in ihrem P1- und P2-Segment beschallen. Die Indentifikation der einzelnen Gefäße erfolgt anhand der Sondenposition, der Beschallungstiefe, der Flußrichtung im untersuchten Gefäß sowie der Strömungsgeschwindigkeit. Im Unterschied zur extrakraniellen Dopplersonographie kann die Flußgeschwindigkeit bei Insonation der großen schädelbasisnahen Arterien des Circulus arteriosus Willisii in cm/s ermittelt werden, da in der Regel aufgrund des günstigen Beschallungswinkels der Meßfehler unter 15 % liegt (Aaslid 1982). Da mittels der TCD auch über längere Zeiträume nichtinvasiv eine (auch bilaterale) Messung der Blutflußgeschwindigkeit der großen schädelbasisnahen Gefäße (vor allem A. cerebri media) möglich ist, können mit dieser Methodik funktionelle Auswirkungen von Herz-Kreislauf-Parametern, Belastungstests und (patho)physiologischen Bedingungen auf den zerebralen Blutfluß analysiert werden. Die *f*TCD (Funktions-TCD) ist damit eine Untersuchungsmethode, die szintigraphischen und MRT-Methoden zur Funktionsdiagnostik gegenübergestellt werden kann (Tabelle 1.2) – sie ist das Thema des vorliegenden Werkes.

Tabelle 1.2: Funktionelle Bildgebung in der Neurologie.

Methode:	PET	SPECT	*f*MRT	*f*TCD
Untersuchungszeit:	1-2 h	1-2 h	Minuten	Minuten bis 1 h
Isotopen:	Fluor-Glukose, O_2 et al.	Technetium-HMPAO et al.	nicht erforderlich	nicht erforderlich
Auflösung:	5 mm	8-10 mm	< 1 mm	keine zerebrale Bildgebung
Wiederholbarkeit:	limitiert	limitiert	beliebig (?)	beliebig
Untersuchung von:	Metabolismus, Blutfluß, Rezeptoren	Blutfluß, Rezeptoren	Blutfluß, venöse Drainage	Blutfluß
Verfügbarkeit:	sehr gering	gut	(noch) gering	sehr gut

KAPITEL 2

Grundlagen der funktionellen Dopplersonographie 2

2.1 Physikalische Grundlagen der Dopplersonographie

2.1.1 Dopplershift

Die physikalische Grundlage für die Messung der Geschwindigkeit von strömendem Blut in den Arterien ist der sogenannte Dopplereffekt. Trifft eine Schallwelle auf ein bewegtes Objekt, so wird die Frequenz der reflektierten Schallwelle, also des Echos, proportional zu der Objektgeschwindigkeit in Richtung auf die Schallquelle zu oder von ihr weg verschoben. Bewegt sich das Objekt auf die Schallquelle zu, verlangsamt sich die Frequenz des Echos, bewegt es sich in die entgegengesetzte Richtung, kommt es zu einer Frequenzzunahme. Die Frequenzdifferenz zwischen der emittierten und der reflektierten Schallwelle ist der sogenannte *Dopplershift* (Δf). Dieser hängt von der Schallgeschwindigkeit c, der Objektgeschwindigkeit v und von der Frequenz f der emittierten Welle ab und kann nach folgender Formel beschrieben werden:

$$\Delta f = \frac{2 \cdot v \cdot f}{c} \quad \text{(Gleichung 2.1.1)}$$

Wenn f und c als konstant angesehen werden können, ist Δf also direkt proportional zu v. Gleichung 2.1.1 bedarf eines Korrekturfaktors, wenn sich das Objekt nicht radial auf die Schallquelle zu oder von ihr weg bewegt, sondern zwischen der Linie „Schallquelle-Objekt“ und der Bewegungsrichtung des Objektes ein Winkel α gebildet wird (vgl. Abb. 2.1.1).

Die korrigierte Formel lautet dann:

$$\Delta f = \frac{2 \cdot v \cdot f \cdot \cos\alpha}{c} \quad \text{(Gleichung 2.1.2)}$$

Bei der Dopplersonographie des Arteriensystems dienen die Blutkörperchen, vor allem die Erythrozyten, als Schallreflektoren. Von einer Schallsonde (oder Dopplersonde) wird entweder ein kontinuierlicher Sendestrahl emittiert (Prinzip der „continuous wave“ Dopplersonographie, auch „cw-Doppler“), wobei die reflektierte Welle von einer benachbarten Sonde ebenfalls kontinuierlich gemessen wird, oder dieselbe Sonde emittiert in regelmäßigen Abständen kurze Wellenzüge, sogenannte „bursts“ oder Pulse, und mißt in den Zwischenintervallen die Echowelle (Prinzip der „pulsed wave“ Dopplersonographie, auch „pw-Doppler“). In beiden Fällen kann durch den

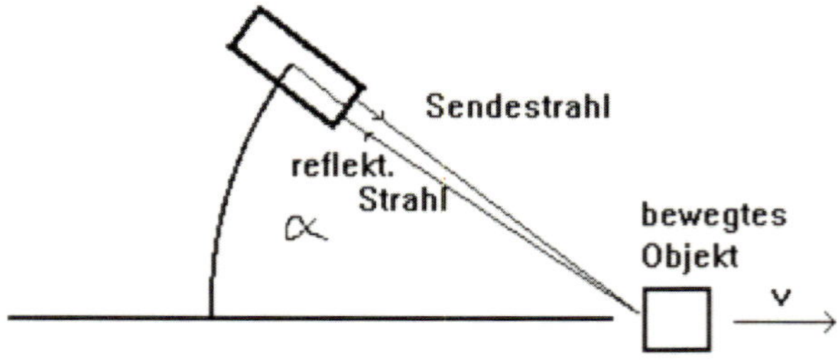

Abb. 2.1.1: Der durch die Reflexion eines Sendestrahles von einem bewegten Objekt mit der Geschwindigkeit v verursachte Dopplershift hängt vom Winkel α zwischen der Richtung des Schallstrahles und des Objektes ab.

fortlaufenden Vergleich der Sende- und Empfangsfrequenzen kontinuierlich der Dopplershift Δf dargestellt werden. Da in der transkraniellen Dopplersonographie ausschließlich das pw-Dopplerprinzip eingesetzt wird, soll der cw-Doppler hier nicht weiter abgehandelt werden. Bei intrakraniellen Gefäßen kann häufig davon ausgegangen werden, daß der Winkel α weniger als 30° beträgt. In diesem Fall wird cosα $\geq$ 0,87 und der Fehler bei der Geschwindigkeitsberechnung – ohne Berücksichtigung des Korrekturfaktors – kleiner als 13%. Nach der Formel

$$v = \frac{\Delta f \cdot c}{2 \cdot f} \qquad \text{(Gleichung 2.1.3)}$$

kann dann relativ genau die zerebrale Blutflußgeschwindigkeit (CBFV) bestimmt werden. Bei einer Schallgeschwindigkeit im Hirngewebe von c = 1560 m/s und einer Sendefrequenz von f = 2 MHz vereinfacht sich diese Gleichung zu

$$v = 39 \cdot \Delta f, \qquad \text{(Gleichung 2.1.4)}$$

wobei v in cm/s und Δf in kHz angegeben wird. Ein Dopplershift von 1 kHz entspricht also einer Flußgeschwindigkeit von ca. 40 cm/s.

2.1.2 Die Pulsed-Wave-Dopplersonographie

Jede von der Schallsonde emittierte Welle wird in verschiedenen Tiefen an den Grenzschichten zwischen Geweben unterschiedlicher Schallimpedanz reflektiert. Bei der cw-Dopplersonographie können Echos aus unterschiedlicher Tiefe naturgemäß nicht differenziert werden. Dagegen ermöglicht es der pw-Doppler durch die selektive Wahl eines Zeitintervalls Δt zwischen Emission und Immission der Schallwelle, Dopplershifts bezogen auf eine bestimmte Tiefe D zu berechnen. D ergibt sich bei vorgegebenem Δt und bekannter Schallgeschwindigkeit c nach Gleichung 2.1.5:

$$D = \frac{\Delta t \cdot c}{2} \;. \qquad \text{(Gleichung 2.1.5)}$$

Durch die 2 im Nenner von Gleichung 2.1.5 kommt zum Ausdruck, daß die Schallwelle von der Sonde bis zur Tiefe D und wieder zurücklaufen muß. Weitere wichtige Parameter bei der pw-Dopplersonographie sind die Dauer des emittierten Wellenzuges („pulse duration", PD) und die Pulswiederholungsfrequenz („pulse repetition frequency", PRF). Da der ausgesendete Puls immer eine zeitliche Ausdehnung PD hat, ist es nicht möglich, die Blutflußgeschwindigkeit an einem umschriebenen Punkt im Gefäß zu messen. Durch die Pulsdauer und die Schallgeschwindigkeit im Gewebe c wird vielmehr ein Meßvolumen („sample volume"; SV) im abgeleiteten Gefäß determiniert, also ein Gefäßabschnitt mit der Längsausdehnung SV, in dem simultan die Flußgeschwindigkeiten gemessen werden:

$$SV = \frac{PD \cdot c}{2} \;. \qquad \text{(Gleichung 2.1.6)}$$

Tabelle 2.1.1: Kennwerte der relevanten Parameter für die TCD.

Parameter	Abkürzung	Größenordnung	Einheit
Sendefrequenz	f	2(1-2,5)	MHz
Pulswiederholungsfrequenz	PRF	6-18	kHz
Pulsdauer	PD	5-20	µs
„power"	W_0	0,01-350	mm
Tiefe	D	8-150	mm
Meßvolumen	SV	4-16	mm
Schallgeschw. im Gewebe	c	1560	m/s
physiologische Dopplershifts	Δf	0-3,5	kHz
physiologische Flußgeschwindigkeiten	v, CBFV	0-140	cm/s

Die Pulswiederholungsfrequenz (PRF) bestimmt die Nyquist-Frequenz für die höchste darstellbare Dopplerfrequenz. Letztere entspricht der halben PRF. Mit zunehmender Tiefe der Messung muß nicht nur Δt erhöht, sondern auch die PRF reduziert werden; damit werden die maximal berechenbaren Dopplershifts (und Flußgeschwindigkeiten) nach unten begrenzt (Aaslid 1986).

Beispiel. Für eine Eindringtiefe von D = 35 mm (z. B. M2-Segment der mittleren Hirnarterie, MCA) bei einer Sendefrequenz von 2 MHz wählt man eine PRF von 18 kHz. Die Nyquistfrequenz beträgt also 9 kHz. Da ein Dopplershift von 1 kHz einer Flußgeschwindigkeit von ca. 40 cm/s entspricht (siehe oben), kann man bei der angegebenen Tiefe also Geschwindigkeiten bis 360 cm/s detektieren. Für eine Eindringtiefe von 100 mm (z. B. oberer Basilarisabschnitt bei transnuchalem Zugang) benötigt man eine PRF von 6,8 kHz mit einer Nyquistfrequenz von 3,4 kHz. Damit können nur Geschwindigkeiten bis zu 136 cm/s gemessen werden.

Eine wichtige Größe bei der pw-Dopplersonographie stellt auch die „power" (W_o) dar. Sie gibt die Leistung der Sendefrequenz des Wellenzuges an. Wenn die Schallimpedanz im leitenden Gewebe sehr hoch ist (z. B. bei ungünstigem Knochenfenster), kann die Schallwelle bis zur vollendeten Reflexion zu stark für eine valide Dopplershift-Berechnung abgeschwächt werden. Durch eine entsprechende Erhöhung der emittierten „power" kann oft noch eine befriedigende Signalqualität der reflektierten Welle erreicht werden.

Tabelle 2.1.1 gibt einen Überblick über die Größenordnungen der relevanten Parameter bei der transkraniellen pw-Dopplersonographie.

2.1.3 Weitere Signalverarbeitung

Aus dem reflektierten Wellenzug, dessen Frequenzen in der Regel nur wenige kHz von der Sendefrequenz (2 MHz) abweichen, muß als nächster Schritt der Signalverarbeitung der Dopplershift berechnet werden. Hierfür wird in einem sogenannten Frequenzmischer die Empfangsfrequenz einmal mit der Sendefrequenz (Kanal 1) und einmal mit der um 90° verschobenen Sendefrequenz (Kanal 2) multipliziert. Aus die-

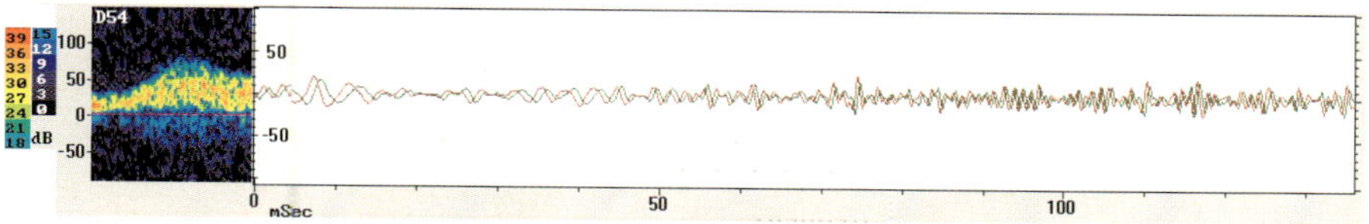

Abb. 2.1.2: Ausschnitt aus einem Dopplerspektrum (links). Dopplershift-Rohkurven; Kanal 1: rot, Kanal 2: grün (rechts).

sen Frequenzprodukten kann nach entsprechender Tiefpaßfilterung in beiden Kanälen die Dopplerfrequenz extrahiert werden. Aus den Kurven beider Kanäle kann die Amplituden- und die Phasencharakteristik des Dopplershifts dargestellt werden. Insbesondere kann durch die Phasenbeziehung differenziert werden, welche Frequenzanteile einen *positiven* Dopplershift (Fluß auf die Sonde zu) bzw. *negativen* Dopplershift (Fluß von der Sonde weg) aufweisen (Büdingen und von Reutern 1993). Abb. 2.1.2 zeigt einen Ausschnitt aus einem Dopplerspektrum mit den zugehörigen Frequenzkurven beider Kanäle.

Unter physiologischen Bedingungen weisen die Arterien ein *laminares* Strömungsprofil auf. Das bedeutet, daß die Flußgeschwindigkeit im Gefäßzentrum maximal ist und zu den Gefäßwänden parabelförmig abfällt (vgl. Abb. 2.1.3). Wenn das Meßvolumen des Sendestrahls das Gefäßlumen ganz umschließt (was bei den geringen Durchmessern der intrakraniellen Arterien meist gegeben ist), bilden sich die verschiedenen Geschwindigkeitskomponenten des Flusses alle im Dopplershiftsignal ab. Dieses wird also in der Regel aus einem Gemisch unterschiedlicher Frequenzen bestehen. Eine weitere Variationsquelle für die Dopplershift Frequenzen sind die pulsatil bedingten Oszillationen in der CBFV, das Geschwindigkeitsprofil im Gefäß ändert sich also kontinuierlich.

Für eine anschauliche Darstellung der Dopplersignale werden diese fortwährend einer Spektralanalyse (oder FFT, „fast Fourier transformation") unterzogen und grau- oder farbskaliert als Spektrum angezeigt. Dabei werden jeweils benachbarte Ausschnitte der Dopplerkurven einer Filterung mit einem Hanning-Fenster unterzogen, und die Amplituden aller Frequenzen werden grau- oder farbskaliert als Dezibelwerte im Spektrum angegeben. Durch die Hanning-Filterung können langsame Tendenzen im Dopplersignal eliminiert werden, und die Wellenzüge im Fensterzentrum werden optimal abgebildet. Das Grundprinzip der Spektralanalyse durch die Fre-

Abb. 2.1.3: Parabelförmige Flußgeschwindigkeitsverteilung im Gefäßlumen bei laminarer Strömung.

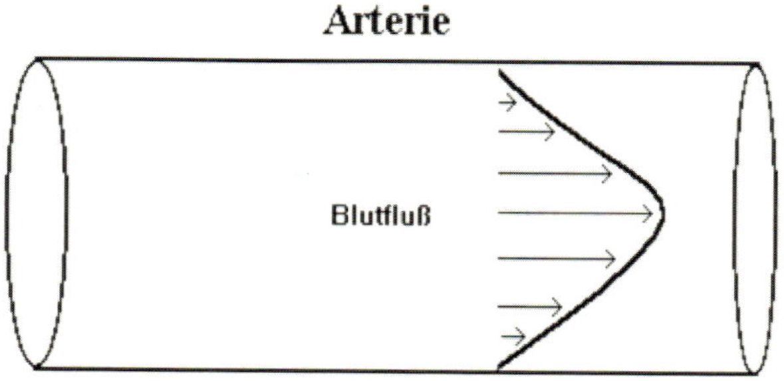

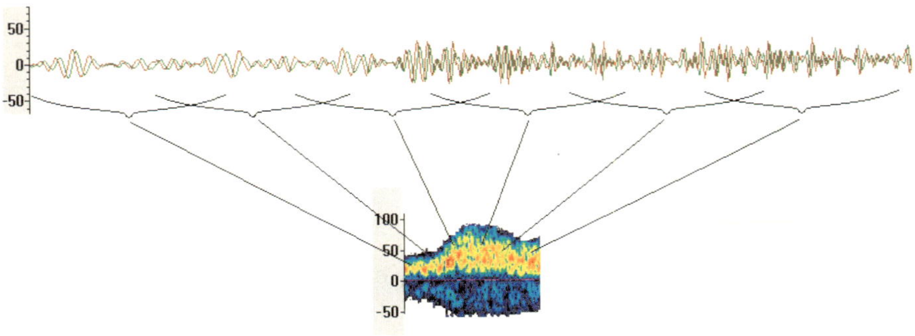

Abb. 2.1.4: Zur Berechnung des farbkodierten Dopplerfrequenzspektrums werden sukzessive, teilweise überlappende Ausschnitte der Dopplerrohkurven fourieranalysiert.

quenzberechnung sukzessiver Fenster in den Dopplershiftsignalen wird in Abb. 2.1.4 illustriert.

Je nach Gerätetyp oder Voreinstellung können die analysierten benachbarten Fensterausschnitte mehr oder weniger zeitlich überlappen. Die Kenntnis der Fensterüberlappung ist für die visuelle Inspektion des Spektrums bei der Emboliedetektion wichtig, denn bei nur wenig überlappenden Fenstern können am Rande des Ausschnittes gelegene embolietypische hochintensive Signalanteile der Spektralanalyse entgehen (Markus 1995).

Physiologisch ist das Dopplerspektrum wie folgt zu interpretieren: Die Amplituden der Oszillationen bei jeder Frequenz (bzw. Geschwindigkeit) sind proportional zu der Anzahl der sich mit den entsprechenden Geschwindigkeiten fortbewegenden Blutzellen. Im allgemeinen weisen die meisten Zellen Flußgeschwindigkeiten nahe der maximalen Geschwindigkeit im Gefäßzentrum auf. Entsprechend finden sich die höchsten Dezibel-Werte meist im oberen Teil des Spektrums. Falls blutfremde Stoffe (sogenannte Embolien) durch das Meßvolumen fließen, können hochintensive Frequenzen (entsprechend der Geschwindigkeit des Embolus) im Dopplersignal auftreten. Die Ursache für diese hohen Amplitudenwerte liegt darin, daß die Embolien dem Sendestrahl häufig eine viel größere Reflexionsfläche als Blutzellen bieten. Außerdem – dies gilt vor allem für Gasembolien – wird von der Embolusoberfläche oft mehr Energie des Sendestrahles als von Blutzellen reflektiert.

Schließlich soll noch ein weiterer Begriff, der häufig mit der „power“ verwechselt wird, erläutert werden: der sogenannte Gain. Zur Optimierung der Spektralkurve kann mittels der Dopplersoftware die Grau- oder Farbskalierung des Spektrums verändert werden. Dies geschieht computerintern durch die Bearbeitung der digital repräsentierten Dopplerkurven. Durch eine Erhöhung des Gains bekommen die Amplitudenwerte der einzelnen Schwingungen jeweils höhere Farbwerte auf der Dezibelskala zugeordnet. Dabei wird meistens in Schrittweiten von 3 Dezibel vorgegangen. Da dies gleichermaßen für die Signal- und die Rauschanteile durchgeführt wird, kann durch Veränderung des Gains die Signalqualität nicht wirklich verbessert werden. Es können jedoch nicht beliebig niedrige Signalintensitäten grau- oder farbskaliert werden; durch eine entsprechend niedrige Wahl des Gains kann also das Hintergrundrauschen auf dem Spektraldisplay eliminiert werden. Eine angemessene Gain-Einstellung spielt vor allem für den Algorithmus zur Berechnung der Spektralhüllkurve (Kurve der maximalen Flußgeschwindigkeit V_{max}, vgl. Kapitel 2.2) eine wichtige Rolle.

2.2 Zerebraler Blutfluß und zerebrale Blutflußgeschwindigkeit

Die TCD bildet die zerebrale Blutflußgeschwindigkeit (CBFV) in dem beschallten Gefäß ab. Da entsprechend der laminaren Flußverteilung die Flußgeschwindigkeit mit zunehmender Distanz vom Mittelpunkt des Gefäßdurchmessers abnimmt, lassen sich zu jedem Zeitpunkt im Gefäß unterschiedliche Flußgeschwindigkeiten nachweisen. Die Verteilung der verschiedenen Flußgeschwindigkeiten zeigt die TCD mit dem farbkodierten Geschwindigkeitsspektrum an.

Für funktionsdopplersonographische Fragestellungen ist es sinnvoll, die Geschwindigkeitsinformation im Farbspektrum auf einen einzigen Wert zu reduzieren, so daß das TCD-Signal als Flußgeschwindigkeits-Zeit-Kurve dargestellt werden kann, die zu anderen physiologischen Größen (z. B. Blutdruck) in Beziehung gestellt werden kann. Zu diesem Zweck sind zwei unterschiedliche Maße entwickelt worden: die *maximale* und die *mittlere* Flußgeschwindigkeit (V_{max} und V_{avg}). Ein weiteres Maß, der sogenannte „*Flow Index*“ ist eine Weiterentwicklung der mittleren Flußgeschwindigkeit, die darauf abzielt, den zerebralen Blutfluß (CBF) als eigentlich interessierende Größe noch besser zu approximieren.

Abb. 2.2.1:
(a) Die V_{max}-Kurve ist die Hüllkurve über die spektrale Geschwindigkeitsverteilung (weiße Kurve), zum Vergleich die aus dem Spektrum gemittelte V_{avg}-Kurve (schwarze Kurve). (b) Bei ungünstigem Signal-Rausch-Verhältnis kann die V_{max}-Kurve nicht mehr störungsfrei ermittelt werden.

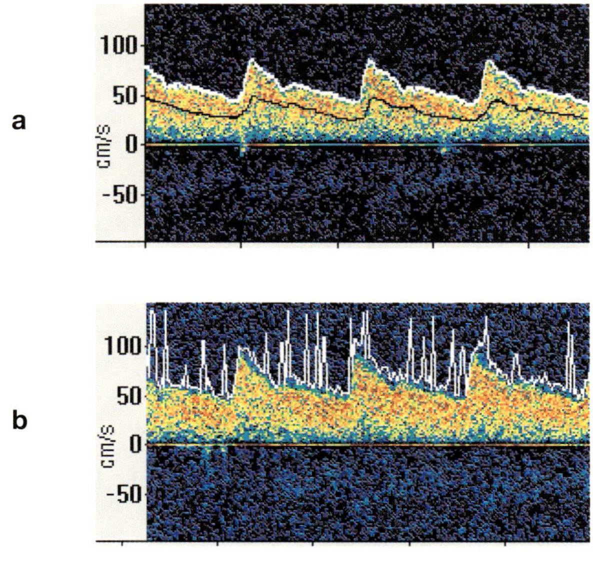

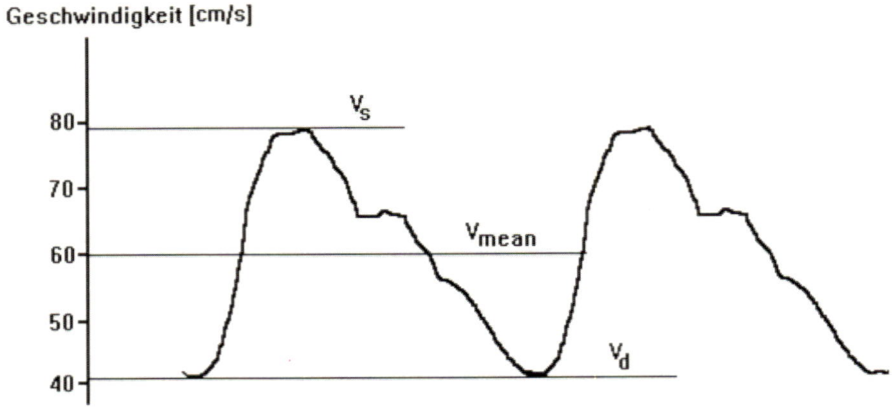

Abb. 2.2.2: Illustration der TCD-Parameter „V_s", „V_d" und „V_{mean}", die aus der V_{max}-Kurve berechnet werden.

2.2.1
Die maximale Flußgeschwindigkeit (V_{max})

Die Kurve der maximalen Flußgeschwindigkeiten (V_{max}) ergibt sich aus der Verbindung der zu jedem Zeitpunkt höchsten Geschwindigkeitswerte im Farbspektrum (Abb. 2.2.1 a). Physiologisch repräsentiert diese Kurve die im Gefäßzentrum liegende Geschwindigkeitskomponente des laminaren Flusses (vgl. Abb. 2.1.3). EDV-technisch erfolgt in der Regel die Berechnung der V_{max}-Kurve problemlos, die meisten TCD-Geräte bestimmen V_{max} sogar in Echtzeit. Voraussetzung für eine artefaktfreie V_{max}-Berechnung ist allerdings ein ausreichender Kontrast zwischen dem Signal- und dem Rauschanteil des TCD-Spektrums. Abb. 2.2.1 b zeigt das Beispiel eines schlecht eingestellten Gefäßes mit unzureichender Kontrastierung des TCD-Signals gegenüber dem stark verrauschten Hintergrund. Der Algorithmus für die Berechnung der V_{max}-Werte kann dabei häufig nicht die Grenze zwischen dem Signal und dem Hintergund erkennen, und die Kurve wird entsprechend verfälscht.

Die Bestimmung sekundärer Parameter aus der V_{max}-Kurve wird in Abb. 2.2.2 illustriert. V_s steht für die Spitzengeschwindigkeit während der Systole (auch „peak flow"), V_d, für den enddiastolischen Minimalwert. Den Mittelwert aller V_{max}-Werte über einen oder mehrere Herzzyklen nennen wir V_{mean} (auch „mean flow"). Dieser Parameter ist nicht mit der *mittleren Flußgeschwindigkeit* (V_{avg}) zu verwechseln (s.u.).

2.2.2
Die mittlere Flußgeschwindigkeit (V_{avg})

Als Abkürzung für die mittlere Geschwindigkeit findet sich in der Literatur häufig die von uns schon okkupierte Abkürzung V_{mean}. Wir verwenden für diese Größe stattdessen die Abkürzung V_{avg} (für *averaged velocity*). Die Berechnung der V_{avg}-Werte zielt darauf ab, einen Mittelwert über alle gleichzeitig im Gefäßdurchmesser präsenten Geschwindigkeiten zu bestimmen. Dabei werden die einzelnen im Spektrum dargestellten Geschwindigkeitskomponenten (V_i) mit der Intensität der zugehörigen

Dopplerfrequenz (W_i) gewichtet, da diese proportional zur Anzahl der mit der entsprechenden Geschwindigkeit fließenden Blutzellen variiert. Die Summe der gewichteten Einzelgeschwindigkeiten wird dann noch durch die Summe aller Intensitätswerte, die als proportional zur Gesamtanzahl der Blutzellen im Gefäßdurchschnitt angenommen wird, dividiert. Die Formel lautet:

$$V_{avg} = \frac{\sum_i W_i \cdot V_i}{\sum_i W_i} \,. \qquad \text{(Gleichung 2.2.1)}$$

Der Index *i* läuft dabei über alle durch die Spektralanalyse dargestellten Frequenzen (in der Regel 64 oder 128 Frequenzen). Damit kann V_{avg} als die mittlere Geschwindigkeit über alle gleichzeitig im Gefäßquerschnitt vorhandenen Blutzellen interpretiert werden. Abb. 2.2.1 a gibt ein Beispiel für eine V_{avg}-Kurve im Vergleich mit der V_{max}-Kurve für dasselbe Spektrum.

2.2.3 Der „Flow Index" (FI)

Wenn die Fläche des Gefäßquerschnittes an der Beschallungsstelle bekannt wäre, könnte theoretisch aus dem Produkt dieser Fläche mit V_{avg} der Blutfluß durch dieses Gefäß in der Einheit Kubikzentimeter pro Sekunde bestimmt werden. Unter der Annahme eines unveränderlichen Gefäßdurchmessers wäre V_{avg} immerhin ein Maß, das proportional zum Blutfluß variiert. Die Funktions-TCD geht tatsächlich bei den meisten Untersuchungsparadigmen davon aus, daß die Kaliber der Hauptstämme der intrakraniellen Gefäße konstant bleiben (s.u.), so daß die verwendeten Geschwindigkeitsmaße der TCD als proportional zum Blutfluß angesehen werden können. Um ohne eine solche restriktive Annahme zur Kaliberkonstanz auskommen zu können, wurde der sogenannte *Flow Index* (FI) entwickelt (Aaslid 1987). Da die Summe der Einzelintensitäten (W_i) als proportional zum Gefäßquerschnitt angenommen wird, sollte das Produkt dieser Summe mit V_{avg} proportional zum Blutfluß sein. Der FI berechnet sich nach folgender Formel:

$$Fl = V_{avg} \cdot \sum_i W_i = \sum_i W_i \cdot V_i \,. \qquad \text{(Gleichung 2.2.2)}$$

2.2.4 Vergleich der verschiedenen Fluß-/Geschwindigkeitsparameter

Die funktionelle TCD zielt immer darauf ab, Aussagen über relative Änderungen des CBF der beschallten Gefäße zu treffen. Daher könnte man annehmen, daß der FI als Maß, das relative CBF-Schwankungen theoretisch unabhängig von Kaliberschwankungen abbilden kann, der bevorzugte Parameter der Funktions-TCD ist. Auch wenn die Annahme über die Konstanz der proximalen Arterienkaliber beibehalten wird, scheint die V_{avg} ein angemesseneres Maß für den CBF zu sein als die V_{max}, da letztere nur die Flußgeschwindigkeit einer Teilkomponente des totalen Flusses anzeigt. Es mag daher überraschen, daß in den meisten Publikationen über funktionsdopplersonographische Untersuchungen die V_{max} als abhängige Variable benutzt wird. Dies liegt zum Teil sicher auch darin begründet, daß viele kommerziell verfügbare TCD-Monitore nur die V_{max}-Kurve aufzeichnen können. Offenbar haben die Anwender keinen Druck auf die Hersteller ausgeübt, Algorithmen für die anderen Maße zu implementieren. Der Grund dafür, daß in der Funktions-TCD überwiegend die V_{max} verwendet wird, liegt nach unserer Einschätzung einerseits in der engen Korrelation zwischen V_{max} und den anderen beiden Parametern, andererseits in der erheblichen Artefaktanfälligkeit der Berechnung von V_{avg} und FI. Aaslid (1987) hat bei einem visuellen Stimulationsparadigma die evozierte Flußantwort in der V_{max} und im FI verglichen und nur minimale Unterschiede zwischen beiden Maßen gefunden. Auch während eines Autoregulationstestes mit einem künstlich induzierten Abfall des arteriellen Blutdrucks (ABP) um 20 mmHg ergaben sich vergleichbare Ergebnisse für V_{max}, V_{avg} und FI (Aaslid et al. 1991). Wir haben bei unseren funktionsdopplersonographischen Untersuchungen lange Zeit alle hier dargestellten TCD-Maße erhoben und ausgewertet. Dabei zeigten sich in der Regel keine bedeutsamen Abweichungen zwischen den drei Maßen. Unterschiede zwischen den Parametern waren in der Regel auf minimale Sondenverschiebungen z. B. während des Kippvorganges auf dem Kipptisch zurückzuführen. Solche mechanisch bedingten Sondenverschiebungen führen oft dazu, daß sich die Signalqualität des TCD-Spektrums deutlich verschlechtert, während sich aber der Kontrast zwischen maximaler Flußgeschwindigkeit und Hintergrundrauschen noch ausreichend darstellt. Dies führt dazu, daß Maße wie V_{avg} und FI, in die die gesamte spektrale Information eingeht, erheblich gestört werden, während die V_{max}-Kurve weiterhin artefaktfrei abgeleitet werden kann.

2.2.5 Maximale Flußgeschwindigkeit und zerebraler Blutfluß

In den meisten Studien zur Funktions-TCD wird implizit oder explizit die Proportionalität von CBFV (V_{max}) und CBF vorausgesetzt:

$$CBFV \sim CBF. \qquad \text{(Gleichung 2.2.3)}$$

Unter dieser Bedingung können nämlich Änderungen dieser Größen relativ zu einem Referenzwert ($CBFV_{ref}$, CBF_{ref}) gleichgesetzt werden:

$$\frac{CBFV}{CBFV_{ref}} = \frac{CBF}{CBF_{ref}} . \qquad \text{(Gleichung 2.2.4)}$$

Wie wir bereits oben dargestellt haben, steckt dahinter die Prämisse über die Konstanz des Gefäßdurchmessers an der Ableitestelle. Im Prinzip muß diese Voraussetzung für alle funktionsdopplersonographische Prozeduren geprüft werden. Als indirektes Beweisverfahren kann auch die simultane Messung von CBFV und CBF herangezogen werden.

Unseres Wissens liegt eine direkte Prüfung der Kaliberkonstanz nur für die CO_2-Stimulation vor. In einer häufig zitierten angiographischen Studie haben Huber und Handa (1967) bei Patienten sowohl hypocapnische als auch hypercapnische Kohlendioxid-Partialdrücke (pCO_2-Werte) induziert. Dabei konnten für kleinere zerebrale Gefäßäste (∅ < 2,5 mm) Durchmesseränderungen bis zu 25 % identifiziert werden. Für größere Arterienstämme wie die proximale MCA konnte keine Kaliberänderung durch die CO_2-Stimulation ausgelöst werden. Da mittels TCD vor allem an den großen Hauptstämmen der Circulus Willisii-Gefäße beschallt wird, kann die Annahme der Kaliberkonstanz bei der CO_2-Stimulation beibehalten werden.

Newell et al. (1994) haben bei Patienten während einer Karotisoperation oder intrakraniellen Aneurysmaoperation mittels elektromagnetischer Flußmessung den Blutfluß durch den internen Ast der Karotisarterie (ICA) direkt bestimmt und mit der transkraniell-dopplersonographisch registrierten CBFV (V_{max}) der ipsilateralen MCA verglichen. Da der Hauptanteil des ICA-Flusses das MCA-Territorium versorgt, sollten Flußschwankungen in beiden Gefäßen nahezu identisch sein. Während einer künstlich induzierten Hypotension zeigten beide Parameter tatsächlich vergleichbare Veränderungen relativ zu den Ausgangswerten vor der Hypotension. Dieses Ergebnis spricht wie die nachgewiesene Äquivalenz von FI und V_{max} bei Hypotension (Aaslid et al. 1991) für die Konstanz des proximalen MCA-Durchmessers während der Blutdrucksenkung. Auch spontane Fluktuationen der MCA-Flußgeschwindigkeit, die zum Teil auf Blutdruckschwankungen, zum Teil auf Oszillationen der kleinen zerebralen Gefäße zurückzuführen sind (vgl. Kapitel 2.4), lassen sich mit derselben relativen Amplitude im ICA-Fluß nachweisen (Lindegaard et al. 1987).

CAVE

Diese Daten, die die Verwendung der V_{max} als CBF-proportionale Größe rechtfertigen, lassen sich natürlich nicht auf alle funktionsdopplersonographischen Paradigmen verallgemeinern. So sind die teilweise sehr widersprüchlichen Ergebnisse zum TCD-Monitoring während des Migräneanfalles darauf zurückzuführen, daß während des Anfalles gefäßaktive Substanzen an proximalen *und* an distalen Arterienabschnitten Lumenveränderungen herbeiführen können (vgl. Kapitel 7.4). Auch die typischen TCD-Veränderungen während der neurokardiogenen Synkope (Abfall von V_d und V_{mean} bei Konstanz der V_s; vgl. Kapitel 7.7) finden eine mögliche Erklärung in einer proximalen Konstriktion der MCA. Während der Kipptischuntersuchung fanden Müller et al. (1991) teilweise erhebliche Unterschiede zwischen den orthostatisch bedingten Veränderungen im FI und in der V_{max} und präferierten für diese Untersuchungsmethode die Verwendung des FI. Nach unserer Erfahrung ist aber gerade bei der Kipptischuntersuchung die durch die Positionsänderung bedingte Artefaktanfälligkeit des FI besonders hoch und deshalb die V_{max} gegenüber dem FI vorzuziehen.

2.3 Autoregulation und metabolische Kopplung

Die Begriffe *Autoregulation* und *metabolische Kopplung* sind von zentraler Bedeutung für das Verständnis von zerebrovaskulären Regulationsprozessen im allgemeinen und von funktionell induzierten Änderungen in der zerebralen Blutflußgeschwindigkeit (CBFV) im besonderen. Die Steuerungsmechanismen des zerebralen Blutflusses (CBF) zielen nämlich auf zwei Regulationsprinzipien ab: Einerseits soll der CBF möglichst unabhängig von Schwankungen im systemischen arteriellen Blutdruck (ABP) gehalten werden (Autoregulation), andererseits soll der CBF regional umschrieben den metabolischen Erfordernissen der Hirnaktivierung angepaßt werden (Kopplung von Hirnaktivierung und Hirndurchblutung – metabolische Kopplung).

Heute wird davon ausgegangen, daß beide Mechanismen den CBF über eine Regulation des *zerebrovaskulären Widerstandes* (CVR) beeinflussen, der im wesentlichen durch die Durchmesser der kleinen Arteriolen bestimmt wird. Hierbei nimmt der CVR mit der vierten Potenz der Arteriolenkaliber ab (*Hagen-Poisseulle'sches Gesetz*). Nach dem *Ohm'schen Gesetz* zum Zusammenhang zwischen Druckdifferenz und Fluß in einem Schlauchsystem ist der CBF proportional zum Blutdruck und umgekehrt proportional zum CVR:

$$CBF = \frac{ABP}{CVR} \ . \qquad \text{(Gleichung 2.3.1)}$$

Durch entsprechende Änderungen des CVR kann also der CBF auch bei Schwankungen im ABP konstant gehalten werden. Die Autoregulation greift allerdings nur bei Variationen des mittleren ABP in einem Bereich zwischen 80 und 180 mmHg (Kuschinsky und Wahl 1978). Unter- und oberhalb dieser Grenzen verändert sich der CBF blutdruckpassiv – d. h. der zerebrale Blutfluß wird außerhalb dieser Grenzen vom systemischen Blutdruck bestimmt. Der CVR kann aber auch bei konstantem ABP durch den lokalen Einfluß von zerebralen Stoffwechselprodukten beeinflußt werden, wodurch eine Kopplung des CBF an die Hirnaktivität ermöglicht wird.

Die biochemischen und biophysikalischen Grundlagen der zerebrovaskulären Regulation wurden bislang noch nicht vollständig aufgeklärt. Viele Autoren erklären die Autoregulation durch myogene Mechanismen in den Vasomotoren. Ein Druckanstieg soll hierbei zu einer Vasokonstriktion und ein Druckabfall zu einer Vasodilatation mit entsprechenden Veränderungen des CVR führen.

Die metabolische Kopplung der Hirndurchblutung soll über eine Vasodilatation der Arteriolen geleistet werden, die durch die gefäßaktive Wirkung von Stoffwechselprodukten (z. B. Kalium, Wasserstoffionen, Adenosin) vermittelt wird (Übersicht: Wahl und Schilling 1993). Inzwischen spricht aber auch eine Reihe von Befunden dafür, daß sowohl der Autoregulation als auch der metabolischen Kopplung identische lokal-chemische Prozesse zugrunde liegen. Zu diesen Erkenntnissen haben nicht zuletzt auch Untersuchungen mit der Funktions-TCD beigetragen (z. B. Aaslid et al. 1989). Für den interessierten Leser haben wir im Anhang (Kapitel 8.2) ein ausführliches kybernetisches Modell entwickelt, das die Autoregulation und die metabolische Kopplung als Eigenschaften ein und derselben Regelschleife herleitet. Dieses Modell stellt auch die Grundlagen für das Kapitel 2.4 über Oszillationen der CBFV und für die klinischen Testmethoden (Kapitel 4.1 bis 4.7) dar. Allerdings sind diese Kapitel so aufgebaut, daß eine praktische Umsetzung der Testmethoden auch ohne genauere Kenntnis des kybernetischen Modells möglich ist.

Die Untersuchung des zerebrovaskulären Regelkreises erfordert, daß Veränderungen an einem der Eingänge in das System vorgenommen werden. Beim CO_2-Test, Apnoe-Test und Diamox-Test (Kapitel 4.1 bis 4.3) werden künstliche Modifikationen am Eingang „extrazelluläre Metabolitenkonzentration" (H^+-Ionen) herbeigeführt. Bei den Autoregulationstests (Kapitel 4.4 und 4.7) wird der Eingang „Blutdruck" verändert, und bei den Verfahren zur visuellen und kognitiven Stimulation (Kapitel 4.5 und 4.6) wird der Eingang „metabolische Hirnaktivität" modifiziert.

2.4
Oszillationen in der zerebralen Blutflußgeschwindigkeit

Abb. 2.4.1 zeigt einen 2-Minuten-Ausschnitt eines TCD-Monitorings (V_{max}-Kurve) bei einem gesunden Probanden. Es ist erkennbar, daß die zerebrale Blutflußgeschwindigkeit (CBFV) nicht absolut konstant verläuft, sondern viefältigen Schwingungen unterworfen ist. Die hochfrequenten Oszillationen im Bereich um 60 Zyklen pro Minute (cpm), die die CBFV-Kurve in Abb. 2.4.1 a zu einem breiten Band dehnen, entstehen durch die Übertragung der Blutdruckpulsatilität auf den zerebralen Blutfluß. Die Autoregulation greift im Bereich um 60 cpm noch kaum, so daß sich die hochfrequenten Blutdruckschwankungen, (auch P-Wellen genannt, von „Pulsatilität"), passiv auf den Blutfluß übertragen können. Die tieferen Frequenzen in der CBFV werden deutlicher sichtbar, wenn durch ein digitales Frequenzfilter die P-Wellen aus der Kurve entfernt werden (Abb. 2.4.1 b). Jetzt ist eine sehr regelmäßige kleinamplitudige Schwingung mit etwa 17 Zyklen pro Minute (cpm) erkennbar (R-Wellen) sowie eine etwas unregelmäßigere Schwingung mit einer Frequenz von etwa 6 cpm (M-Wellen), die noch klarer nach Elimination von Frequenzen oberhalb von 12 cpm hervortritt (Abb. 2.4.1 c). In Abb. 2.4.1 d wurden mit dem Frequenzfilter alle Frequenzen oberhalb von 6 cpm herausgefiltert. Man erkennt jetzt neben den deutlich reduzierten M-Wellen noch sehr langsame Oszillationen, die sogenannten B-Wellen.

Einen anderen Zugang zur Identifikation und Quantifizierung der CBFV-Fluktuationen ermöglicht die Fourieranalyse (vgl. Anhang, Kapitel 8.1). Aus einer Amplituden-Zeit-Darstellung wie in Abb. 2.4.1 a wird damit eine Amplituden-Frequenz-Darstellung wie in Abb. 2.4.2 a. Die Amplituden jeder Teilschwingung in der Kurve werden jetzt in Abhängigkeit von der Frequenz angezeigt. Abb. 2.4.2 a zeigt alle Amplituden der Frequenzen zwischen 0,5 cpm (die Grundschwingung des 2-Minuten-Intervalls) und 120 cpm an. Die Ordinate gibt die Schwingungsamplitude in Prozent vom Mittelwert der CBFV (V_{mean}) an. Der augenscheinlichste Gipfel („peak") der Kurve liegt im Frequenzbereich um 90 cpm und repräsentiert die hochfrequenten P-Wellen in der CBFV-Kurve. Sehr eng gedrängt sind weitere Kurvenpeaks im unteren Frequenzbereich bis 20 cpm erkennbar. Zur besseren Auflösung dieser Gipfel wird die Frequenzachse in Abb. 2.4.2 b gedehnt. Hier sind jetzt deutlich getrennte „peak"-Zonen um 17 cpm, um 6 cpm und um 1 cpm erkennbar, durch die die R-Wellen, die M-Wellen und die B-Wellen angezeigt werden.

In den folgenden Abschnitten soll versucht werden, den Ursprung der verschiedenen Wellenbereiche zu erklären und deren physiologische und klinische Bedeutung herauszuarbeiten. Als theoretisches Referenzsystem dient dabei das im Anhang (Kapitel 8.2) entwickelte kybernetische Autoregulationsmodell sowie das im Anhang (Kapitel 8.3) dargestellte kybernetische Kreislaufregulationsmodell.

2.4.1
P-Wellen und der zerebrovaskuläre Widerstand

Die Pulsatilität der CBFV-Kurve (P-Wellen) stellt die größte Schwingungskomponente dar. Während der Systole kommt es zu einem raschen steilen Anstieg der CBFV, die dann zur Diastole wieder exponentiell abfällt. Häufig treten während des diastolischen Abfalles ein bis zwei weitere Gipfel in der Kurve auf, die die Reflexion der Puls-

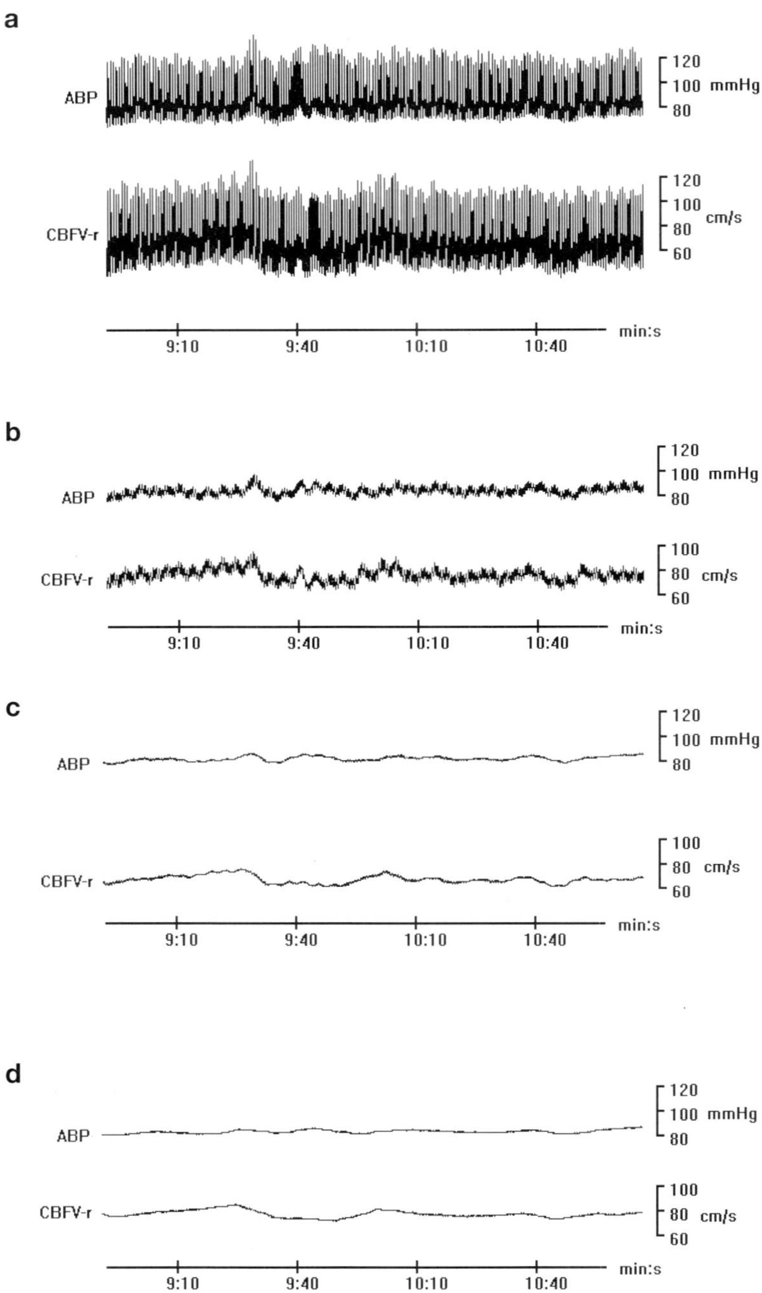

Abb. 2.4.1: Kurven des Blutdrucks (ABP) und Strömungsgeschwindigkeit (CBFV) der rechten MCA eines 2minütigen TCD-Monitorings. (a) Ungefilterte Kurven. (b) Die respiratorischen Wellen (R-Wellen, bei 17 cpm, allgemein zwischen 10 und 20 cpm) nach Tiefpaßfilterung bei 30 cpm. (c) Mayer-Wellen (M-Wellen, ca. 6 cpm) nach Tiefpaßfilterung bei 12 cpm. (d) B-Wellen (ca. 1 cpm) nach Tiefpaßfilterung bei 6 cpm.

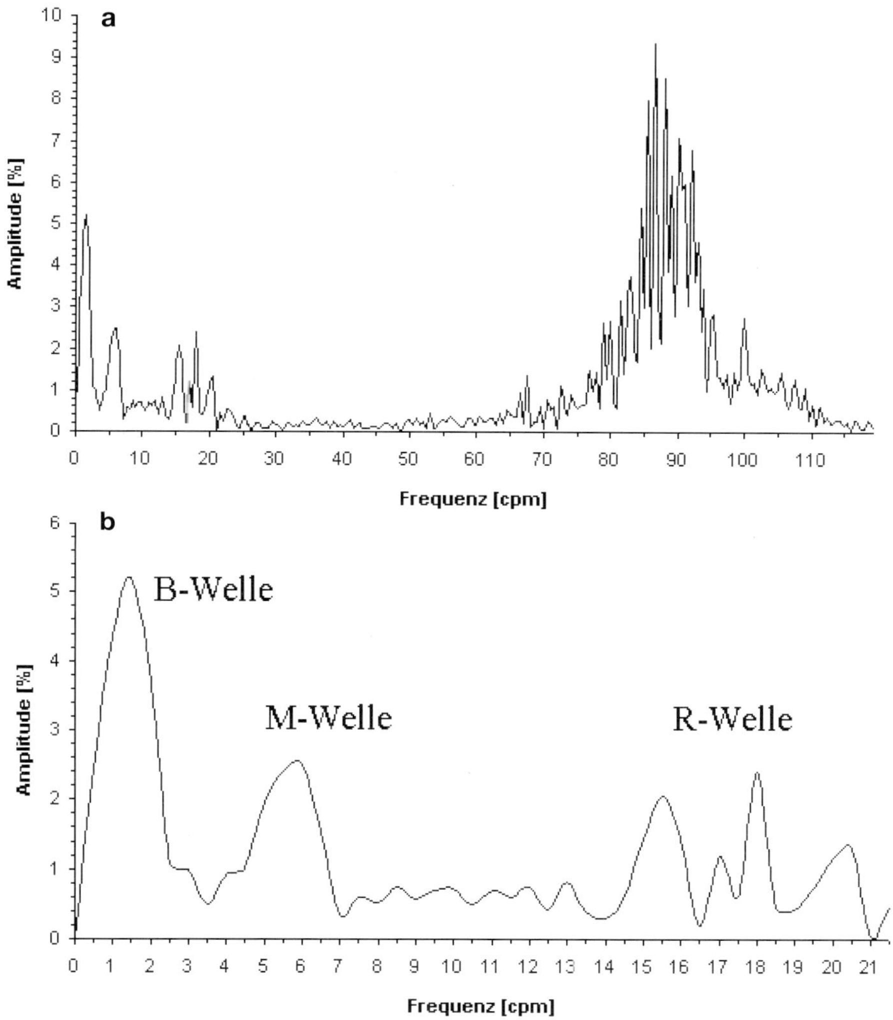

Abb. 2.4.2: Amplitudendiagramm der Frequenzanalyse über die zerebrale Blutflußgeschwindigkeits-(CBFV)-Kurve aus Abb. 2.4.1 a. (a) Ausschnitt bis 120 cpm mit dem „peak" der amplitudenstarken P-Wellen um 90 cpm. (b) Ausschnitt bis 22 cpm. Die „peaks" der R-Wellen, der M-Wellen und der B-Wellen können deutlich abgegrenzt werden.

welle am peripheren Widerstand bzw. an der Aortenklappe widerspiegeln. Hirnversorgende Gefäße und periphere Arterien unterscheiden sich erheblich in der Pulsatilität ihrer Blutflußgeschwindigkeit: Während der diastolische Abfall bei Hirnarterien nur gemächlich erfolgt und die CBFV in der Diastole (V_d) nur etwa 50 % unter dem systolischen Spitzenwert (V_s) liegt, kommt es bei anderen Arterien zu erheblich stärkeren diastolischen Reduktionen der Geschwindigkeit, die häufig sogar zu einer Flußumkehr in der Diastole führen. Abb. 2.4.3 zeigt diesen Unterschied am Beispiel einer extrakraniellen Dopplersonographie des internen und externen Astes der Karo-

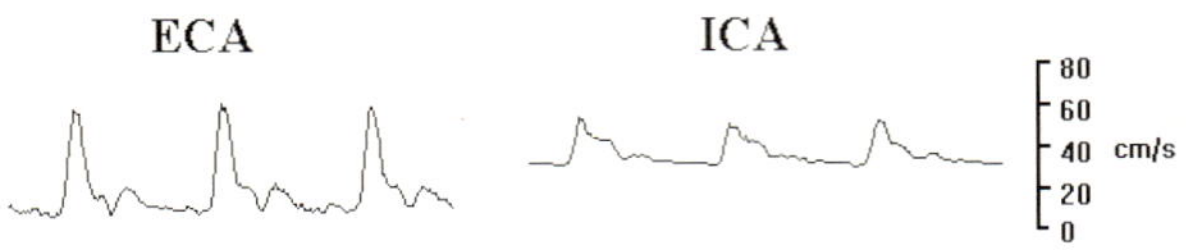

Abb. 2.4.3: Strömungsprofile der A. carotis externa (ECA, hohe Pulsatilität) und der A. carotis interna (ICA, geringe Pulsatilität).

tisarterie (ICA und ECA). Die Unterschiede in der Amplitude der Pulsatilität zwischen verschiedenen Gefäßen werden auf Unterschiede im peripheren Gefäßwiderstand zurückgeführt: Arterien mit hohem Widerstand zeigen eine größere Pulsatilität als Arterien mit geringem Widerstand. Diese Beziehung zeigt sich auch innerhalb desselben Gefäßes, wenn der Widerstand durch einen gefäßdilatierenden Reiz herabgesetzt wird: Mit dem Anstieg in der Flußgeschwindigkeit fällt die Pulsatilität ab.

Zur Quantifizierung der Pulsatilität wurden verschiedene Indizes entwickelt, die die Pulsatilität dimensionslos beschreiben sollen. Die bekanntesten Maße sind der *Resistenz-* oder *Widerstandsindex* von Pourcelot (RI)

$$RI = \frac{V_s - V_d}{V_s} \qquad \text{(Gleichung 2.4.1)}$$

und der *Pulsatilitätsindex* von Gosling (PI)

$$PI = \frac{V_s - V_d}{V_{mean}} . \qquad \text{(Gleichung 2.4.2)}$$

Bei beiden Indizes wird die Amplitude der pusatilen Schwankung in Relation zu einem anderen Geschwindigkeitsmaß gestellt, wobei davon ausgegangen wird, daß sich eine Veränderung des peripheren Gefäßwiderstandes stärker auf die Pulsatilitätsamplitude (V_s - V_d) als auf die systolische (V_s) bzw. mittlere (V_{mean}) Flußgeschwindigkeit auswirkt. Beide Parameter sind brauchbare quantitative Maße für den peripheren Widerstand, die sich bei Widerstandsänderungen in die erwartete Richtung verändern.

Aus theoretischen Gründen bevorzugen wir als Widerstandsmaß die Verwendung des PI, bei dem die Pulsatilitätsamplitude durch die mittlere Geschwindigkeit geteilt wird. Aus dem Autoregulationsmodell im Anhang (Kapitel 8.2) läßt sich für dieses Maß nämlich unmittelbar eine proportionale Relation zum Gefäßwiderstand (CVR) nachweisen. Die entsprechenden Herleitungen werden im Anhang (Kapitel 8.4) dargestellt.

2.4.2
R-Wellen: Autoregulierte respiratorische Blutdruckwellen

Der „peak" des CBFV-Frequenzspektrums zwischen 10 und 20 cpm entspricht in der Regel der Atemfrequenz des Untersuchten. Diese Beziehung läßt sich leicht verifizieren, wenn man den Probanden durch einen akustisch vorgegebenen Takt mit unterschiedlichen Frequenzen Atmen läßt: Der „peak" im Spektrum variiert exakt mit der Atemfrequenz. Aufgrund dieses Zusammenhanges mit den respiratorischen Zyklen werden die Oszillationen auch R-Wellen genannt.

Der Atemzyklus löst die R-Wellen in der CBFV allerdings nicht unmittelbar aus sondern indirekt über die Beeinflussung des Blutdruckes. Die thorakalen Druckschwankungen während des Ein- und Ausatmens übertragen sich nämlich zunächst auf den Blutdruck; nach Gleichung 8.2.46 (Anhang, Kapitel 8.2) wirkt sich dann die Blutdruckschwankung auf die CBFV aus. Abb. 2.4.4 zeigt die Herzraten (HR-), die ABP- und die CBFV-Kurve während gleichmäßiger Atmung. Die Oszillation in der CBFV ist gegenüber der ABP-Schwingung etwas nach links verschoben. Darin drückt sich die autoregulatorische Aktion des Regelkreises der Hirndurchblutung aus, die mathematisch durch ein Hochpaßfiltermodell formalisiert werden kann (vgl. Anhang, Kapitel 8.2). Da die Amplitudenverstärkung des Hochpaßfilters $HP(i\omega)$ bei so hohen Frequenzen wie der Atemfrequenz (10-20 cpm) noch relativ groß ist, wird die autoregulatorisch bedingte Phasendifferenz hauptsächlich durch den Hochpaßfilterterm in Gleichung 8.2.46 bestimmt. Ein Hochpaßfilter bewirkt *positive* Phasenverschiebungen – also Verschiebungen nach links – zwischen 0° (hohe Frequenzen) und 90° (niedrige Frequenzen). Bei höheren respiratorischen Frequenzen sollte die Phasenverschiebung der CBFV gegenüber dem ABP also deutlich weniger als 90° betragen. Tatsächlich entspricht die Linksverschiebung der CBFV-Schwingung gegen den Blutdruck in Abb. 2.4.4 auch nur 28°. Die R-Wellen in der CBFV können also auf bereits der Autoregulation ausgesetzte respiratorische Schwankungen im Blutdruck zurückgeführt werden. Die Phasendifferenz zwischen CBFV und ABP im respiratorischen Frequenzband kann damit bereits erste Hinweise über die Integrität der Autoregulation geben.

Ergänzend soll hier erwähnt werden, daß R-Wellen nicht nur im ABP und in der CBFV nachweisbar sind, sondern auch in der HR (Abb. 2.4.4). Die respiratorischen Fluktuationen in der HR, auch respiratorische Sinusarrhythmie genannt, werden vermutlich über den Baroreflex (vgl. Anhang, Kapitel 8.3) vermittelt: Während der Wellentäler im ABP wird ein HR-Anstieg, während der ABP-Wellenberge eine HR-Verlangsamung ausgelöst. Da im respiratorischen Frequenzbereich die efferente Aktion des Baroreflexes fast ausschließlich über den Parasympathikus vermittelt wird, gilt die respiratorische Sinusarrhythmie als Indikator der Vagusfunktion (Ewing 1992). Zur quantitativen Modellierung dieser Zusammenhänge verweisen wir auf den folgenden Abschnitt.

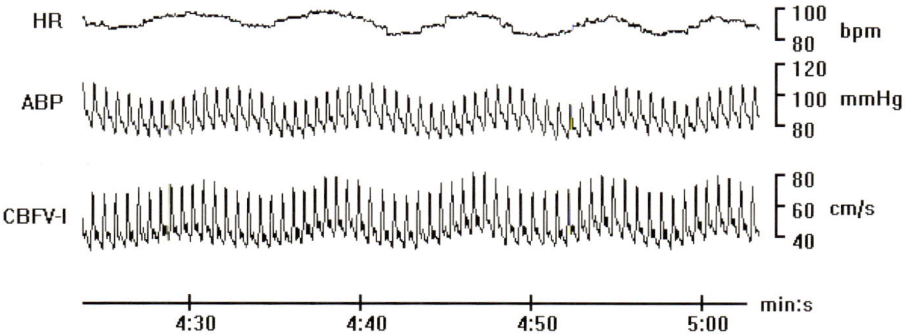

Abb. 2.4.4: Atemsynchrone Oszillationen (R-Wellen) in der Herzrate (HR), im Blutdruck (ABP) und in der Strömungsgeschwindigkeit (CBFV, linke MCA).

2.4.3
M-Wellen: Korrelat des Sympathikusgains

Wie die P- und die R-Wellen so sind auch die CBFV-Oszillationen um 6 cpm (M-Wellen) ein sekundäres Phänomen von entsprechenden Blutdruckschwankungen. Hierzu zeigt Abb. 2.4.5 das Beispiel eines Normalprobanden mit ausgeprägter M-Wellen-Aktivität in der CBFV während des Stehens. Ähnliche Wellen, die jedoch gegenüber der CBFV nach rechts verschoben sind, sind auch im ABP erkennbar. Frequenzanalytisch ergibt sich eine Phasendifferenz zwischen den M-Wellen von CBFV und ABP von ca. 70°. Zur Erklärung dieser Phasendifferenz kann – wie bereits bei den R-Wellen – das kybernetische Autoregulationsmodell und insbesondere Gleichung 8.2.46 (Anhang) herangezogen werden: Die überwiegend über die Hochpaßfiltereigenschaften beschreibbare autoregulatorische Aktivität greift bei Frequenzen um 6 cpm bereits sehr gut und führt hier zu einer schon nahe an 90° heranreichenden Phasenverschiebung zwischen den M-Wellen in der CBFV und dem ABP.

Wie werden die M-Wellen generiert? Zur Beantwortung dieser Frage können wir das Bezugssystem der zerebrovaskulären Regulation verlassen und uns auf die autonomen Mechanismen der peripheren Blutdruckregulation konzentrieren, die im Anhang (Kapitel 8.3) detailliert dargestellt werden.

Langsame Blutdruckschwankungen wurden bereits seit Beginn der tierexperimentellen Blutdruckuntersuchungen Ende des 19. Jahrhunderts beschrieben (Mayer 1876) und nach ihrem Entdecker Mayer-Wellen (daher auch unsere Bezeichnung „M-Wellen“) genannt. Durch simultane Blutdruck- und Sympathikusableitungen (Fernandez de Molina und Perl 1965; Preis und Polosa 1974) ist schon lange bekannt, daß die M-Wellen im Blutdruck mit synchronen Aktivitätsänderungen des Sympathikus einhergehen. Der Sympathikus mit seiner α-Rezeptor-vermittelten vasokonstringierenden Wirkung auf die peripheren Widerstandsgefäße gilt nach gegenwärtigem Erkenntnisstand auch als der wesentliche Effektor der neuronalen Blutdruckregulation (Wieling und van Lieshout 1993). Der Sympathikus wird vom übergeordneten Kontrollzentrum, dem Kreislaufzentrum in der Medulla oblongata, gesteuert. Bedeutet dies, daß spezielle Generatorneurone im Hirnstamm einen 6-cpm-Rhythmus erzeugen, der sich dann über den Sympathikus auf den Blutdruck überträgt? Es ist eine beliebte Strategie in der Biorhythmusforschung, für ein zunächst nicht erklär-

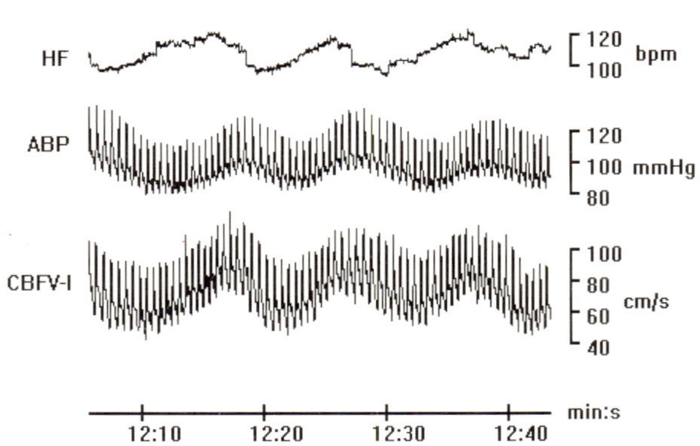

Abb. 2.4.5: Ausgeprägte Schwingungen im 10-Sekunden-Bereich (M-Wellen) in Herzrate (HR), Blutdruck (ABP) und Blutflußgeschwindigkeit (CBFV, linke MCA) während des Stehens.

bares physiologisches Oszillationsphänomen einen neuronalen Generator im Gehirn zu postulieren. Wir werden sogar selber im folgenden Abschnitt über die B-Wellen dieser Strategie folgen. Für die Erklärung der M-Wellen kann allerdings auf die Annahme eines neuronalen Generators verzichtet werden, da diese sich auf bereits bekannte Eigenschaften der Kreislaufregulation zurückführen lassen.

Dazu soll die Gleichung 8.3.1 aus dem Anhang herangezogen werden. Unter der Annahme, daß die M-Welle nicht zentral generiert wird, daß also keine zentralnervöse Führungsgöße (FG) für diese Frequenz existiert, wird Gleichung 8.3.1 mit $FG(i\omega) = 0$ zu Gleichung 2.4.3 umformuliert:

$$ABP(i\omega) = \frac{StöG(i\omega)}{1 + G_s \cdot TP(i\omega) \cdot e^{-i\omega T_d}} \,. \qquad \text{(Gleichung 2.4.3)}$$

Diese Gleichung beschreibt die primär sympathisch vermittelte Blutdruckregulation durch den Baroreflex, wobei $StöG(i\omega)$ für die Störgröße steht, $G_s \cdot TP(i\omega)$ die Übertragungsfunktion der Sympathikusaktivierung mit dem Gain G_s und dem Tiefpaßfilter $TP(i\omega)$ darstellt und $e^{-i\omega T_d}$ das durch die Nervenleitgeschwindigkeit und neuronale Umschaltzeiten bedingte Verzögerungsglied mit der Totzeit T_d repräsentiert. Aus der Systemtheorie ist bekannt, daß sich Regelkreise unter bestimmten Bedingungen bei einer sogenannten *kritischen Frequenz* (ω_{krit}) aufschaukeln können. Wenn bei einer bestimmten Frequenz die Phasenwerte der Übertragungsfunktion des Reglers (in unserem Fall das Tiefpaßfilter) und des Verzögerungsgliedes zu einer Gesamtphasenverschiebung von genau -180° führen, addieren sich die Schwingungen der Stellgröße und der Störgröße gleichsinnig auf, und die Regelgröße wird stärker gestört als durch den Einfluß der Störgröße alleine. Dieser Zusammenhang kann auch mathematisch durch Gleichung 2.4.3 verdeutlicht werden. Bei einer durch die Regelschleife hervorgerufenen Phasenverschiebung von -180° wird der Realteil im Ausdruck $G_s \cdot TP(i\omega) \cdot e^{-i\omega T_d}$ negativ und der Imaginärteil gleich Null, der Gesamtausdruck also kleiner als Null. Je näher sich der Wert von $G_s \cdot TP(i\omega) \cdot e^{-i\omega T_d}$ der -1 nähert, desto kleiner wird der Nenner in Gleichung 2.4.3 und damit desto größer der Einfluß der Störgröße $StöG(i\omega)$ auf die Regelgröße $ABP(i\omega)$. Das System entgleist, wenn der Ausdruck gleich -1 wird: Der Nenner von Gleichung 2.4.3 ist dann gleich Null, und die Oszillation in der Regelgröße wächst (theoretisch) ins Unendliche. Eine wichtige Größe für die Stabilität eines Regelkreises bei $\omega = \omega_{krit}$ ist der Gain der Reglerübertragungsfunktion (in unserem Falle G_s), denn bei der kritischen Frequenz bewegt sich der Nenner von Gleichung 2.4.3 mit zunehmendem Gain gegen Null.

Allgemein kann nach diesen Ausführungen folgender Schluß gezogen werden: Regelkreise, die eine kritische Frequenz aufweisen, übertragen Oszillationen der Störgröße bei dieser Frequenz verstärkt auf die Regelgröße. Diese Verstärkung nimmt mit ansteigendem Gain der Reglerübertragungsfunktion zu. Unter der Annahme, daß die Störgröße durch ein „weißes" Hintergrundrauschen mit ungefähr gleichamplitudigen Störsignalen bei allen Frequenzen charakterisiert ist, sollte es im Frequenzspektrum der Regelgröße zu einem Maximum bei der kritischen Frequenz kommen. Dieser „peak" im Spektrum sollte mit zunehmendem Gain der Reglerübertragungsfunktion größer werden.

Nach diesen theoretischen Ausführungen können wir uns wieder den M-Wellen im Blutdruck zuwenden. Es muß der Frage nachgegangen werden, ob es bei der sympathischen Komponente des Baroreflexes tatsächlich eine kritische Frequenz gibt, die als Erklärung für die M-Wellen im Sinne eines Aufschauklungsphänomens herangezogen werden kann. Bei dieser Frequenz müßten sich die Phasenverschiebungen durch das Tiefpaßfilter (φ_1= $-arctan(\omega T_t)$; T_t steht für die Zeitkonstante) und durch das Verzögerungsglied (φ_2= $-\omega T_d$) zu -180° (entsprechend -π im Bogenmaß) aufaddieren:

$$\varphi_1 + \varphi_2 = \text{-arctan}(\omega T_t)\text{-}\omega T_d = -\pi \,. \qquad \text{(Gleichung 2.4.4)}$$

Wenn ω mit der Grundfrequenz der M-Wellen gleichgesetzt wird ($\omega = 2\pi \cdot 6$ cpm), wird diese Gleichung z. B. durch

$$T_t = 4,9 \text{ sec} = 0,082 \text{ min}$$

$$T_d = 3 \text{ sec} = 0,05 \text{ min}$$

erfüllt. Beide Schätzungen stellen zugleich physiologisch sinnvolle Maße für das putative Tiefpaßfilter der Sympathikusaktivierung (T_t = 0,082 min entspricht einer Eckfrequenz von 2 π · 1,94 cpm) bzw. die Gesamtleitungszeit des Baroreflexes (T_d = 3 s) dar (Wieling 1992).

Die M-Wellen im Blutdruck nehmen in der Regel im Stehen deutlich zu. Diese Erfahrung läßt sich nach diesem Modell sehr gut durch eine Zunahme des Sympathikusgains G_s im Stehen erklären. Bei einigen Probanden und Patienten nehmen die Blutdruckoszillationen im Stehen derart zu (z. B. Schwankungen zwischen 130/80 und 90/65 mmHg), daß es während der Wellentäler zu leichten orthostatischen Beschwerden kommen kann. Bei diesen Personen finden sich dann auch in der TCD entsprechend starke Flußgeschwindigkeitsänderungen. Nach dem oben skizzierten Modell kann eine solche Kreislaufreaktion auf das Stehen durch eine übermäßige Zunahme des Sympathikusgains erklärt werden. Diese ist offenbar weniger Ausdruck einer organisch bedingten autonomen Störung, sondern tritt nach unseren Erfahrungen vor allem bei Personen mit gestörter psychophysiologischer Kontrolle auf (z. B. bei Patienten mit Angststörung oder Somatisierungsstörung). Systematische Studien zu dieser Thematik stehen allerdings noch aus.

Unsere Überlegungen zur Genese der M-Wellen stehen auch im Einklang mit der seit einigen Jahren rapide zunehmenden Literatur zur Frequenzanalyse der Herzratenvariation. Wir haben bereits im Abschnitt über die R-Wellen darauf hingewiesen, daß die Blutdruckvariationen über den Baroreflex reziprok die Herzrate beeinflussen. Dies trifft natürlich auch auf die M-Wellen zu (Abb. 2.4.5). Allgemein wird die baroreflex-vermittelte Herzratenvariation durch Gleichung 8.3.6 aus dem Anhang (Kapitel 8.3) beschrieben:

$$HR(i\omega) = -ABP(i\omega) \cdot [G_s \cdot TP_s(i\omega) \cdot e^{-i\omega T_{ds}} + G_p \cdot TP_p(i\omega) \cdot e^{-i\omega T_{dp}}] \,. \qquad \text{(Gleichung 8.3.6)}$$

Hierbei steht G für Gain, TP für Tiefpaßfilter, die *e-Funktion* für das Verzögerungsglied mit der Totzeit T_d. Der Index s kennzeichnet die Parameter des sympathischen Schenkels, der Index p die entsprechenden parasympathischen Parameter. Die sympathischen Parameter sind wahrscheinlich nicht identisch mit den entsprechenden Parametern in Gleichung 2.4.3. Insbesondere kann davon ausgegangen werden, daß aufgrund der kürzeren Leitungszeiten die Totzeit für den kardialen Sympathikus kürzer ist als diejenige für die Gefäßversorgung. Durch pharmakologische Experimente mit β-Blockern zur Ausschaltung des Herzsympathikus ($G_s = 0$) bzw. mit Atropin zur Vagolyse ($G_p = 0$) konnten für die „peaks" der Herzrate im Frequenzspektrum im M- bzw. R-Wellen-Bereich (in der Literatur auch *MF* für „mid-frequency region" bzw. *HF* für „high-frequency region" genannt) folgende Zusammenhänge hergeleitet werden (Weise et al. 1987, Saul et al. 1991):

- im *Liegen* werden die *R-Wellen* vorwiegend *parasympathisch* vermittelt,
- im *Liegen* werden die *M-Wellen* gleichermaßen *sympathisch und parasmpathisch* übertragen,
- im *Stehen* nimmt läßt sich ein deutlicher *sympathischer* Einfluß auf die R-Wellen nachweisen und die *parasympathische* Komponente wird reduziert,
- im *Stehen* dominiert deutlich der *Sympathikus* bei der Übertragung der M-Wellen.

Diese Fakten lassen sich mit Hilfe von Gleichung 8.3.6 erklären, wenn folgende Annahmen vorausgehen:

- die *Zeitkonstante* des *Sympathikus-Tiefpaßfilters* ist deutlich größer als diejenige des *Parasympathikus-Tiefpaßfilters*,
- im *Stehen* wird G_s deutlich größer und G_p deutlich kleiner als im Liegen.

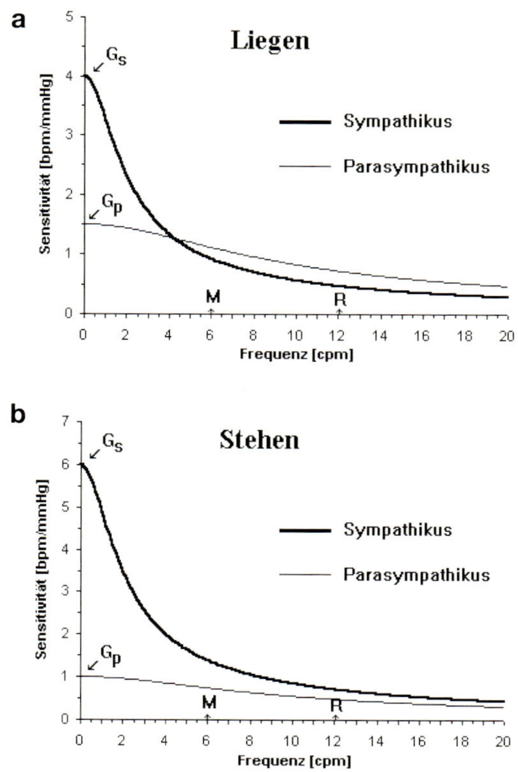

Abb. 2.4.6: Sensitivitätskurven von Herz-Sympathikus und -Parasympathikus in Abhängigkeit von der Frequenz der Blutdruckoszillationen (Abszisse). (a) Im Liegen dominiert der Parasympathikus im R-Wellen-Bereich (bei 10-20 cpm) und wird auch durch M-Wellen (bei 6 cpm) des Blutdruckes stark aktiviert. (b) Im Stehen fällt der Parasympathikus-Gain (G_P) ab und der Sympathikus-Gain (G_S) steigt an. Der Sympathikus dominiert jetzt im M-Wellen-Bereich und hat auch stärkeren Einfluß auf die R-Wellen der Herzrate.

Diese Zusammenhänge werden in Abb. 2.4.6 illustriert. Abb. 2.4.6 a zeigt die Sensitivitäten (Tiefpaßfunktionen) von Herzsympathikus und Herzparasympathikus im Liegen. Obwohl der Gain, also die Sensitivität bei $\omega = 0$ (Schnittpunkt mit der y-Achse), auch im Liegen für den Sympathikus höher ist als für den Parasympathikus, wird bei Frequenzen der Blutdruck-Oszillationen um 7-20 cpm vorwiegend der Parasympathikus aktiviert, da die Sympathikuskurve aufgrund der größeren Zeitkonstante hier schon deutlich abgefallen ist. Bei 4-5 cpm erreichen beide Kurven ungefähr identische Amplitudenwerte, so daß Sympathikus und Parasympathikus gleichermaßen an der Übertragung der M-Wellen auf die Herzrate beteiligt sind. Im Stehen (Abb. 2.4.6 b) nimmt G_s zu und G_p ab. Unter dieser Bedingung dominiert die Sympathikusaktivierung im M-Wellen-Bereich deutlich den Parasympathikus und gewinnt jetzt auch stärkeren Einfluß auf die Frequenzen im R-Wellen-Bereich.

2.4.4
B-Wellen – Marker zentraler monoaminerger Aktivität?

Im Gegensatz zu den bisher abgehandelten Oszillationen der Kreislaufparameter wurden die ganz langsamen Schwingungen im Bereich um 1 cpm zunächst für einen ganz anderen Parameter beschrieben, nämlich für den intrakraniellen Druck (ICP). Langsame Druckschwankungen im ICP entdeckte Lundberg (1960) bei intensivpflichtigen Schädel-Hirn-Traumatikern, deren ICP wegen der Gefahr von Hirndruckkrisen gemonitort wurde. Lundberg betrachtete diese von ihm B-Wellen genannten Hirndruckschwankungen als pathologisches Phänomen bei erhöhtem Hirndruck. Auch im tierexperimentellen Modell konnten durch künstlich herbeigeführte ICP-Erhöhungen B-Wellen induziert werden (Auer und Sayama 1983). Durch gleichzeitige Registrierung der Gefäßdurchmesser der kleinen pialen Arterien konnte in diesen Experimenten gezeigt werden, daß den B-Wellen im ICP synchrone Arterienpulsationen zugrunde liegen. B-Wellen im Hirndruck sind also offenbar ein sekundäres Phänomen rhythmischer Schwankungen im zerebralen Blutvolumen, die sich aufgrund der Druck-Volumen-Beziehung (Compliance) im Schädel auf den ICP übertragen.

Da eine Dilatation der pialen Arterien zu einer Reduktion des zerebrovaskulären Widerstandes führt, ist zu erwarten, daß es dabei auch zu einer Erhöhung des zerebralen Blutflusses kommt. Tatsächlich haben TCD-Ableitungen bei Schädel-Hirn-Traumatikern während der intrakraniellen Druckmessung gezeigt, daß Blutflußgeschwindigkeit und ICP während der B-Wellen-Aktivität synchron schwingen (Mautner-Huppert et al. 1989; Newell et al. 1992). Damit konnte die TCD als nichtinvasive Methode zur Bestimmung von B-Wellen etabliert werden. TCD-Untersuchungen an normalgesunden Probanden (Mautner-Huppert et al. 1989; Diehl et al. 1991) haben schließlich gezeigt, daß B-Wellen keineswegs nur ein pathologisches Phänomen bei erhöhtem Hirndruck darstellen, sondern phasenweise auch bei gesunden Personen auftreten können. Möglicherweise imponieren die B-Wellen im ICP bei pathologisch erhöhtem Hirndruck deshalb besonders, weil mit zunehmendem Hirndruck identische Volumenänderungen im Schädel zu größeren Druckveränderungen führen.

Lange Zeit war unklar, wie die langsamen Oszillationen der kleinen Hirnarterien generiert werden. Da viele intensivpflichtige Patienten mit B-Wellen auch ein periodisches Atemmuster zeigen, glaubte Lundberg (1960), daß atembedingte rhythmische Änderungen der intraarteriellen CO_2-Konzentration für die Gefäßkaliberschwankungen verantwortlich sind. Da B-Wellen aber auch bei künstlich beatmeten Patienten mit konstanter intraarterieller CO_2-Konzentration ableitbar sind, ist die CO_2-Theorie der B-Wellen unwahrscheinlich. Inzwischen wird vielmehr vermutet, daß periodische Atmung und B-Wellen durch einen gemeinsamen Generator ausgelöst werden (Einhäupl et al. 1986; Hashimoto et al. 1989). Auch langsame Oszillationen anderer vegetativer Parameter (z. B. Sympathikusaktivierung, Blutdruck) stehen in enger Korrelation zu den zerebralen B-Wellen und haben möglicherweise mit diesen einen gemeinsamen Generator (Einhäupl et al. 1986; Hashimoto et al. 1989; Higashi et al. 1989).

Heute wird allgemein vermutet, daß der B-Wellen Generator im Hirnstamm lokalisiert ist und Verbindungen zum Kreislaufzentrum, zum Atemzentrum und zu den intrakraniellen Arterien hat. Wahrscheinliche „Kandidaten" für diesen Generator sind die monoaminergen Kerngebiete im Mittelhirn und in der Pons. Die Neuronen im Locus coeruleus (noradrenerg) und in den Rapheschen Kernen (serotonerg) senden ihre Axone nicht nur zu anderen Nervenzellen fast im gesamten Großhirn, sondern versorgen auch die glatte Muskulatur der kleinen Hirnarterien (Aktivierung beider Kerngebiete führt zu Vasokonstriktion). Der wichtigste Hinweis für die Rolle dieser Kerngebiete bei der Auslösung von B-Wellen stammt aus einem Tierexperiment von Maeda et al. (1986), die zeigen konnten, daß im Locus coeruleus und in den Rapheschen Kernen synchron mit B-Wellen im Hirndruck rhythmische Entladungen registriert werden können. !

Aus dem klinischen Bereich liegen inzwischen erste Erkenntnisse darüber vor, daß physiologische und pathologische Phänomene, die mit den monoaminergen Hirnstammkernen in Verbindung gebracht werden, zu Veränderungen in der B-Wellen-Aktivität führen können. So konnten Droste et al. (1994) an Normalprobanden zeigen, daß sich in der TCD schlafstadienspezifische Änderungen der B-Wellen-Amplituden ergeben, wobei im REM-Schlaf die größten Amplituden ableitbar sind. Dem Locus coeruleus und den Rapheschen Kernen wird eine wichtige Rolle bei der Steuerung der Schlafstadien zugesprochen. Auch im Migräneanfall, für dessen Entstehung eine Mitbeteiligung des Locus coeruleus und der Rapheschen Kernen diskutiert wird, wurden erhöhte Amplituden in den langsamen TCD-Wellen beschrieben (Thie 1992).

Nach unseren Erfahrungen mit der TCD-Ableitung von B-Wellen ist es sinnvoll, zwei Unterformen dieser Wellen zu differenzieren:

1. sehr hochamplitudige, gleichmäßige B-Wellen (Typ 1; Abb. 2.4.7),
2. kleinamplitudige B-Wellen mit häufig wechselnder Periodenlänge, die aber in der Frequenzanalyse zu deutlichen Amplitudenpeaks im Bereich um 1 cpm führen (Typ 2; Abb. 2.4.1 a und d).

Typ 1 B-Wellen finden sich bei Normalprobanden nur phasenweise; Angaben in der Literatur schwanken zwischen 10 % (Mautner-Huppert et al. 1989) und 70 % (Droste et al. 1994) der gesamten Ableitezeit. Demgegenüber läßt sich B-Wellen-Aktivität vom Typ 2 mittels der Frequenzanalyse durchgehend ableiten. Die meisten Studien über B-Wellen beziehen sich auf solche vom Typ 1, die auch ohne Frequenzanalyse durch visuelle Inspektion der Amplituden-Zeit-Kurve identifiziert werden können.

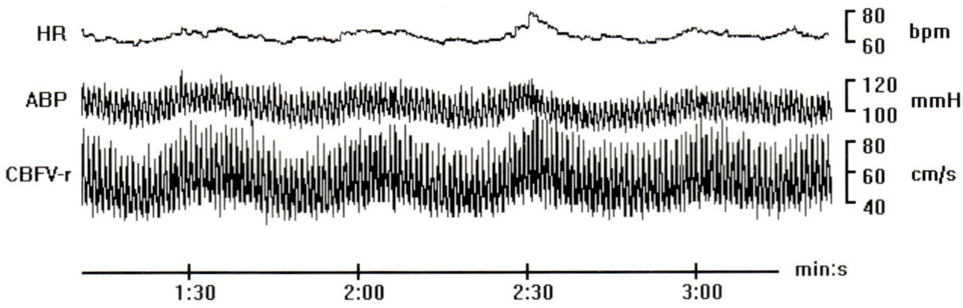

Abb. 2.4.7: Regelmäßige B-Wellen (Typ 1) im Minutenbereich in Herzrate (HR), Blutdruck (ABP) und Strömungsgeschwindigkeit (CBFV, linke MCA) bei einem Normalprobanden.

Es ist daher unklar, ob die oben referierten Erkenntnisse zu den physiologischen Grundlagen der B-Wellen auch auf solche vom Typ 2 übertragen werden können.

2.4.5
Klinische Nutzung der spontanen Kreislaufparameter-Oszillationen

Die spektralanalytische Untersuchung von M- und R-Wellen im Blutdruck und in der Herzfrequenz hat in den letzten Jahren zunehmende Bedeutung in der Grundlagenforschung und der klinischen Untersuchung des autonomen Nervensystems gewonnen (Weise et al. 1987; Saul et al. 1991; Wieling 1992;. Karemaker 1993; Linden und Diehl 1996). Inzwischen wurden auch die langsameren ABP- und HR-Oszillationen im B-Wellen-Bereich genauer untersucht und z. B. mit dem Phänomen der Schlafapnoe in Verbindung gebracht (van den Aardweg et al. 1995).

Auf dem Gebiet der TCD ist nur die Analyse der P-Wellen zur Beurteilung des zerebrovaskulären Widerstandes etabliert. Einige Arbeiten haben sich auch mit B-Wellen in der CBFV befaßt, vor allem in Zusammenhang mit schlafstadien-spezifischen Veränderungen (Droste et al. 1994), mit Hirndruckerhöhungen (Mautner-Huppert et al. 1989; Newell et al. 1992; Droste und Krauss 1993) und mit okklusiven Karotiserkrankungen (Diehl et al. 1991). Zur Messung der zerebralen Autoregulation sind B-Wellen nach unserer Erfahrung nicht geeignet. Obwohl B-Wellen auch im Blutdruck nachweisbar sind, ist die Kohärenz mit den CBFV-B-Wellen nur gering, und es existiert keine klare Phasenbeziehung zwischen B-Wellen in den beiden Variablen. Dagegen stellen M- und R-Wellen in der CBFV ein Epiphänomen der entsprechenden Blutdruckwellen dar. Da diese Wellen permanent vorhanden sind, eignen sie sich besonders gut für ein kontinuierliches Autoregulationsmonitoring.

Das methodische Vorgehen zur Quantifizierung der Autoregulation durch die Fourieranalyse dieser Wellen in ABP und CBFV wird in Kapitel 4.7 dargestellt.

Literatur

Aaslid R (1986) Transcranial Doppler Sonography. Springer, Wien, New York

Aaslid R (1987) Visually evoked dynamic blood flow response of the human cerebral circulation. Stroke 18: 771-775

Aaslid R, Lindegaard KF, Sorteberg W, Nornes H (1989) Cerebral autoregulation dynamics in humans. Stroke 20: 45-52

Aaslid R, Markwalder TM, Nornes H (1982) Noninvasive transcranial Doppler ultrasound recording of flow velocity in basal cerebral arteries. J Neurosurg 57: 769-774

Aaslid R, Newell DW, Stooss R, Sorteberg W, Lindegaard KF (1991) Assessment of cerebral autoregulation dynamics from simultaneous arterial and venous transcranial Doppler recordings in humans. Stroke 22: 1148-1154

Auer LM, Sayama I (1983) Intracranial pressure oscillations (B-waves) caused by oscillations in cerebrovascular volume. Acta Neurochir 68: 93-100

Büdingen HJ, von Reutern GM (1993) Ultraschalldiagnostik der hirnversorgenden Arterien. Thieme, Stuttgart

Diehl RR, Diehl B, Sitzer M, Hennerici M (1991) Spontaneous oscillations in cerebral blood flow velocity in normal humans and in patients with carotid artery disease. Neurosci Lett 127: 5-8

Doppler C (Prag 1843) Über das farbige Licht der Doppelsterne und einiger anderer Gestirne des Himmels. Abh Kgl Böhm Ges d Wissensch: 465-482

Droste DW, Krauss JK (1993) Simultaneous recording of cerebrospinal fluid pressure and middle cerebral artery blood flow velocity in patients with suspected symptomatic normal pressure hydrocephalus. J Neurol Neurosurg Psychiatr 56: 75-79

Droste DW, Krauss JK, Berger W, Schuler E, Brown MM (1994) Rhythmic oscillations with a wavelength of 0.5-2 min in transcranial Doppler recordings. Acta Neurol Scand 90: 99-104

Einhäupl KM, Garner C, Dirnagl U, Schmieder G, Schmiedek P, Kufner G, Rieder J (1986) Oscillations of ICP related to cardiovascular parameters. In: Miller JD, Taesdale GM, Rowan JO, Galbraith SL, Mendelow AD (Hg): Intracranial Pressure VI. Springer, Berlin: pp 290-297

Ewing DJ (1992) Analysis of heart rate variability and other non-invasive tests with special reference to diabetes mellitus. In: Bannister R, Mathias CJ (Hg): Autonomic Failure: A textbook of clinical disorders of the autonomic nervous system. Oxford University Press, Oxford: pp 312-333

Fernandez de Molina A, Perl ER (1965) Sympathetic activity and the systemic circulation in the spinal cat. J Physiol 181: 82-102

Hashimoto M, Higashi S, Kogure Y, Fujii H, Tokuda K, Ito H, Yamamoto S (1989) Respiratory and cardiovascular Oscillations during B-waves. In: Hoff JT, Betz AL (Hg): Intracranial Pressure VII. Springer, Berlin: pp 217-219

Higashi S, Yamamoto S, Hashimoto M, Fujii H, Ito H, Kogure Y, Tokuda K (1989) The role of vasomotor center and adrenergic pathway in B-waves. In: Hoff JT, Betz AL (Hg): Intracranial Pressure VII. Springer, Berlin: pp 220-224

Huber P, Handa J (1967) Effect of contrast material, hypercapnia, hyperventilation, hypertonic glucose and papaverine on the diameter of the cerebral arteries. Invest Radiol 2: 17-32

Karemaker JM (1993) Analysis of blood pressure and heart rate variability: theoretical considerations and clinical applicability. In: Low PA (Hg): Clinical Autonomic Disorders. Little, Brown and Co, Boston: pp 315-330

Kuschinsky W, Wahl M (1978) Local chemical and neurogenic regulation of cerebral vascular resistance. Physiol Rev 58: 656-689

Lindegaard KF, Lundar T, Wiberg J, Sjoberg D, Aaslid R, Nornes H (1987) Variations of middle cerebral artery blood flow investigated with noninvasive transcranial blood velocity measurements. Stroke 18: 1025-1030

Linden D, Diehl RR (1996) Comparison of standard autonomic tests and power spectral analysis in normal adults. Muscle Nerve 19: 556-562

Lundberg N (1960) Continuous recordings and control of ventricular fluid pressure in neurosurgical practice. Acta Psychiatr Neurol Scand 149 (suppl): 1-193

Maeda M, Takahashi K, Miyazaki M, Ishii S (1986) The role of the central monoamine system and the cholinoceptive pontine area on the oscillation of ICP „pressure waves“. In: Miller JD, Taesdale GM, Rowan JO, Galbraith SL, Mendelow AD (Hg): Intracranial Pressure VI. Springer, Berlin: pp 151-155

Markus H (1995) Importance of time-window overlap in the detection and analysis of embolic signals. Stroke 26: 2044-2047

Mautner-Huppert D, Haberl RL, Dirnagl U, Villringer A, Schmiedek P, Einhäupl K (1989) B-waves in healthy persons. Neurol Res 11: 194-196

Mayer S (1876) Studien zur Physiologie des Herzens und der Blutgefäße. V. Über spontane Blutdruckschwankungen. Sächs Akad Wiss Sitz Math Naturw 74: 281-307
Müller HR, Casty M, Moll R, Zehnder R (1991) Response of middle cerebral artery volume flow to orthostasis. Cerebrovasc Dis 1: 82-89
Newell DW, Aaslid R, Lam A, Mayberg TS, Winn HR (1994) Comparison of flow and velocity during dynamic autoregulation testing in humans. Stroke 25: 793-797
Newell DW, Aaslid R, Stooss R, Reulen HJ (1992) The relationship of blood flow velocity fluctuations to intracranial pressure B-waves. J Neurosurg 76: 415-421
Preis G, Polosa C (1974) Patterns of sympathetic activity associated with Mayer waves. Am J Physiol 266: 724-730
Saul JP, Berger RD, Albrecht P, Stein SP, Chen MH, Cohen RJ (1991) Transfer function analysis of the circulation: unique insights into cardiovascular regulation. Am J Physiol 261: H1231-H1245
Thie A, Carvajal-Lizano M, Schlichting U, Spitzer K, Kunze K (1992) Multimodal tests of cerebrovascular reactivity in migraine: a transcranial Doppler study. J Neurol 239: 338-342
van den Aardweg JG, van Steenwijk RP, Karemaker JM (1995) A chemoreflex model of relation between blood pressure and heart rate in sleep apnea syndrome. Am J Physiol 268: H2145-H2156
von Reutern GM, Büdingen HJ (1989) Ultraschalldiagnostik der hirnversorgenden Arterien. Thieme, Stuttgart
Wahl M, Schilling L (1993) Regulation of cerebral blood flow – a brief review. Acta Neurochir 59 (Suppl): 3-10
Weise F, Heydenreich F, Runge U (1987) Contributions of sympathetic and vagal mechanisms to the genesis of heart rate fluctuations during orthostatic load: a spectral analysis. J Auton Nerv Syst 21: 127-134
Wieling W (1992) Recording of heart rate and blood pressure. In: Bannister R, Mathias CJ (Hg): Autonomic Failure: A textbook of clinical disorders of the autonomic nervous system. Oxford University Press, Oxford: pp 291-311
Wieling W, van Lieshout JJ (1993) Maintenance of postural normotension in humans. In: Low PA (Hg): Clinical Autonomic Disorders. Little, Brown and Co, Boston: pp 69-77

Kapitel 3

Die TCD-Routineuntersuchung 3

3.1
Gefäßidentifikation

Der Einsatz der transkraniellen Dopplersonographie ist auch bei der niedrigen Sendefrequenz von 2 MHz und der hohen emittierten Ultraschallenergie von bis zu 350 mW nur an Stellen niedrigerer Knochendichte bzw. bei der Beschallung durch Weichteile möglich. Sogenannte Schallfenster sind gegeben im Bereich der Temporalschuppe, durch die Orbita hindurch und transnuchal (Abb. 3.1.1). Vor allem bei Frauen jenseits des 60. Lebensjahres kann ein ausreichendes Schallfenster temporal fehlen. Die Gefäßabschnitte, welche über die verschiedenen Schallfenster insoniert werden können, sind in Übersicht 3.1.1 zusammengestellt. Zuverlässig lassen sich über den transtemporalen Zugang die A. cerebri media (MCA), die T-Gabel der A. carotis interna (ICA), die A. cerebri anterior (ACA) und die A. cerebri posterior (PCA) in ihrem P1- und P2-Segment beschallen. Die Identifikation der einzelnen Gefäße erfolgt anhand der Sondenposition, der Beschallungstiefe, der Flußrichtung im untersuchten Gefäß sowie der Strömungsgeschwindigkeit (Übersicht 3.1.2). Im Unterschied zur extrakraniellen Dopplersonographie kann die Flußgeschwindigkeit bei Insonation der großen schädelbasisnahen Arterien des Circulus arteriosus Willi-

Abb. 3.1.1:
Darstellung der transtemporalen, der transorbitalen und der transnuchalen Schallfenster (aus Berlit 1994).

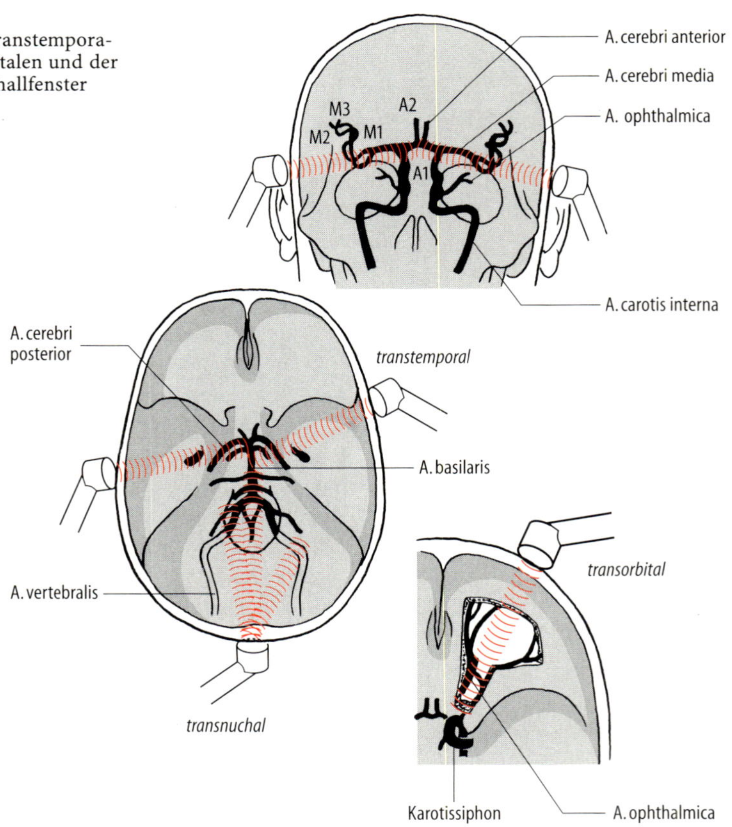

transtemporal	MCA ACA (A1) (AComA) PCA (P1 + P2) (PComA)
transorbital	Ophthalmica Karotissiphon
transnuchal	BA VA PICA

Übersicht 3.1.1:
TCD: Knochenfenster und zu beschallende Gefäße.

- Untersuchungstiefe (Meßvolumen vs. Tiefenschritte 5 mm; Mittellinie 70-80 mm)
- Strömungsrichtung (gegenläufige Strömung an Aufzweigungen)
  Cave: Gefäßpathologie, Venen (Atmung)
- Strömungsgeschwindigkeit (MCA > ACA, PCA; Frequenz nicht hilfreich)
- Kompressionstest (keine Routine; CCA, VA, Atlasschlinge)

Übersicht 3.1.2:
Grundprinzipien der Gefäßidentifikation in der TCD.

- Knochenfenster, transnuchal, transbulbär (Knochenfenster in 95 % vorhanden)
- gepulstes Dopplersystem
- Messung der Strömungsgeschwindigkeit (cm/s) möglich, da Beschallungswinkel oft < 30°
- Messung des Frequenzspektrums oft wenig sinnvoll (Mischsignale häufig)
- Knochenfenster: möglichst ohrnahe Position
- Beschallungstiefe initial: 40-50 transorbital
  60-65 transtemporal
  60-70 transnuchal
- Zeitaufwand 30-60 Minuten
- sinnvoll nur nach extrakranieller Dopplersonographie

Übersicht 3.1.3:
Trans-/intrakranielle Dopplersonographie (TCD).

sii in cm/s ermittelt werden, da in der Regel aufgrund des günstigen Beschallungswinkels der Meßfehler unter 15 % liegt (Aaslid et al. 1982, vgl. auch Kapitel 2.1); auf der anderen Seite ist eine Frequenzmessung in kHz oft wenig sinnvoll, da Mischsignale an Gefäßgabeln und -teilungsstellen häufig sind (Übersicht 3.1.3).

Schallfenster

■ **Transtemporale Beschallung.** Bei der transtemporalen Beschallung sollte zunächst nach Aufsetzen der Schallsonde vor dem Tragus das Signal der MCA aufgesucht werden. Dieses findet sich in ca. 50 mm Tiefe. Die Identifikationskriterien sind in Übersicht 3.1.4 zusammengestellt. In 55-65 mm Tiefe ist die T-Gabel der ICA mit ihrem bidirektionalen Signal zu erfassen. Bei einer Vergrößerung der Beschallungstiefe von der T-Gabel ausgehend läßt sich die ACA in einer Tiefe zwischen 65 und 80 mm mit einer Strömungsrichtung von der Sonde weg darstellen, wobei die Position des Schallkopfes angepaßt werden muß (Übersicht 3.1.5). Nach Dorsalverschiebung der Schallsonde läßt sich die PCA in einer Tiefe zwischen 55 und 80 mm beschallen, wobei der proximale Abschnitt, das sog. P1-Segment, eine Strömungsrichtung auf die Sonde zu zeigt und der distale Abschnitt, das P2-Segment, welches nach Dorsalkippung der Sonde !

Übersicht 3.1.4:
Identifikationskriterien in der TCD: MCA.

- hinteres oder mittleres Knochenfenster (transtemporal)
- 45-60 mm (M1-Abschnitt) [zwischen 25 und 50 mm keine andere Arterie]
- Strömung auf die Sonde zu (M1), bidirektional oder von der Sonde weg (M2) in geringer Tiefe
- hohe Frequenz (mean 1,5 kHz; systol. 2,5 kHz) und Strömungsgeschwindigkeit (mean 58 cm/s; systol. 95 cm/s), altersabhängig (Abnahme bei höherem Alter), abhängig von Körperposition (Liegen > Stehen)
- Kompression der CCA führt zu Flußabnahme für etwa 10 s (danach Kollateralisation)

Übersicht 3.1.5:
Identifikationskriterien in der TCD: ACA.

- transtemporal
- 65-80 mm
- Strömung von der Sonde weg (A1 - pars horicontalis)
  oft Mischsignale mit MCA, ICA, AComA und ACA der Gegenseite
  Strömungsgeschwindigkeit/Frequenz ACA < MCA (mean 50 cm/s; systol. 75 cm/s) (mean 1,3 kHz; systol. 1,9 kHz)
- bei Kompression der CCA ipsilateral → Strömungsumkehr
  der CCA kontralateral → Zunahme der Strömungsgeschwindigkeit

Übersicht 3.1.6:
Identifikationskriterien in der TCD: PCA.

- transtemporal (ohrnah, Kippung nach dorsal und kaudal)
- 55-80 (P2), 60-85 (P1), 75-85 (Basilariskopf)
- Strömung zur Sonde (P1), bidirektional (an der Biegung) bzw. von der Sonde weg (P2)
- Strömungsgeschwindigkeit mean 30-40 cm/s; 1 kHz
  systol. 60 cm/s; 1,5 kHz
- bei Kompression der CCA ipsilateral
  P1 (bei angelegter PComA)
  P2 (bei direktem Abgang aus ACI)
  bei Kompression der VA ipsilateral Flußabnahme
  bei Lichtstimulation Flußzunahme

erfaßt wird, eine Strömungsrichtung von der Sonde weg zeigt (Übersicht 3.1.6). Das Signal der proximalen PCA läßt sich im Unterschied zur mittleren Hirnarterie nicht weiter als 50 mm nach außen verfolgen. Die MCA hingegen läßt sich in ihrem M1- und M2-Segment zwischen 30 und 60 mm Tiefe kontinuierlich beschallen, so daß bei geringer Eindringtiefe ausschließlich dieses Gefäß insoniert wird.

■ **Transorbitale Beschallung.** Sowohl die A. ophthalmica (OA) als auch der Karotissiphon können transorbital beschallt werden. Die OA zeigt bei einer Beschallungstiefe von 20-50 mm eine Strömungsrichtung auf die Sonde zu. In einer Tiefe von 55-75 mm lassen sich der C3/C4-Abschnitt des Karotissiphons mit Strömungsrichtung auf die Sonde zu bzw. der C2/C3-Abschnitt mit Strömungsrichtung von der Sonde weg darstellen (Übersicht 3.1.7).

■ **Transnuchale Beschallung.** Transnuchal können durch das Foramen magnum die distalen Vertebralarterien (VA) sowie die A. basilaris (BA) beschallt werden. Alle

- transorbital (Siphon)
- 55-70 mm
- Strömung bidirektional (je nach Siphonabschnitt)
- Strömungsgeschwindigkeit ICA < MCA
- Abnahme bei ipsilateraler CCA-Kompression
  Zunahme bei kontralateraler CCA-Kompression
- geringe Modulation im Vergleich zur A. ophthalmica

Übersicht 3.1.7: Identifikationskriterien in der TCD: ICA.

- transnuchal
- Tiefe von der Nackendicke (∅ Männer 50 mm, Frauen 37 mm) abhängig: VA ab 50 mm; BA 85-115 mm
- Strömung von der Sonde weg;
  zur Sonde: Atlasschlinge (ca. 50 mm)
  PICA (> 60 mm)
- Strömungsgeschwindigkeit mean 30-40 cm/s; 0,9 kHz
  systol. 60 cm/s; 1,5 kHz
- Übergang VA-BA nur durch Atlasschlingenkompression identifizierbar:
  Zunahme VA bei kontralateraler Kompression
  Abnahme VA bei ipsilateraler Kompression
  Abnahme BA bei ipsi- oder kontralateraler Kompression

Übersicht 3.1.8: Identifikationskriterien in der TCD: BA.

Gefäße zeigen eine Strömungsrichtung von der Sonde weg, sie lassen sich ab einer Beschallungstiefe von 50 mm bis ca. 100 mm verfolgen, wobei der Zusammenfluß der Vertebralarterien zur BA in einer Tiefe von ca. 80 mm1 zu erwarten ist. Der Ursprung der BA ist außerordentlich variabel und kann besonders auch durch die Ultraschallsignale der Kleinhirnarterien oft nicht zuverlässig lokalisiert werden. Vor allem bei männlichen Patienten spielt die Dicke des Nackens für die Darstellbarkeit eine wesentliche Rolle (Übersicht 3.1.8).

CAVE

Zuverlässigkeit der Gefäßidentifikation

Mittels der transkraniellen Dopplersonographie läßt sich die mittlere Hirnarterie am zuverlässigsten darstellen. Im Bereich des vorderen Hirnkreislaufes ist die Insonation der vorderen Hirnarterie am problematischsten, wobei die hohe Frequenz anatomischer Varianten ursächlich ist. Hypoplasien werden in bis zu 8,6 % aller ACA mitgeteilt, in bis zu 18 % ist bei der transkraniellen Dopplersonographie eine zuverlässige Beschallung der ACA nicht möglich. Die Ausfallraten für die MCA und die PCA liegen bei 6 %. Aufgrund des gerade bei älteren Frauen schlechteren Knochenfensters ist die Ausfallrate bei Frauen etwa doppelt so häufig wie bei Männern. In etwa 20 % läßt sich transnuchal die BA nicht zuverlässig darstellen, wobei sich bei ungenügender transnuchaler Beschallbarkeit die transtemporale Beschallung des Basilariskopfes in der Nähe der Mittellinie (ca. 80 mm) mit bidirektionellem Signal beider PCAs als Alternative anbietet. Durch die Einführung der transkraniellen Duplexsonographie hat sich die Treffsicherheit der transnuchalen Beschallung des hinteren Hirnkreislaufes verbessern lassen. Durch die Einführung der farbkodierten Duplexsonographie und der Power-Doppler-Option ist auch die Visualisierung der kleinen Verbindungsarterien (A. communicans anterior [AcomA], Aa. communicantes posteriores [PcomA]) möglich geworden (Klötzsch et al. 1996).

3.2
Kompressionstests

CAVE

Kompressionstests sollten zur Identifikation von Gefäßen bei der transkraniellen Dopplersonographie möglichst nicht eingesetzt werden. Obwohl das Embolisationsrisiko aus komprimierten Gefäßabschnitten als gering einzuschätzen ist, sind entsprechende Fälle dokumentiert (Khaffaf et al. 1994) und distale Embolien können bei TCD-Ableitung unter Kompression gelegentlich nachgewiesen werden. Hinzu kommt das Risiko des hypersensitiven Karotissinus. Stets sollte eine extrakranielle Duplexsonographie vor Durchführung entsprechender Kompressionstests durchgeführt worden sein. Gelegentlich kann ein Kompressionstest hilfreich sein in der Beurteilung der Kollateralisationsmöglichkeiten über den Circulus arteriosus Willisii. So kommt es bei Beschallung der MCA und Kompression der ipsilateralen A. carotis communis (CCA) zu einer nur vorübergehenden Abnahme des Dopplersignales, weil rasch eine Kollateralisation über die Gegenseite bzw. den hinteren Kreislauf erfolgt. Die Intaktheit der AcomA läßt sich bei Beschallung der vorderen Hirnarterie und ipsi- bzw. kontralateraler Karotis-Kompression dokumentieren. Bei einer funktionstüchtigen AcomA zeigt sich eine Strömungsumkehr der beschallten ACA bei ipsilateraler und eine Strömungszunahme bei kontralateraler ICA-Kompression. Entsprechend kommt es bei Beschallung der PCA bei ipsilateraler Karotis-Kompression zu einer Zunahme des Strömungssignals. Eine Abnahme der Blutflußgeschwindigkeit würde für einen Direktabgang der PCA aus der ICA sprechen.

3.3
Normwerte und Limitationen

■ **Normwerte.** Für die Strömungsgeschwindigkeiten und die Untersuchungstiefen, in denen die großen schädelbasisnahen Gefäße des Circulus arteriosus Willisii mittels transkranieller Dopplersonographie aufgesucht werden können, gibt es Daten aus

Übersicht 3.3.1:
TCD: Fehlermöglichkeiten.

Anatomisch
- fehlende Orientierung bei gleicher Strömungsrichtung
- Gefäßelongationen, -schlingen, -dilatationen
- atypischer Gefäßverlauf, Abgangsvarianten (PCA aus ICA)
- fehlende Communicantes
- unterschiedliche Weichteildicke

Technisch
- Knochenfenster
- variable Größe des Meßvolumens
- ungünstiger Beschallungswinkel
- Verstärkungsprobleme
- instabile Sonde bei Kompressionstests

Pathophysiologisch
- Strömungsumkehr in Kollateralen
- Spontanschwankungen (autonom oder bei Hirndruck, Atmung)
- Kollateralen bei Kompressionstest

Tabelle 3.3.1: Normwerte für die TCD. Kriterien zur Identifikation intrakranieller Arterien bei der transkraniellen Dopplersonographie[a].

	Zugang	Eindring-tiefe	Flußge-schwin-digkeit	Fluß-richtung	Sonstige Erkennungskriterien
A. cerebri media (MCA)	Transtemporal	50 mm (30-60)	55 cm/s	Zur Sonde	Fluß konstant über 10 mm Eindringtiefe zu verfolgen
A. cerebri anterior (ACA)	Transtemporal	70 mm (60-75)	50 cm/s	Von der Sonde weg	Flußänderung bei Kommuniskompression
Karotissiphon					
1)	Transtemporal	65 mm (60-70)	39 cm/s	Meist zur Sonde	Relativ niedriger Fluß
2)	Transorbital	70 mm (65-80)	41 cm/s	Meist von der Sonde weg	
A. cerebri posterior (P_1)	Transtemporal	70 mm (60-75)	39 cm/s	Zur Sonde	Flußzunahme bei Kommuniskompression
Basilaris-teilungsstelle	Transtemporal	75 mm (70-80)	39 cm/s	Bidirektional	Darstellung von ipsi- und kontralateraler A. cerebri posterior
A. basilaris	Subokzipital	95 mm (70-115)	41 cm/s	Von der Sonde weg	Flußänderung bei Vertebraliskompression
A. vertebralis					
- extradural	Subokzipital	50 mm (40-55)	34 cm/s	Zur Sonde	Sondenhaltung nach lateral
- intradural	Subokzipital	70 mm (60-95)	38 cm/s	Von der Sonde weg	Flußabnahme bei Vertebralkompression
A. ophthalmica	Transorbital	45 mm (35-55)	21 cm/s	Zur Sonde	
A. carotis interna (extradural)	Submandibulär	60 mm (35-80)	30 cm/s	Von der Sonde weg	Beschallung nach medial hinten

[a] Nach: Ringelstein EB (1989)

großen Untersuchungsserien, die im klinischen Alltag zugrunde gelegt werden können (Tabelle 3.3.1). Bedacht werden müssen jedoch die hohe Frequenz von Normvarianten und die funktionellen Veränderungen bei pathologischen Gegebenheiten im extrakraniellen Abschnitt der hirnversorgenden Gefäße. Aus diesem Grunde macht eine TCD nur Sinn nach entsprechender extrakranieller sonographischer Diagnostik. Die wichtigsten anatomischen, technischen und pathophysiologischen Limitationen der TCD sind in Übersicht 3.3.1 zusammengestellt.

■ **Limitationen.** Neben der Möglichkeit, Flußgeschwindigkeiten transkraniell zuverlässig zu erfassen, sind für Funktionstests und Monitoring eine zuverlässige Fixierung der Ultraschallsonden auch über längere Zeiträume und die computerisierte Datenerfassung mit entsprechender Speicherkapazität erforderlich. Mittels handgehaltener Sonden sind lediglich qualitative Beurteilungen möglich. Die Fixierung der Sonden durch ein elastisches Band ist relativ unzuverlässig. Es muß sowohl mit Artefakten als auch mit Änderungen der Sondenposition – gerade bei Durchführung von Funktionstests – gerechnet werden. Wesentlich geeigneter, allerdings auch für den Patienten bzw. Probanden unangenehmer, ist die Fixierung mit einem festen Gestell,

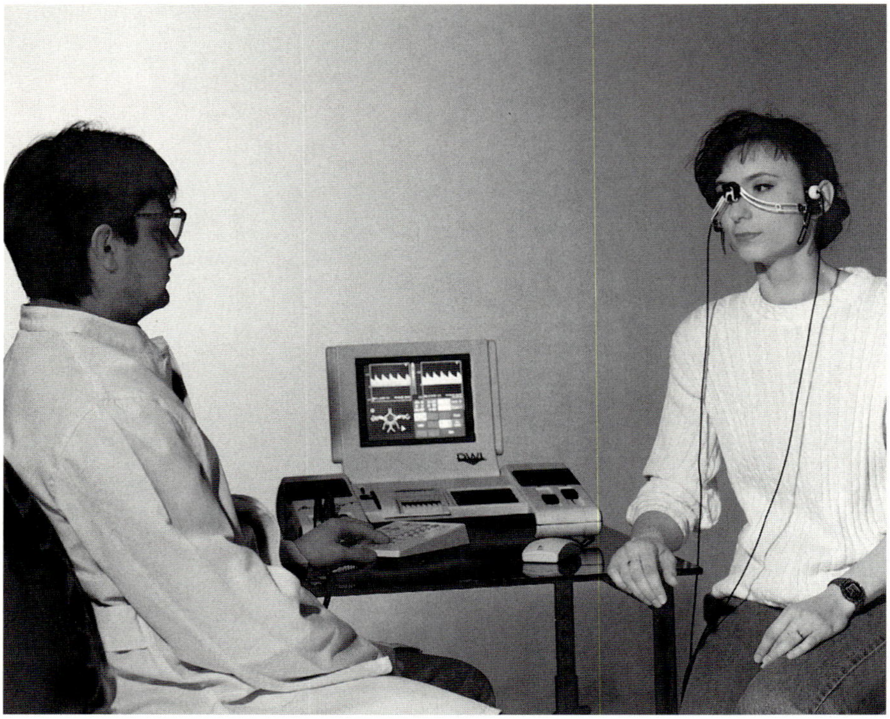

Abb. 3.3.1: Stabile Sondenhalterung für bilaterales TCD-Monitoring mit Fixierung an der Nasenwurzel und den äußeren Gehörgängen.

welches am Nasenrücken und an beiden äußeren Gehörgängen fixiert wird (Abb. 3.3.1). Sowohl für die Funktionstests, als auch für das Monitoring ist eine simultane bilaterale Ableitung wünschenswert, da gerade das einseitige oder beidseitige Auftreten pathologischer Veränderungen eine Zuordnung der erfaßten Meßdaten zu kardio-vaskulären Parametern erst ermöglicht. Auch wenn die TCD wegen ihrer sehr guten zeitlichen Auflösung besser als andere Methoden der zerebralen Blutflußmessung geeignet ist für Monitoringzwecke, bleibt das Problem, daß Änderungen des Gefäßlumens gerade unter pathologischen Bedingungen eine Rolle spielen können, jedoch mit dieser Methode nicht direkt erfaßt werden. Nach Kontos (1989) kommt es unter Steady-state-Bedingungen zu Kaliberschwankungen der großen cerebralen Gefäße in bis zu 5 %, bei Blutdruckabfällen in bis zu 10 %. Weitere Einflußgrößen, welche gerade bei Langzeitableitungen mittels TCD beachtet werden müssen, sind die Körperposition, die Aktivierung von Hirnarealen sowie Änderungen der Blutzusammensetzung (Hämatokrit) und des Metabolismus (Hypoglykämie). Brunhölzl und Müller zeigten 1986 auf, daß die Strömungsgeschwindigkeit der mittleren Hirnarterie im Stehen signifikant niedriger ist als im Liegen. 1987 wurde von Aaslid darauf hingewiesen, daß eine Differenzierung der PCA von der A. cerebelli superior in der TCD mittels Lichtexposition möglich ist: Durch visuelle Stimulation zeigt sich ein 16 %iger Strömungsanstieg in der hinteren Hirnarterie, nicht jedoch in der oberen

CAVE

Kleinhirnarterie. Mit einer signifikanten Erhöhung der Strömungsgeschwindigkeit sämtlicher cerebralen Gefäße muß bei einem Hämatokrit-Abfall unter 30 % gerechnet werden (Brass et al. 1989). Eine Hypoglykämie bedingt eine signifikante Zunahme der Strömungsgeschwindigkeit, vor allem bei Diabetikern, wobei ein Wert von 65 mg/dl Glukose der Schwellenwert für einen Strömungsanstieg zu sein scheint (Heinemann et al. 1990).

Literatur

Aaslid R, Markwalder TM, Nornes H (1982) Noninvasive transcranial Doppler ultrasound recording of flow velocity in basal cerebral arteries. J Neurosurg 57: 769-774

Aaslid R (1986) Transcranial Doppler Sonography. Springer, Wien

Aaslid R. (1987) Visually evoked dynamic blood flow response of the human cerebral circulation. Stroke 17: 771-775

Arnolds B, von Reutern GM (1986) Transcranial Dopplersonography. Examination technique and normal reference values. Ultrasound Med Biol 12: 115-123

Berlit P (1994) Memorix Spezial-Neurologie, 3. Aufl. Chapman and Hall, Weinheim

Berlit P (1996) Neurologie, 2. Aufl. Springer, Berlin

Brass LM, Pavlakis SG, De Vivo D, Piomelli S, Mohr JP (1989) Transcranial Doppler measurements of the middle cerebral artery. Effect of hematocrit. Stroke 19: 1466-1469

Brunhölzl C, Müller HR (1986) Transkranielle Doppler-Sonographie in Orthostase. Ultraschall 7: 248-252

Heinemann L, Rautenberg W, Starke AAR, Mühlhauser I, Hennerici M, Berger M (1990) Hypoglykämiebedingte Veränderungen der P300 Antwort und des cerebralen Blutflusses bei Typ-I Diabetikern mit guter und schlechter matabolischer Kontrolle. 25. Jahrestagung der Deutschen Diabetes-Gesellschaft, Düsseldorf

Hennerici M, Rautenberg W, Sitzer G, Schwartz A (1987a) Transcranial Doppler ultrasound for the assessment of intracranial arterial flow velocity. Part I. Examination technique and normal values. Surg Neurol 27: 439-448

Khaffaf N, Karnik R, Winkler WB, Valentin A, Slany J (1994) Embolic stroke by compression maneuver during transcranial Doppler sonography. Stroke 25: 1056-1057

Kirkham FJ, Padayachee TS, Parsons S, Seargeant LS, House FR, Gosling RG (1986) Transcranial measurement of blood velocities in the basal cerebral arteries using pulsed Doppler ultrasound: velocity as an index of flow. Ultrasound Med Biol 12: 15-21

Kirkham FJ, Padayachee TS, Parsons S, Seargeant LS, House FR, Gosling RG (1986) Transcranial measurement of blood velocities in the basal cerebral arteries using pulsed Doppler ultrasound: velocity as an index of flow. Ultrasound Med Biol 12: 15-21

Klötzsch C, Popescu O, Berlit P (1996) Detection of flow velocity and flow direction in the posterior communicating artery by transcranial duplexsonography. Stroke 27: 486-489

Kontos HA (1989) Validity of cerebral arterial blood flow calculations from velocity measurements. Stroke 20: 1-3

Rautenberg W (1991) Möglichkeiten und Nutzen der intrakraniellen Ultraschalldiagnostik bei zerebrovaskulären Erkrankungen. Habilitationsschrift Fakultät für klinische Medizin Mannheim, Universität Heidelberg

Ringelstein EB (1989) A practical guide to transcranial Doppler sonography. In: Weinberger J (Hg): Noninvasive imaging of cerebrovascular disease. Liss, New York: pp 75-121

von Reutern GM, Büdingen HJ (1993) Ultraschalldiagnostik der hirnversorgenden Arterien. Thieme, Stuttgart

Kapitel 4

Dopplerfunktionstests 4

4.1 Doppler-CO_2-Test

Die Regulation der zerebralen Durchblutung erfolgt im wesentlichen durch Widerstandsänderungen im Bereich der Hirnarteriolen. Die Regulationsfähigkeit findet ihre Grenzen in der maximal möglichen Vasokonstriktion bzw. Vasodilatation. Außerhalb dieser Grenzen können Störungen der Hirndurchblutung (CBF) nicht mehr gegenreguliert werden und der CBF verhält sich blutdruckpassiv. Unter der Bedingung eines erheblichen zerebralen Perfusionsdruckabfalles, z. B. über einem schlecht kollateralisierten Karotisverschluß, kommt es zu einer starken kompensatorischen Arteriolendilatation. In Abhängigkeit davon, wie nahe diese Dilatation an der Grenze der maximalen Vasodilatation liegt, ist eine weitere Zunahme der Arteriolendurchmesser mehr oder weniger eingeschränkt.

Die Vasomotorenreaktivität (VMR) ist definiert als das Ausmaß der CBF-Zunahme durch einen definierten vasoaktiven Reiz. Kohlendioxid ist ein hochpotenter Vasodilatator der zerebralen Arteriolen. Die Beurteilung der VMR durch Variation des intraarteriellen CO_2-Druckes (pCO_2) ist die etablierteste funktionsdopplersonographische Methode. Dabei wurden vielfältige Methoden zur kontrollierten Variation des pCO_2 und zur Quantifizierung der Vasomotorenreaktivität entwickelt. Wir stellen hier zunächst die allgemeinen Grundprinzipien der Methode dar und beschreiben dann die an unserem Labor eingesetzte Untersuchungstechnik und Analysemethode.

4.1.1 Grundlagen

In der normalen Atemluft beträgt die CO_2-Konzentration etwa 0,03 % und hat praktisch keinen Einfluß auf den arteriellen pCO_2. Dieser wird hauptsächlich durch den Gasaustausch im Gewebe bestimmt und liegt bei normaler Atmung und Stoffwechselaktivität zwischen 30 und 40 mmHg. Durch kontrollierte Hyperventilation wird mehr CO_2 abgeatmet als im Gewebe neu gebildet wird. Auf diese Weise kann der arterielle pCO_2 auf Werte unter 20 mmHg reduziert werden. Zur Induktion hypercapnischer arterieller CO_2-Drücke läßt man den Patienten ein Luftgemisch mit erhöhter CO_2-Konzentration einatmen. Ein Luftvolumenanteil von 5 % CO_2 erhöht den arteriellen pCO_2 um etwa 8 mmHg, ein Luftvolumenanteil von 7 % CO_2 um etwa 12 mmHg. Innerhalb von ca. 20 Sekunden stellt sich im Blut ein neues pCO_2-Gleichgewicht ein. Durch systematische Kontrolle von Atemfrequenz und -tiefe läßt sich der arterielle pCO_2 im hypocapnischen Bereich und durch entsprechende Variation des CO_2-Volumens in der Atemluft im hypercapnischen Bereich fein abstufen. Zur Kontrolle der ausgelösten pCO_2-Veränderungen kann mittels Capnometer der endexspiratorische pCO_2 bestimmt werden, der ein gutes Schätzmaß für den intraarteriellen pCO_2 darstellt. Trägt man die gleichzeitig mittels TCD bestimmte Blutflußgeschwindigkeit (CBFV) gegen den endexspiratorischen pCO_2 auf, so ergibt sich eine sigmoide Beziehung (Ringelstein et al. 1988): Im Bereich um den normocapnischen Ausgangswert (zwischen 25 und 50 mmHg) besteht eine fast lineare Beziehung zwischen CBFV und pCO_2, unterhalb bzw. oberhalb der angegebenen Grenzen mündet die Kurve jeweils in eine Asymptote (Abb. 4.1.1). Diese Asymptoten werden als Grenzen der !

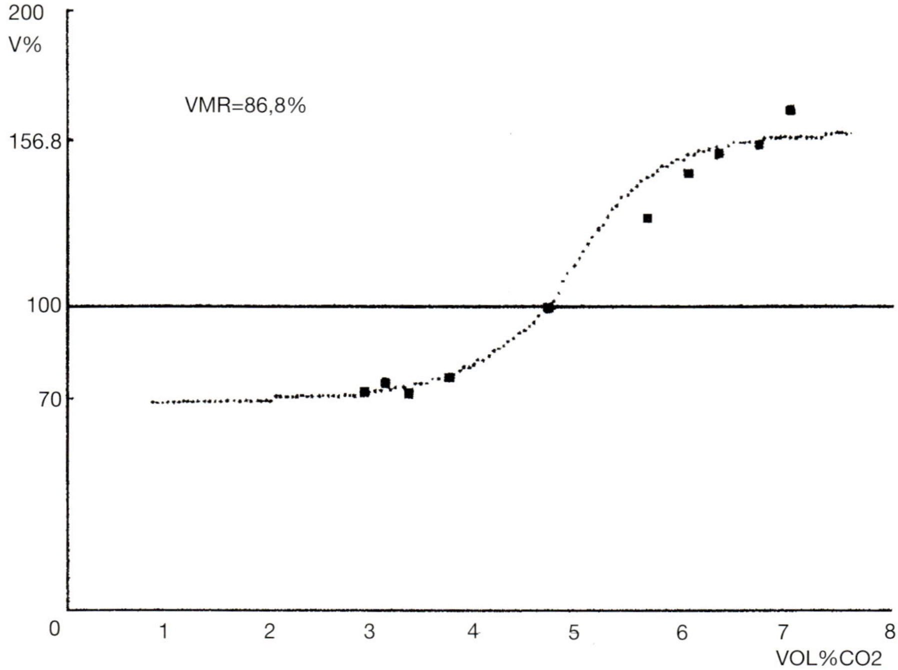

Abb. 4.1.1: Bei systematischer Variation des pCO_2 (Abszisse) ergibt sich eine biasymptotische Kurve der mittleren CBFV. Im mittleren Bereich verläuft die Kurve fast linear. Daten eines Normalprobanden (aus Ley-Pozo et al. 1990).

CO_2-stimulierten Vasokonstriktionsfähigkeit (untere Asymptote) bzw. Vasodilatationsfähigkeit (obere Asymptote) angesehen.

Zur Quantifizierung der VMR finden sich in der Literatur zwei Auswertemethoden. Für beide Methoden wird die CBFV-Achse mit der Einheit [cm/s] in eine Prozentachse transformiert, wobei der normocapnische Ausgangswert der CBFV 100 % entspricht. Ringelstein et al. (1988) bestimmen als Maß für die VMR den Abstand zwischen der unteren und oberen Asymptote, der das volle Ausmaß der Gefäßreaktivität repräsentiert. Normalerweise ist die so bestimmte VMR größer als 60 % und kann auch größer als 100 % werden. Ein alternativer Ansatz zur VMR-Bestimmung konzentriert sich auf den linearen mittleren Abschnitt der CBFV-pCO_2-Kurve zwischen den Asymptoten. Mittels Regressionsanalyse wird die Steigung der Kurve berechnet, die als prozentuale Zunahme der CBFV pro Druckzunahme im pCO_2 [%/mmHg] interpretiert werden kann. Normalprobanden erreichen Steigungen um 5 %/mmHg. Diese Methode der VMR-Berechnung hat sich inzwischen allgemein durchgesetzt. Der Untersuchungsaufwand ist deutlich geringer als bei der Asymptoten-Methode, da im Prinzip TCD-Messungen nur bei zwei verschiedenen pCO_2-Werten (z. B. Normocapnie und mittelgradige Hypercapnie) zur Berechnung der Steigung durchgeführt werden müssen. Natürlich könnte die Zweipunktmessung auch mit einem normo- und einem hypocapnischen pCO_2 erfolgen. Dies hätte den Vorteil, daß auf eine Apparatur zur Produktion eines Atemgasgemisches mit erhöhter CO_2-Konzentration verzichtet werden könnte. Ringelstein et al. (1992) haben aber gezeigt, daß der Verlauf der CBFV-pCO_2-Kurve im hypocapnischen Bereich keine signifikante Zusatzinformation für den klinisch viel relevanteren Kurvenverlauf im hypercapnischen Bereich und damit für die Vasodilatationsreserve liefert. Es ist also sinnvoll, wenigstens eine TCD-Messung bei hypercapnischen pCO_2-Werten vorzunehmen. !

In vielen Labors werden Gasflaschen mit definiertem O_2/CO_2-Gemisch für die hypercapnische Stimulation eingesetzt, meist mit CO_2-Konzentrationen von 5 oder 7 vol%. Der Sauerstoffanteil des Gasgemisches variiert erheblich zwischen verschiedenen Labors (zwischen 21 und 95 vol%), spielt aber vermutlich für die Gefäßreaktivität keine Rolle. Für die Untersuchung wird ein Atembeutel (z. B. 50-Liter-Beutel) mit dem Gasgemisch gefüllt, das vom Patienten so lange inhaliert wird, bis sich ein Gleichgewichtszustand („steady state") im endexspiratorischen pCO_2 und in der CBFV eingestellt hat (nach ca. 30-60 Sekunden). Durch ein Y-Ventil wird die ausgeatmete Luft in den Raum abgegeben.

Der apparative Aufwand für die CO_2-Stimulation ist deutlich geringer, wenn man den Patienten durch Rückatmung selbst ein Atemgasgemisch mit erhöhtem CO_2-Volumenanteil produzieren läßt. Dabei atmet der Patient so lange in einen Atembeutel ein und aus, bis sich eine ausreichende Erhöhung des endexspiratorischen pCO_2 eingestellt hat. Entsprechend fällt natürlich die Sauerstoffkonzentration deutlich ab. Wird die Rückatmung über maximal 60 Sekunden durchgeführt, kann das Procedere vom Patienten gut toleriert werden und wird nicht viel belastender empfunden als das Einatmen eines Gasgemisches mit konstant hoher Sauerstoffkonzentration. Patienten mit pulmonalen Beschwerden sollten allerdings nicht der Rückatmung unterzogen werden. Im Hinblick auf die Auswertung besteht der Nachteil dieser Methode darin, daß sich kein wirklicher Gleichgewichtszustand im pCO_2 entwickeln kann; dieser steigt vielmehr sukzessiv bei jedem Atemzug an. Da die Vasomotorenreaktion auf einen veränderten pCO_2 erst mit einer gewissen Latenz eintritt, bedeutet dies, daß die pCO_2- und CBFV-Bestimmung für die Berechnung der Vasomotorenreserve zu verschiedenen Zeitpunkten erfolgen muß. Im Methodenteil wird die Testdurchführung mit der Rückatmungsmethode im Detail beschrieben. CAVE

4.1.2 Klinische Indikationen

Der Doppler-CO_2-Test wird vor allem bei Patienten mit Karotisverschlüssen und CT-diagnostisch verifizierten hämodynamisch bedingten Hirninfarkten (Grenz- und Endstrominfarkte) angewendet. Der CO_2-Test kann eine wichtige Entscheidungshilfe für die Indikation zur extra-/intrakraniellen Bypass-Operation liefern.

4.1.3 Methodisches Vorgehen

In diesem Abschnitt wird die CO_2-Stimulation mit der *Rückatmungsmethode* beschrieben. Zur Methodik der CO_2-Stimulation mittles eines O_2/CO_2-Gasgemisches verweisen wir auf Widder (1995).

■ **Apparative Grundausstattung.** Die Untersuchung sollte mit einem TCD-Monitor, vorzugsweise mit Möglichkeit zur simultanen bilateralen Ableitung, sowie mit

Abb. 4.1.2: Rückatmungssystem, bestehend aus Mundstück, Bakterienfilter, Y-Verbindungsstück, Atembeuteln, mit Verbindung über einen Schlauch zum Capnometer.

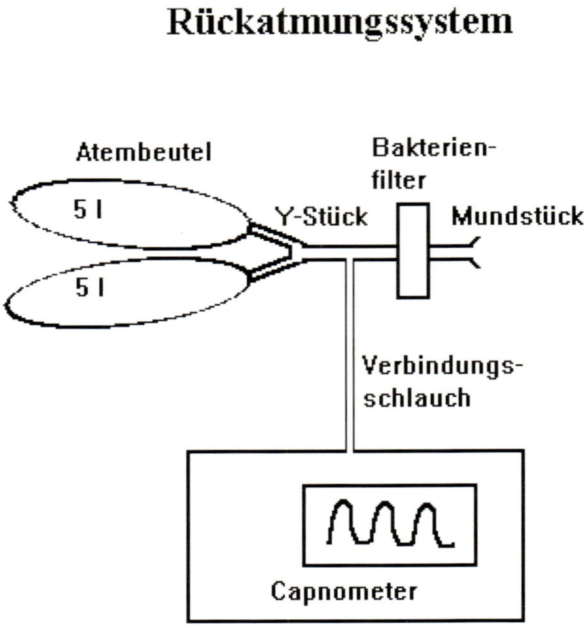

einem Capnometer zur kontinuierlichen Erfassung des endexspiratorischen pCO_2 durchgeführt werden. Für die Rückatmung verwenden wir zwei 5-Liter-Atembeutel, die durch ein Y-Verbindungsstück und einen Bakterienfilter an ein sterilisationsfähiges Gummimundstück angeschlossen werden. Das Y-Stück hat über einen dünnen Schlauch Verbindung zum Capnometer. Das Rückatmungssystem ist in Abb. 4.1.2 schematisch dargestellt.

■ **Wahl der abzuleitenden Gefäße.** Bei Karotiserkrankungen wird die ipsilaterale MCA und zur Kontrolle die kontralaterale MCA beschallt. Bei stenosierenden Prozessen im vertebro-basilären Stromgebiet werden beide PCAs abgeleitet. Bei der Befundbewertung sollten Normvarianten des Circulus Willisii (z. B. Direktabgang einer PCA aus der ICA) berücksichtigt werden.

■ **Durchführung der Untersuchung.** Nachdem die abzuleitenden Gefäße mit den TCD-Sonden korrekt eingestellt sind, wird der Patient mit dem Rückatmungssystem verbunden. Die Atembeutel werden vorerst noch nicht mit dem Y-Stück verbunden, so daß der Patient zunächst Raumluft atmet. Durch eine Nasenklemme wird sichergestellt, daß der Patient ausschließlich durch den Mund atmet.

Zur Bestimmung eines stabilen Ausgangsniveaus werden dann CBFV und endexspiratorischer pCO_2 über mindestens eine Minute unter normocapnischen Bedingungen abgeleitet. Anschließend wird der Patient aufgefordert, nach einem tiefen Atemzug die Luft kurzfristig anzuhalten. Dabei werden die beiden leeren Atembeutel an das Y-Stück angeschlossen. Anschließend soll der Patient in die beiden Beutel exspirieren und dann über 60 Sekunden mit normaler Atemfrequenz gegen die Beutel

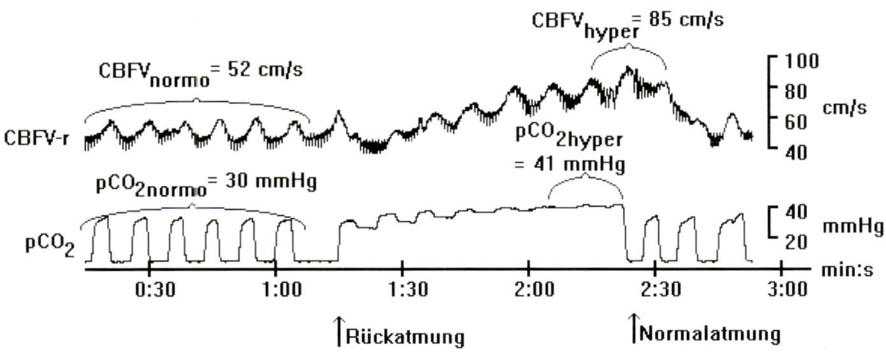

Abb. 4.1.3: Zunehmender Anstieg der pCO_2-Kurve während der einminütigen Rückatmungsperiode mit etwas verzögertem Anstieg in der Blutflußgeschwindigkeit (CBFV) der rechten MCA bei einem Normalprobanden. Aus den angegeben Veränderungen im pCO_2 und in der CBFV berechnet sich die Vasomotorenreaktivität nach Gleichung 4.1.1 zu VMR = 5,77 %/mmHg.

atmen. Danach werden die Atembeutel wieder entfernt, so daß der Patient wieder normale Raumluft atmen kann.

Die Veränderungen in den abgeleiteten Parametern während dieser Prozedur werden in Abb. 4.1.3 an einem Normalprobanden illustriert. Die Schwankungen in der pCO_2-Kurve zeigen die einzelnen Atemexkursionen an. Während der normokapnischen Baseline-Bestimmung bewegt sich die Kurve zwischen Werten nahe bei Null in der Inspirationsphase und dem eigentlichen endexspiratorischen Maximalwert beim Ausatmen. Nach der kurzen Apnoe während des Anschließens der Beutel steigt der endexspiratorische pCO_2 sukzessiv mit jedem Atemzug an und liegt nach einer Minute etwa 10 mmHg über dem Ausgangswert. Der inspiratorische Minimalwert im pCO_2, der bei dem jetzt geschlossenen Atmungskreis den CO_2-Druck in den Atembeuteln anzeigt, steigt ebenfalls an und nähert sich zunehmend dem endexspiratorischen Wert. Nach Diskonnektion der Beutel normalisiert sich die pCO_2-Kurve wieder innerhalb weniger Atemzyklen.

Die CBFV-Kurve zeigt während der Baseline-Bestimmung die bekannten Oszillationen in den verschiedenen Frequenzbändern (vgl. Kapitel 2.4.). Besonders ausgeprägt sind im Liegen die atemkohärenten Schwankungen im 5-Sekunden-Bereich (R-Wellen). Während der kurzen Apnoephase, die sich auf den Blutdruck valsalvaähnlich auswirkt, fällt die CBFV kurzzeitig ab. Nach etwa 10 Sekunden wirkt sich die zunehmende Hypercapnie auf die Hirndurchblutung aus, und die CBFV steigt sukzessiv an. Das absolute CBFV-Maximum stellt sich meist erst einige Sekunden nach der Diskonnektion der Atembeutel ein. Die CBFV normalisiert sich dann innerhalb von 20 Sekunden.

■ **Auswertung.** Während der einminütigen Baseline-Bestimmung werden mit geeigneter Software die Mittelwerte der CBFV-Kurve (V_{mean}) und der endexspiratorischen Maxima der pCO_2-Kurve berechnet ($CBFV_{normo}$ und pCO_{2normo}). Zur Bestimmung des CO_2-Druckes am Ende der Rückatmungsphase wird das Mittel der beiden letzten pCO_2-Maxima vor der Diskonnektion der Beutel ermittelt (pCO_{2hyper}). Zur Kompensation der respiratorischen CBFV-Fluktuationen wird der hypercapnische CBFV-Maximalwert ($CBFV_{hyper}$) ebenfalls über zwei Atemzyklen (erkennbar an der pCO_2-Kurve) gemittelt. Dafür werden die maximalen Geschwindigkeitswerte ausgewählt, die bis zu zehn Sekunden nach Beendigung der Rückatmung registriert werden (vgl. Abb. 4.1.3).

Zur Bestimmung der VMR wird der prozentuale CBFV-Anstieg nach folgender Formel berechnet:

$$VMR = 100 \cdot \frac{CBFV_{hyper} - CBFV_{normo}}{CBFV_{normo} \cdot (pCO_{2hyper} - pCO_{2normo})} \; [\%/mmHg]. \qquad \text{(Gleichung 4.1.1)}$$

4.1.4 Befundung

Normwerte wurden bei 15 Probanden im Alter zwischen 18 und 63 Jahren getrennt für die drei großen intrakraniellen Arterien (MCA, ACA und PCA) auf beiden Seiten ermittelt (Diehl et al. 1994). Da sich bezüglich der VMR weder eine signifikante Altersabhängigkeit, noch eine Seitendifferenz oder ein Unterschied zwischen den verschiedenen Gefäßen ergab, wurden die Normwerte (pathologische Grenzen der Absolutwerte und Seitendifferenzen) über alle abgeleiteten Arterien (N = 78) berechnet (Tabelle 4.1.1).

Nach den diagnostischen Kriterien unseres Labors werden drei Stufen einer gestörten VMR differenziert (Tabelle 4.1.2):
1. relative Minderung der VMR,
2. eingeschränkte VMR und
3. erschöpfte VMR.

Die relative VMR-Minderung zeigt an, daß zwar eine hämodynamische Auswirkung durch die zugrunde liegende Läsion besteht, die jedoch noch keine kritischen Ausmaße erreicht. Eine eingeschränkte und verstärkt noch eine erschöpfte VMR bedeuten, daß ein erhöhtes Risiko für hämodynamisch bedingte zerebrale Ischämien besteht.

Abb. 4.1.4 zeigt das Ergebnis einer CO_2-Stimulation bei einem 57jährigen Patienten mit Zustand nach MCA-Infarkt rechts bei dopplersonographisch und angiographisch gesichertem Verschluß der rechten ICA bei unauffälligem Befund aller anderen hirn-

Tabelle 4.1.1: Normwerte (Mittelwert ± Standardabweichung [SD]) für die VMR sowie pathologische Grenzen (2,5 %-Perzentil) der Absolutwerte (untere Grenze) und der absoluten Seitendifferenzen (97,5 %-Perzentil, obere Grenze) der VMR von 78 abgeleiteten Gefäßen bei 15 Probanden (aus Diehl et al. 1994).

	Mittelwert	pathologische Grenze Absolutwert	pathologische Grenze abs. Seitendifferenz
VMR [%/mmHg]	5,26 ± 1,61	2,15	2,90

Diagnose	Kriterien
relative VMR-Minderung	Seitendifferenz > 2,90 %/mmHg und VMR > 2,15 %/mmHg
eingeschränkte VMR	VMR < 2,15 %/mmHg
erschöpfte VMR	VMR < 1,00 %/mmHg

Tabelle 4.1.2: Schweregrade einer VMR-Störung.

versorgenden Gefäße. Aus den angegeben Parametern berechnet sich die Vasomotorenreaktivität nach Gleichung 4.1.1 für die linke MCA zu VMR = 4,54 %/mmHg (normal) und für die rechte MCA zu VMR = 1,22 %/mmHg (eingeschränkt).

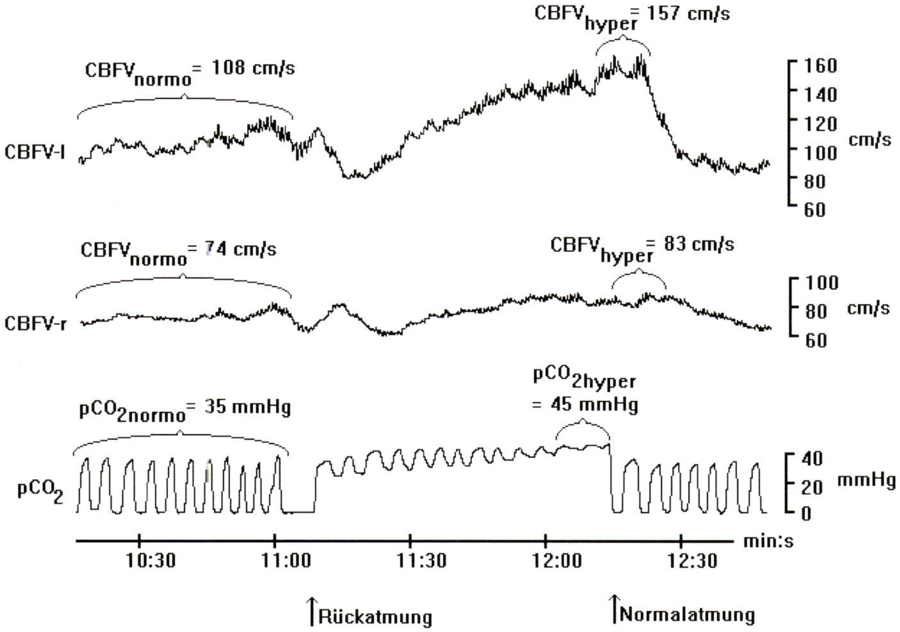

Abb. 4.1.4: Doppler-CO_2-Test bei einem 57jährigem Patienten mit ICA-Verschluß rechts. Bei normaler Vasomotorenreaktivität der linken MCA (VMR = 4,54 %/mmHg) eingeschränkte Vasomotorenreaktivität der rechten MCA (VMR = 1,22 %/mmHg).

4.2 Apnoe-Test

Besteht im Ultraschall-Labor nicht die Möglichkeit für eine standardisierte CO_2-Stimulation mit Messung des endexspiratorischen pCO_2, so kann eine qualitative Abschätzung der Vasomotorenreaktivität durch den Apnoe-Test vorgenommen werden. Voraussetzung hierfür ist die Fähigkeit des Patienten, für mindestens 30 Sekunden den Atem anhalten zu können.

4.2.1
Grundlagen

Mit zunehmender Dauer einer Apnoe steigt der arterielle pCO_2 an. Ähnlich wie beim Rückatmungstest (vgl. 4.1) fällt dabei aber auch der arterielle Sauerstoff-Partialdruck (pO_2) ab. Obwohl der pCO_2-Anstieg während einer Apnoe-Phase nicht als streng proportional zur Dauer der Apnoe (T_{apnoe}) betrachtet werden kann, kann der Effekt der Apnoe-Dauer auf die Flußgeschwindigkeit grob kontrolliert werden, wenn der prozentuale Anstieg der CBFV durch T_{apnoe} dividiert wird.

4.2.2
Klinische Indikationen

Wie für den Doppler-CO_2-Test besteht eine Indikation für den Apnoe-Test bei Patienten mit okklusiven Erkrankungen der hirnversorgenden Gefäße zur orientierenden Abschätzung der zerebrovaskulären Reservekapazität.

4.2.3
Methodisches Vorgehen

■ **Apparative Grundausstattung.** Für die Untersuchung wird nur ein TCD-Monitor (vorzugsweise mit bilateraler Ableitemöglichkeit) benötigt.

■ **Durchführung der Untersuchung.** Die CBFV sollte über mindestens eine Minute während normaler Atmung registriert werden. Der Patient wird dann instruiert, am Ende einer normalen Inspiration den Atem so lange wie möglich anzuhalten. Bei kontinuierlicher Registrierung der CBFV wird T_{apnoe} gemessen. Für ein verwertbares Testergebnis sollte T_{apnoe} mindestens 30 Sekunden betragen. Die TCD-Ableitung wird nach Wiedereinsetzen der Atmung noch für etwa 30 Sekunden fortgesetzt.

■ **Auswertung.** Während der einminütigen Ruhephase vor der Apnoe wird der Mittelwert (V_{mean}) der CBFV berechnet ($CBFV_{normo}$). Das Maximum der CBFV ($CBFV_{apnoe}$) erscheint etwa zehn Sekunden nach Beendigung der Apnoe. $CBFV_{apnoe}$ sollte als Mittel über zwei Atemzyklen (erkennbar an den respiratorischen CBFV-Oszillationen) bestimmt werden. Die Quantifizierung des induzierten CBFV-Anstieges erfolgt durch die Berechnung des *breath-holding Index* (BHI) nach Gleichung 4.2.1 (Markus und Harrison 1992; Silvestrini et al. 1995):

$$BHI = 100 \cdot \frac{CBFV_{apnoe} - CBFV_{normo}}{CBFV_{normo} \cdot T_{apnoe}} \ [\%/s]. \qquad \text{(Gleichung 4.2.1)}$$

Abb. 4.2.1 gibt ein Beispiel für den Kurvenverlauf der CBFV während einer 50sekündigen Apnoe-Periode sowie für die Bestimmung der relevanten Flußgeschwindigkeiten für die Berechnung des BHI.

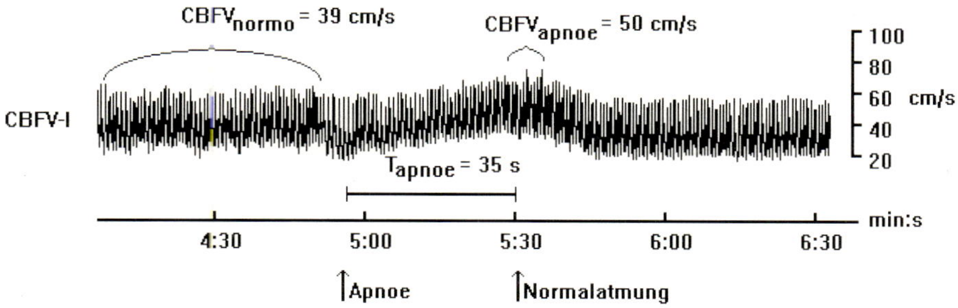

Abb. 4.2.1: Apnoe-Test bei 27jähriger Normalprobandin. Während der 35sekündigen Apnoe-Phase steigt die Blutflußgeschwindigkeit (CBFV, linke MCA) um 28,2 % an. Nach Gleichung 4.2.1 ergibt sich ein BHI von 0,81 %/s.

4.2.4
Befundung

Für die MCA wurde bei einem Normkollektiv ein Mittelwert von 1,2 ± 0,4 %/s erhoben (Silvestrini et al.. 1995). Marcus und Harrison teilen einen Normbereich von 1,2 ± 0,6 %/s mit. Damit können offenbar auch bei gefäßgesunden Personen sehr niedrige BHI-Werte gefunden werden. Die Spezifität des Tests ist damit vermutlich gering. BH-Indizes < 0,5 %/s können als verdächtige Befunde eingestuft werden. Aufgrund der mäßigen Spezifität des Tests sollten aus dem Apnoe-Test aber keine therapeutischen Konsequenzen abgeleitet werden. Patienten mit auffälligem BHI sollten zur Verifikation des Befundes einem standardisierten CO_2-Test unterzogen werden. Der Apnoe-Test hat damit im wesentlichen die Funktion eines *Screening-Tests* für hämodynamische Fehlregulationen. !

4.3
Diamox-Test (Acetazolamid-Test)

Ein weiterer Test zur Bestimmung der zerebrovaskulären Reservekapazität ist der sogenannte Acetazolamid- oder Diamox-Test. Im Unterschied zu fast allen anderen funktionsdopplersonographischen Tests kann bei diesem Verfahren auf die Kooperation des Patienten verzichtet werden.

4.3.1
Grundlagen

Acetazolamid ist ein Hemmstoff des Enzyms Carboanhydrase. Carboanhydrase katalysiert die Bildung von Bikarbonat aus Kohlendioxid und Wasser:

$$CO_2 + H_2O \Leftrightarrow H_2CO_3 \Leftrightarrow HCO_3^- + H^+$$

Durch die i.v.-Gabe von Acetazolamid wird die erythrozytäre Carboanhydrase-Aktivität fast komplett blockiert und das Blut rasch durch physikalisch gelöstes

CO_2 gesättigt. Durch die reduzierte CO_2-Aufnahmekapazität des Blutes kommt es intrakraniell – vergleichbar der Situation bei CO_2-Stimulation – zu einer extrazellulären Kumulation von CO_2. Konsekutiv führt dies durch den entsprechenden pH-Abfall zu einer Vasodilatation der zerebralen Widerstandsgefäße (Börschel et al. 1992).

4.3.2 Klinische Indikationen

Es gelten dieselben Indikationen wie für den Doppler CO_2-Test. Da der CO_2-Test weniger invasiv und kostengünstiger als der Acetazolamid-Test ist, führen wir letzteren nur bei mangelhafter Kooperation des Patienten durch.

4.3.3 Methodisches Vorgehen

■ **Apparative Grundausstattung.** Aufgrund der langen Latenz bis zur maximalen CBFV-Reaktion sollte der Diamox-Test möglichst mit fixierten TCD-Sonden durchgeführt werden.

■ **Durchführung der Untersuchung.** Die Untersuchung kann in liegender oder sitzender Position durchgeführt werden. Zunächst wird von allen interessierenden Gefäßen (in der Regel beide MCAs) eine Ruhemessung über ca. eine Minute erhoben. Anschließend wird dem Patienten mit einer Injektionszeit von fünf Minuten 1 g Acetazolamid i.v. verabreicht. Der maximale Effekt auf die Hirndurchblutung tritt mit einer Latenz von durchschnittlich 10 Minuten nach der Injektion ein (Holl et al. 1992; Hauge et al. 1983). Das TCD-Monitoring sollte also über 10 bis 15 Minuten durchgeführt werden.

■ **Auswertung.** Die Vasomotorenreaktivität (VMR) wird als der prozentuale Anstieg der mittleren CBFV auf dem Höhepunkt der Acetazolamidwirkung ($CBFV_{ace}$, V_{mean} über eine Minute) relativ zum Ausgangswert ($CBFV_{normo}$, V_{mean} über eine Minute) nach der Formel

$$VMR = 100 \cdot \frac{CBFV_{ace} - CBFV_{normo}}{CBFV_{normo}} \; [\%] \qquad \text{(Gleichung 4.3.1)}$$

berechnet (Ringelstein et al. 1992).

In Abb. 4.3.1 ist der zeitliche Verlauf im V_{mean} der CBFV der rechten MCA nach Diamox-Injektion bei einer 27jährigen Normalprobandin dargestellt. Das Plateau des CBFV-Anstieges wird nach etwa sieben Minuten erreicht (VMR = 53,1 %). Der endexspiratorische pCO_2, der systemische Blutdruck und die Herzrate bleiben dabei konstant.

4.3.4 Befundung

Tabelle 4.3.1 führt Normwerte für den Acetazolamid-Test aus verschiedenen Studien auf. Danach ist in der MCA von gesunden Probanden durchschnittlich eine VMR

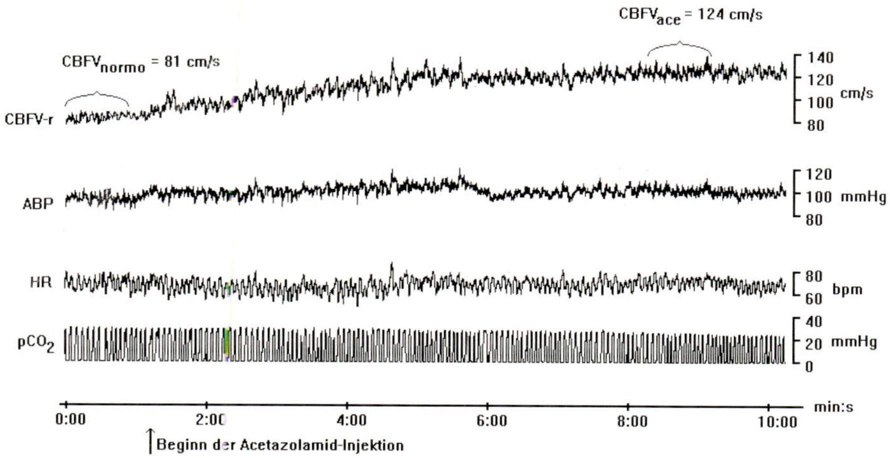

Abb. 4.3.1: Veränderung der Strömungsgeschwindigkeit (CBFV) der rechten MCA nach Acetazolamid-Injektion bei einer jungen Normalprobandin. Auf dem Höhepunkt der Reaktion steigt die CBFV um 53,1 % an. Die Parameter pCO_2, Blutdruck (ABP) und Herzrate (HR) werden dabei nicht systematisch verändert.

von 40 % zu erwarten. Die untere pathologische Grenze (Mittelwert – 2SD) kann etwa bei VMR = 10 % festgelegt werden.

4.3.5
Nebenwirkungen und Fehlerquellen

Nach der Gabe von Acetazolamid wurden vielfältige Nebenwirkungen beschrieben (Kleiser et al. 1994). Im Vordergrund stehen dabei vorübergehende Schwindelzustände und orale Dysästhesien. Bleibende Schäden wurden nach diagnostischer Anwendung von Acetazolamid bislang nicht beschrieben.

Bei einigen Probanden oder Patienten kommt es nach Gabe von Acetazolamid zu einer Hyperventilation mit Hypocapnie. Der Acetazolamid-Effekt kann hierdurch komplett maskiert werden (Kleiser et al. 1994). Das Atemverhalten des Patienten sollte deshalb während der Untersuchung genau beobachtet werden. Gegebenfalls sollte dem Patienten ein langsamer Atemrhythmus vorgegeben werden. CAVE

Autoren	Probanden N	Alter (Jahre)	VMR [%]	path. Grenze
Sorteberg et al. (1989)	8	–	36 ± 9	18
Holl et al. (1992)	72	53 ± 12	43	–
Kleiser et al. (1994)	18	28 ± 5	41,2 ± 21,3	3
Müller et al. (1995)	35	–	52 ± 20	12

Tabelle 4.3.1: Normwerte (Mittelwert ± SD) und pathologische Grenze (Mittelwert – 2SD oder unteres 5 %-Perzentil) für den Acetazolamid-Test aus verschiedenen Studien.

4.4 Autoregulationstest (forciertes Atmen)

Das Konzept der zerebralen Autoregulation besagt, daß der Blutfluß durch das Gehirn innerhalb gewisser Grenzen im Blutdruck (ABP) unabhängig von ABP-Schwankungen konstant gehalten wird. Dabei wird zwischen der *statischen* und der *dynamischen* Autoregulation unterschieden (Tiecks et al. 1995). Zur Bestimmung der statischen Autoregulation wird eine anhaltende Änderung des mittleren ABP herbeigeführt – z. B. Phenylephrin-induziert – und dabei der zerebrale Blutfluß (CBF) oder ein äquivalenter Parameter (CBF-Geschwindigkeit, CBFV) gemessen. Für die Beurteilung der dynamischen Autoregulation wird ein rascher ABP-Abfall ausgelöst und das zeitliche Verhalten der CBF-Regulation registriert. Das bekannteste Verfahren zur Analyse der dynamischen Autoregulation ist die „leg cuff"-Methode von Aaslid et al. (1989), bei der eine plötzliche Blutdruckabsenkung durch Druckablaß zweier Oberschenkelmanschetten induziert wird. Die Geschwindigkeit der CBFV-Regulation wird dabei mittels TCD als abhängige Variable erhoben. Die TCD-Methode führt bei beiden Autoregulationsparadigmen zu identischen Ergebnissen wie Methoden zur direkten CBF-Messung (Newell et al. 1994; Larsen et al. 1994). Parameter der statischen und dynamischen Autoregulation korrelieren eng miteinander (Tiecks et al. 1995).

Während für die zitierten Verfahren zur Autoregulationsbestimmung pharmakologische Interventionen oder spezielle Apparate zur Blutdruckmanipulation notwendig sind, soll in diesem Abschnitt eine Methode zur dynamischen Autoregulation beschrieben werden, die ohne solche Mittel auskommt. Blutdruckschwankungen werden dabei durch forciertes Atmen induziert.

4.4.1 Grundlagen

Das forcierte Atmen gehört zum Testinventar vieler autonomer Labore. Die Herzfrequenzvariabilität während forcierten Atmens ist ein etablierter Indikator einer Dysfunktion des Herzparasympathikus (Linden und Diehl 1996). Häufig fehlen in der neurophysiologischen Literatur über diesen Test Angaben darüber, daß während des forcierten Atmens nicht nur atemkohärente sinusförmige Oszillationen in der Herzrate (HR) ausgelöst werden, sondern auch solche im Blutdruck (Abb. 4.4.1). Letztere prädestinieren diesen Test auch zum Autoregulationstest: Die sinusförmigen Schwingungen im ABP übertragen sich auch auf die zerebrale Blutflußgeschwindigkeit und werden dort entsprechend den Filtereigenschaften des zerebrovaskulären Regelkreises modifiziert (Abb. 4.4.2; vgl. auch Anhang, Kapitel 8.2, Gleichung 8.2.46). Ein reliabler Parameter zur Quantifizierung der Autoregulation ist die frequenzanalytisch zu bestimmende Phasendifferenz zwischen der CBFV und dem ABP in der ateminduzierten Schwingung (Diehl et al. 1995). Bei intakter Autoregulation sollte es gemäß den Hochpaßfilter-Eigenschaften der zerebralen Autoregulation zwischen den CBFV- und den ABP-Oszillationen zu einer positiven Phasendifferenz von theoretisch bis zu 90° kommen (vgl. auch im Anhang Gleichung 8.2.9 und Abb. 8.2.11 in Kapitel 8.2).

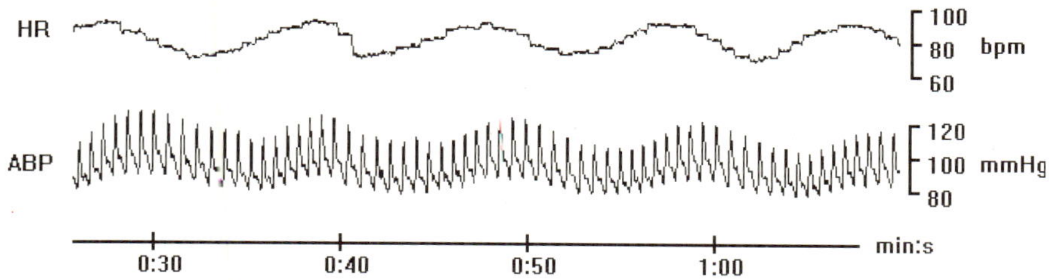

Abb. 4.4.1: Auslösung sinusförmiger Schwingungen in der Herzrate (HR) und im Blutdruck (ABP) durch forciertes Atmen mit einer Frequenz von 6 Atemzyklen pro Minute (Messungen mit Finapres, Modell 2300, Ohmeda).

4.4.2 Klinische Indikationen

Spezielle Indikationen für das forcierte Atmen sind – ähnlich wie für den Doppler-CO_2-Test – okklusive Erkrankungen der hirnversorgenden Gefäße. Außerdem kann der Test sinnvoll eingesetzt werden bei anderen Störungen, die den zerebralen Perfusionsdruck verändern (arteriovenöse Malformationen, Hirndruckerhöhungen). Bei Verdacht auf autonome Funktionsstörungen kann die Bestimmung der Herzratenvariabilität (HRV) während des forcierten Atmens zur Beurteilung der Herzvagusfunktion herangezogen werden.

4.4.3 Methodisches Vorgehen

■ **Apparative Grundausstattung.** Neben einem TCD-Monitor (vorzugsweise mit Möglichkeit zur bilateralen Ableitung) wird ein Monitor zur kontinuierlichen Erfassung von Blutdruck und Herzfrequenz (z. B. Finapres Blutdruckmonitor) benötigt.

■ **Wahl der abzuleitenden Gefäße.** Die Wahl der abzuleitenden Gefäße richtet sich danach, in welchem Gefäßterritorium eine Autoregulationsstörung vermutet wird. Zur Kontrolle sollte simultan das entsprechede kontralaterale Gefäß abgeleitet wer-

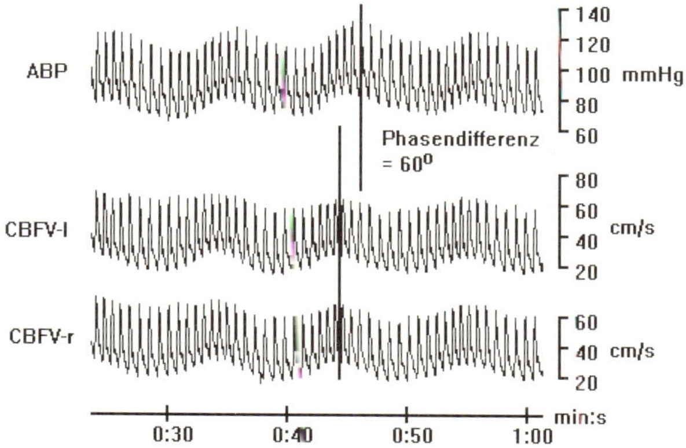

Abb. 4.4.2: Die Blutdruckoszillationen (ABP) übertragen sich auf die Stömungsgeschwindigkeiten (CBFV) beider MCAs. Durch die Autoregulation werden die CBFV-Schwingungen gegenüber dem ABP um 60° nach links verschoben (positive Phasenverschiebung).

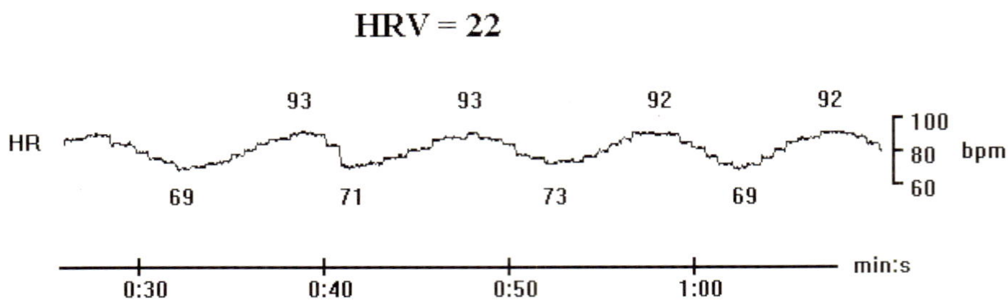

Abb. 4.4.3: Bestimmung der Herzratenvariation (HRV) als Mittelwert der Differenz der aufeinanderfolgenen inspiratorischen Maxima und exspiratorischen Minima in der Herzrate (HR) bei einem Normalprobanden.

den. Gegebenenfalls wird nacheinander die CBFV beider MCAs, beider ACAs und beider PCAs registriert (z. B. bei Patienten mit arteriovenösen Malformationen [AVM] zur Beurteilung der Fernwirkung des AV-Shunts auf andere Gefäßterritorien).

■ **Durchführung der Untersuchung.** Die Untersuchung wird in liegender Position durchgeführt, um eine möglichst starke Dominanz des Parasympathikus im relevanten Frequenzband um 6 Zyklen pro Minute (cpm) zu erreichen (vgl. Kapitel 2.4, Abb. 2.4.6). Nach einer kurzen Adaptationsperiode wird der Patient aufgefordert, mit einem vorgegebenen Rhythmus von 6 cpm ein- und auszuatmen. Dafür bekommt er über eine Minute alle fünf Sekunden die Instruktion „Einatmen“ bzw. „Ausatmen“. Die Atmung sollte nicht stoßweise erfolgen, sondern die Inspiration bzw. Exspiration sollten sich möglichst gleichmäßig über die entsprechenden 5-Sekunden-Intervalle verteilen. Auf diese Weise kann eine sehr regelmäßige Sinusschwingung mit einer Frequenz von 6 cpm im Blutdruck evoziert werden. Der Untersucher kann das Ergebnis simultan am Monitor verfolgen und im Falle von unregelmäßigen Blutdruckschwankungen den Patienten zu gleichmäßigeren Atemexkursionen anhalten. Interessanterweise zeigte sich bei diesen Tests, daß ca. 5 % aller Normalprobanden und ein noch größerer Anteil der Patienten eine verminderte Willkürkontrolle über ihre Atmung („Atemapraxie“) haben. Sie können zunächst trotz Anstrengung nicht im vorgegebenen Rhythmus atmen. Nach mehrminütigem „Atemtraining“ können jedoch die meisten Personen den gewünschten Atemrhythmus erzeugen. Nachdem sich im Blutdruck eine regelmäßige Sinusschwingung eingestellt hat, wird das forcierte Atmen noch über eine Minute fortgesetzt.

■ **Auswertung.** Für die Auswertung wird der letzte 60-Sekunden-Abschnitt der registrierten Daten herangezogen. Per Augenschein wird geprüft, ob sich in allen Parametern (CBFV, ABP, HR) ein Gleichgewichtszustand mit regelmäßigen Oszillationen bei 6 cpm eingestellt hat. Sollte sich dieser erst in den letzten 30 oder 40 Sekunden zeigen, so ist die Analyse auf diesen kleineren Ausschnitt zu beschränken.

Als „klassisches“ Maß der Vagusaktivität wird zunächst die *Herzratenvariation* (HRV) bestimmt, die auch als I-E Differenz (inspiratorisch-exspiratorische Differenz) bezeichnet wird. Sie berechnet sich als Mittelwert der Differenzen zwischen den inspiratorischen Maxima und den exspiratorischen Minima in der Herzrate über die verschiedenen Atemzyklen im Analyseintervall. Die Einheit wird in „Schläge pro Minute" (beats per minute; bpm) angegeben (Abb. 4.4.3).

Für die Bestimmung der *Autoregulation* werden die CBFV- und ABP-Kurven in dem ausgewählten Zeitintervall einer *Frequenzanalyse* (vgl. Anhang, Kapitel 8.1) unterzogen. Hierbei ist zu beachten, daß das Analyseintervall ein Vielfaches von zehn Sekunden umfaßt. Nur so kann die relevante Schwingung mit einer Frequenz von 6 cpm als harmonische Oberwelle isoliert werden. Für die Quantifizierung der Autoregulation werden die berechneten Phasenwerte von CBFV und ABP herangezogen. Die Absolutwerte der Phasen sind ohne Bedeutung, da sie von dem willkürlich gewählten Beginn des Analyseintervalls abhängen. Die Phasendifferenz ($\Delta\varphi_{CBFV.ABP}$ = „Phase CBFV" minus „Phase ABP") ist jedoch unabhängig von den konkreten Grenzen des Intervalls. Im Normalfall ergeben sich für $\Delta\varphi_{CBFV.ABP}$ Werte um 70°.

Abb. 4.4.4 illustriert die Auswertung der Autoregulationsparameter am Beispiel eines Patienten mit hochgradiger MCA-Stenose auf der linken Seite.

Besteht keine Möglichkeit zur Durchführung einer Frequenzanalyse, so kann die gesuchte Phasendifferenz grob abgschätzt werden, wenn die mittleren zeitlichen Differenzen (in Sekunden) der Wellenberge sowie der Wellentäler zwischen der CBFV- und ABP-Kurve ausgemessen werden. Dieser Differenzwert wird mit 36° multipliziert, da eine Sekunde einem Zehntel der gesamten Atemperiodendauer (360°) von zehn Sekunden entspricht. (Beispiel: eine Zeitdifferenz von 2 Sekunden entspricht einer Phasendifferenz von 72°.)

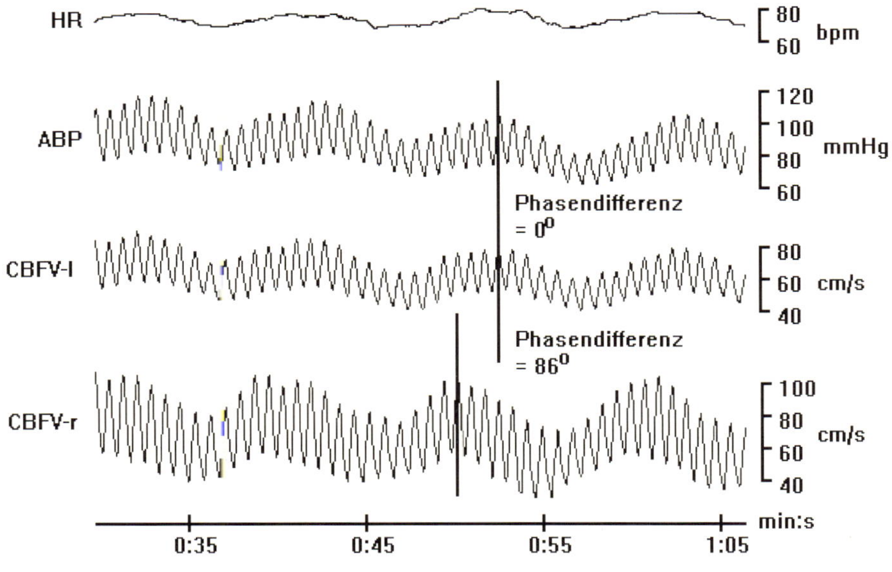

Abb. 4.4.4: Herzrate (HR), Blutdruck (ABP) und zerebrale Blutflußgeschwindigkeit (CBFV) beider MCAs bei einem 61jährigen Patienten mit hochgradiger MCA-Stenose links (Ableitung poststenotisch) während des forcierten Atmens. Während die CBFV der linken MCA passiv mit dem ABP oszilliert, zeigt die Phasenverschiebung von 86° bei der rechten MCA intakte Autoregulation an.

Altersgruppe (Jahre)	Mittelwert (bpm)	path. Grenze (bpm)
20-59	17,8 ± 8,2	8,0
60-75	8,9 ± 6,1	6,0

Tabelle 4.4.1: Altersabhängige Normwerte für die HRV (Mittelwert ± SD) und untere pathologische Grenzen (2,5 %-Perzentil) bei 50 Probanden.

	Mittelwert	untere path. Grenze (Absolutwert)	obere path. Grenze (abs. Seitendifferenz)
$\Delta\varphi_{CBFV.ABP}$	70,5° ± 29,8°	29,8°	13,6°

Tabelle 4.4.2: Normwert (Mittelwert ± SD) sowie untere pathologische Grenze (2,5 %-Perzentil) der $\Delta\varphi_{CBFV.ABP}$ der rechten MCA und obere pathologische Grenze (97,5 %-Perzentil) der absoluten Seitendifferenz zur $\Delta\varphi_{CBFV.ABP}$ der linken MCA bei 50 Probanden.

4.4.4 Befundung

Die HRV ist ein deutlich altersabhängiges Maß. Tabelle 4.4.1 zeigt altersabhängige Normwerte von 50 Probanden zwischen 20 und 75 Jahren sowie die berechneten unteren pathologischen Grenzen (unteres 2,5 %-Perzentil).

Zur Beurteilung der Autoregulation zeigt Tabelle 4.4.2 die Normwerte unseres Labors für die Phasenverschiebung der 6-cpm-Schwingung zwischen CBFV und ABP bei 50 Normalprobanden. Eine signifikante Altersabhängigkeit zeigt sich nicht.

! Eine zusätzliche wertvolle Information über die Autoregulation steckt in der Seitendifferenz der Phasendifferenz zwischen den auf der linken und rechten Seite beschallten Gefäßen. Allgemein ist bei gesunden Probanden der Zeitverlauf der CBFV in verschiedenen Arterien sehr synchron. Beim forcierten Atmen liegt der absolute Seitenunterschied in der Phasendifferenz zum Blutdruck zwischen der linken und rechten MCA bei gesunden Probanden meist nur bei wenigen Winkelgrad (Tabelle 4.4.2). Eine pathologische Seitendifferenz der Autoregulation findet sich häufig bei Patienten mit einseitigen Gefäßerkrankungen (z. B. Karotisverschluß, Angiom).

Nach dem Ergebnis der Frequenzanalyse werden in unserem Labor drei Schweregrade einer Autoregulationsstörung unterschieden:

1. *relative Minderung der Autoregulation,*
2. *eingeschränkte Autoregulation* und
3. *erschöpfte Autoregulation.*

Die entsprechenden Kriterien sind Tabelle 4.4.3 zu entnehmen.

4.4.5 Fehlerquellen

CAVE

Es sollte darauf geachtet werden, daß der Patient während des forcierten Atmens nicht hyperventiliert. Dies ist an einem deutlichen Abfall der CBFV erkennbar. Wie von Aaslid et al. (1989) gezeigt wurde, nimmt die Geschwindigkeit der dynamischen Autoregulation unter Hypocapnie zu, so daß vermutlich auch das Maß „Phasenverschiebung“ bei Hyperventilation überschätzt wird.

Tabelle 4.4.3: Schweregrade einer Autoregulationsstörung.

Diagnose	Kriterien
relative Autoregulationsstörung	Seitendifferenz > 13,6° und $\Delta\varphi_{CBFV.ABP} > 29{,}8°$
eingeschränkte Autoregulation (untere path. Grenze)	$\Delta\varphi_{CBFV.ABP} < 29{,}8°$
erschöpfte Autoregulation	$\Delta\varphi_{CBFV.ABP} < 10°$

4.5 Visuelle Stimulation

Die visuelle Stimulation gehört wie auch die kognitiven Stimulationsverfahren zu der Klasse von Untersuchungsmethoden, die den Regelkreis der zerebrovaskulären Regulation durch die Veränderung der Eingangsgröße „metabolische Hirnaktivität" (MBA) beeinflussen. Die visuelle Stimulation ist ein besonders geeignetes Verfahren zur Auslösung von hirnaktivitätsbedingten Änderungen der Blutflußgeschwindigkeit (CBFV): Es besteht nähmlich eine enge Korrelation zwischen den visuellen Rindenarealen im Okzipitallappen und der Blutversorgung durch die PCA, die fast ausschließlich visuelle Areale versorgt. Visuelle Aktivierung führt daher zu einer erheblichen Zunahme der CBFV in der PCA. Im Gegensatz dazu führen andere Formen der sensorischen, motorischen oder kognitiven Hirnstimulation meist nur zur Aktivierung kleinerer Bezirke innerhalb des Media-Territoriums; die evozierte Flußantwort in der MCA ist dann dementsprechend gering und hebt sich kaum von den Hintergrundschwankungen in der CBFV ab.

Der visuelle Stimulationstest zielt als alternative Methode zum Doppler-CO_2-Test (Kapitel 4.1) oder zu den Autoregulationstests (Kapitel 4.4 und 4.7) darauf ab, Hinweise für die Integrität oder für eine Störung der Vasomotoren im PCA-Territorium zu bekommen. Weiterhin ist das Verfahren geeignet, unter der Voraussetzung intakter Vasomotoren eine Störung der visuellen Informationsverarbeitung zu objektivieren.

4.5.1 Grundlagen

Wie im Anhang, Kapitel 8.2 dargestellt wird, kann die MBA als die Führungsgröße des zerebralen Blutflusses (CBF) interpretiert werden. Durch entsprechende Widerstandsänderungen auf dem Niveau der Hirnarteriolen bewirken bestimmte Metaboliten eine regional sehr spezifische Angleichung des CBF an die Stoffwechselaktivität. Nach Gleichung 8.2.53 (Anhang, Kapitel 8.2) kann die zeitliche Charakteristik der Metabolismus-Durchblutungs-Kopplung durch ein Tiefpaßfilter beschrieben werden. Das bedeutet, daß die Anpassung des CBF an eine veränderte metabolische Aktivität träge erfolgt. Die TCD ist als zeitlich hoch auflösende Methode gut geeignet, die entsprechende Änderung in der CBFV zu registrieren (Aaslid 1987).

4.5.2
Klinische Indikationen

Der visuelle Stimulationstest kann zur Objektivierung von mutmaßlichen Autoregulationsstörungen, z. B. bei Verschlußkrankheiten der proximalen hirnversorgenden Arterien, eingesetzt werden. Bei intakter okzipitaler Gefäßversorgung deutet ein pathologischer Befund auf eine neuronale Funktionsstörung im Sehzentrum hin (z. B. beim Posteriorinfarkt oder bei einer prolongierten visuellen Migräneaura).

4.5.3
Methodisches Vorgehen

■ **Apparative Ausstattung.** Die TCD-Messungen sollten mit einem TCD-Monitor erfolgen, der über die Möglichkeit einer bilateral simultanen Ableitung verfügt und mit Software zum ereigniskorrelierten Averagen der CBFV-Kurve ausgestattet ist. Für die visuelle Stimulation sollte ein standardisierter Reiz verwendet werden, der die Reizeigenschaften „Form", „Farbe" und „Bewegung" aufweist. Hierfür kann eine vorbereitete Video- oder Computeranimation eingesetzt werden. Zur Reduktion des apparativen Aufwandes kann aber auch eine handelsübliche Nystagmus-Handtrommel (Kindertrommel mit vielen bunten Bildern) als visueller Reiz verwendet werden.

! ■ **Wahl der abzuleitenden Gefäße.** Beide PCAs sollten nach Möglichkeit im P2-Abschnitt beschallt werden. Damit ist sichergestellt, daß im nachgeschalteten Gefäßterritorium vornehmlich visuelle Rindenareale versorgt werden. Dem P1-Segment ist bei vielen Probanden die A. communicans posterior (PcomA) nachgeschaltet, die unter Umständen einen Teil des Blutflusses in das vordere Stromgebiet abzweigen kann. In diesem Falle ist die visuell evozierte Flußantwort im P1-Segment deutlich geringer als im P2-Segment.

■ **Durchführung der Untersuchung.** Der Patient wird zunächst instruiert, die Augen zu schließen, bis sich ein Gleichgewichtszustand in der CBFV eingestellt hat. Dann wird die Averagingprozedur gestartet, und insgesamt drei bis fünf Zyklen bestehend aus 20 Sekunden „visuelle Stimulation" und aus 20 Sekunden „Augen geschlossen" werden abgeleitet. Die Stimulationsphasen werden durch die Instruktion „Augen öffnen", die Relaxationsphasen durch die Instruktion „Augen schließen" eingeleitet. Wird ein Video- oder Computermonitor für die Reizung verwendet, so soll der Patient während der Stimulationsphase einen Punkt auf der Bildschirmmitte fixieren, damit alle Gesichtsfeldanteile symmetrisch gereizt werden. Der Reiz sollte bis zu einer Exzentrizität von ca. 20° reichen. Alternativ kann die Nystagmustrommel eingesetzt werden, die im Abstand von 20 cm vor den Augen in vertikaler Richtung mit einer Frequenz von einer halben Umdrehung pro Sekunde rotiert wird. Der Patient soll dabei mit den Augen den Bildern möglichst in der Mitte der Trommel folgen (optokinetischer Nystagmus). Während der aufeinanderfolgenden Reizzyklen werden die entsprechenden Kurvensegmente der CBFV-Kurve (V_{max}) gemittelt. Bereits nach drei Durchgängen mittelt sich in der Regel schon eine stabile evozierte Flußantwort heraus, nach fünf Durchgängen sind Rauschanteile in der Kurve weitgehend unterdrückt. Abb. 4.5.1 zeigt die Variationen in der CBFV beider PCAs (P2-Seg-

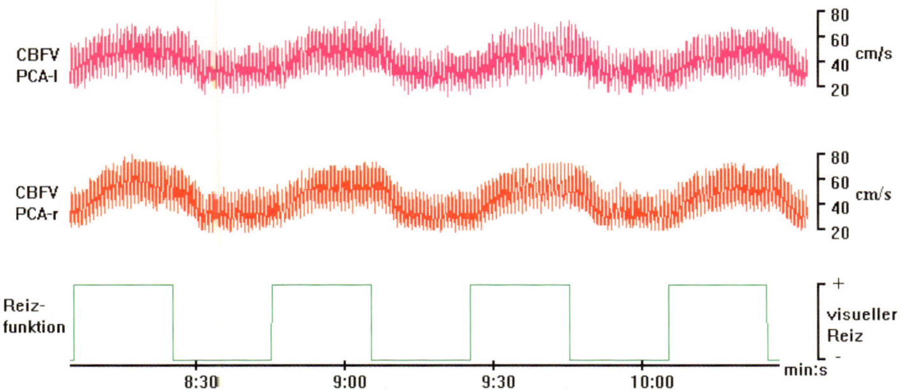

Abb. 4.5.1: Oszillationen in der Blutflußgeschwindigkeit (CBFV) beider PCAs ausgelöst durch repetitive visuelle Stimulation (untere Kurve) mit nachfolgendem Augenschluß bei einem Normalprobanden.

mente) eines Normalprobanden während vier sukzessiver visueller Reizzyklen. Die gemittelten Flußantworten (nach zusätzlicher Tiefpaßfilterung zum Ausschluß der pulsatilen Komponente) sind in Abb. 4.5.2 dargestellt.

■ **Auswertung.** Für die Auswertung wird die Geschwindigkeitsachse der gemittelten CBFV-Kurve in eine Prozentachse transformiert, wobei die Geschwindigkeit am Ende der 20-Sekunden-Periode mit „Augen geschlossen" auf 100 % gesetzt wird. Die Differenz zwischen diesem Ausgangswert und dem Maximum der CBFV-Kurve, das meist zwischen 10 und 15 Sekunden nach dem Beginn der Stimulation erreicht wird, wird als Amplitudenmaß der Kurve bestimmt (Abb. 4.5.2).

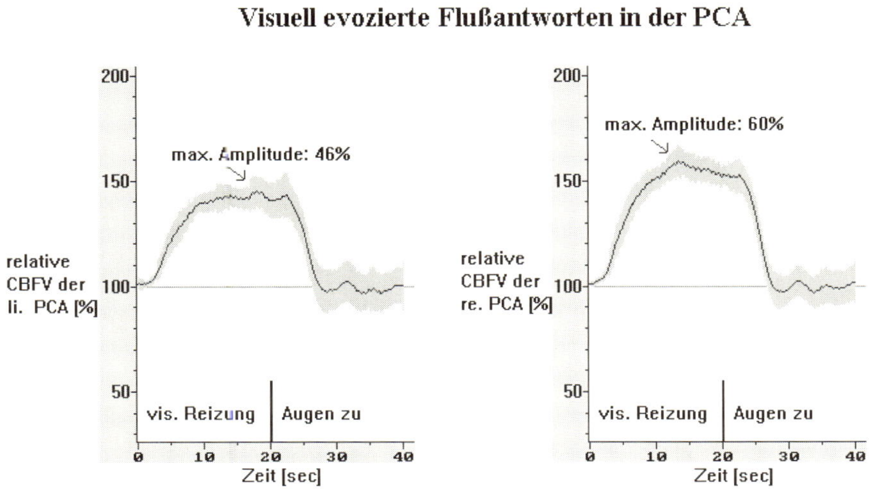

Abb. 4.5.2: Über die vier Reizzyklen gemittelte PCA-Kurven aus Abb. 4.5.1 nach Entfernung der Pulsatilität. Die Blutflußgeschwindigkeit (CBFV) am Ende der Ruhephase wird gleich 100 % gesetzt. Die maximale Amplitude während der visuellen Reizung beträgt 46 % für die linke PCA und 60 % für die rechte PCA.

Tabelle 4.5.1: Normbereich (Mittelwert ± SD) und pathologische Grenzen (Mittelwert - 2SD) für die Amplitude sowie pathologische Seitendifferenz (Mittelwert + 2SD) der visuell evozierten Flußantwort im P2-Segment der PCA bei 30 Normalprobanden.

	Mittelwert ± SD	untere path. Grenze (Absolutwert)	obere path. Grenze (abs. Seitendifferenz)
Amplitude	40,4 ± 8,2 %	20 %	15 %

4.5.4 Befundung

Normalprobanden erreichen im P2-Segment in der Regel visuell induzierte CBFV-Anstiege um durchschnittlich 40 % (vgl. Tabelle 4.5.1). Ein Amplitudenwert von weniger als 20 % kann bereits als pathologischer Befund gewertet werden, eine pathologische Seitendifferenz liegt bei einem absoluten Seitenunterschied von über 15 % vor.

! Eine sinnvolle Interpretation der Ergebnisse kann nur in Kenntnis des klinischen Befundes erfolgen. Eine pathologische Flußantwort kann nämlich sowohl im Rahmen einer hämodynamischen Störung im Posteriorstromgebiet bei intakter Sehfunktion als auch bei einer okzipital oder im vorderen Anteil der Sehbahn gelegenen visuellen Funktionsstörung und intaktem Gefäßsystem vorkommen. Pathologische Amplitudenwerte wurden vor allem bei folgenden Patientengruppen gefunden (Diehl et al. 1990; Sitzer et al. 1992; Diehl et al. 1993; Urban et al. 1995):

- bei Patienten mit *homonymen Gesichtsfeldstörungen* nach einem Posteriorinfarkt (Funktionsausfall),
- bei Patienten mit *Karotisverschluß* und Kollateralisation des ipsilateralen Mediastromgebietes über leptomeningeale Anastomosen im hinteren Grenzstromgebiet (hämodynamisch),
- bei Patienten mit einer *arteriovenösen Malformation* mit wesentlicher Versorgung über die PCA (hämodynamisch),
- im postiktalen Intervall nach einer *Migräne mit Aura* mit Gesichtsfeldstörung *nach* Restitution des Gesichtsfeldes (vermutlich hämodynamisch bedingt durch transitorische Störung der Metabolismus-Durchblutungs-Kopplung).

Unter Umständen kann aber auch ein Normalbefund einen Beitrag zur diagnostischen Abklärung eines Beschwerdebildes mit visuellen Symptomen leisten. Bei einer Patientin mit plötzlich aufgetretener bilateraler Blindheit zeigten sich in beiden PCAs normale visuelle Flußantworten. Dieser Befund erhärtete den Verdacht auf eine psychogene Blindheit (Pohlmann-Eden et al. 1993).

4.5.5 Fehlerquellen

Eine häufige Ursache für fehlende visuell evozierte Flußantworten besteht darin, daß ein falsches Gefäß eingestellt wurde. Während die MCA oder die ACA selten mit der PCA verwechselt werden, kann die Beschallung von einer A. cerebelli superior

(SCA), die im proximalen Abschnitt parallel zur PCA verläuft, zu Verwechselungen mit der PCA führen. Bei ausbleibender visueller Flußantwort sollte daher durch leichte Variation der Sondenposition nach weiteren PCA-typischen Flußsignalen gesucht und der Test wiederholt werden.

4.6 Kognitive Stimulation

Das methodische Vorgehen bei der TCD-Registrierung bei kognitiver Stimulation entspricht weitgehend dem Verfahren für die visuelle Stimulation. Der Hauptunterschied bei der kognitiven Stimulation besteht im Reizmaterial und in den abgeleiteten Arterien. Aufgrund des ungünstigeren Signal-Rausch-Verhältnisses (bei kognitiver Aktivierung sind die evozierten Flußantworten meist kleiner als 20 %) sollte über mehr Reizzyklen gemittelt werden als bei visueller Reizung.

4.6.1 Grundlagen

Durch räumlich hoch auflösende Untersuchungen mit der Positronenemissions-Tomographie (PET) oder anderen nuklearradiologischen Verfahren zur Messung des zerebralen Blutflusses konnten unter kognitiver Aktivierung regional umschriebene Erhöhungen im zerebralen Blutfluß (CBF) demonstriert werden (z. B. Lassen et al. 1978; Raichle 1990). Entsprechend der Lateralisation der Hirnhemisphären in bezug auf verbale (linke Hirnhälfte) oder räumlich-visuelle (rechte Hirnhälfte) Kognitionen finden sich auch Seitendifferenzen in den CBF-Veränderungen. Außerdem kommt es in Abhängigkeit von dem Aufgabentyp (z. B. Kopfrechnen, Gedächtnisabruf, Sprachgeneration) zu regional unterschiedlicher Aktivierung. Da die für Kognitionen zuständigen Rindenareale überwiegend im Territorium der MCA (Frontal-, Parietal- und Temporallappen) liegen, bildet sich der Zeitverlauf der CBF-Antworten auch in der zerebralen Blutflußgeschwindigkeit (CBFV) bei TCD-Ableitungen von der MCA ab (z. B. Droste et al. 1989).

4.6.2 Klinische Indikationen

Die bisherigen Arbeiten über kognitive Stimulation waren überwiegend experimenteller Natur (vgl. Kapitel 7.8). Die wichtigste klinische Indikation für diese Methodik besteht bei Patienten vor einem hirnchirurgischen Eingriff zur Identifikation der sprachdominanten Hemisphäre. Allerdings erlaubt keines der bisher publizierten Testparadigmen eine wirklich zuverlässige Bestimmung der sprachdominanten Hirnhälfte. !

Tabelle 4.6.1: Beispiele für psychologische Tests zur kognitiven Stimulation.

Test	kognitive Funktion	Anzahl der Items
Benton-Test (BT)	visuelles Kurzzeitgedächtnis	10
[a]Raven-Matrizen-Test (SPM)	räumliche Intelligenz	12
[a,b]Bilderergänzen (BE)	räumliche Intelligenz	15
Aufmerksamkeits-Belastungs-Test (Test d2)	selektive Aufmerksamkeit	14
[a]Mehrfachwahl-Wortschatz-Test (MWT-B)	kristalline Verbalintelligenz	37
[a,b]Gemeinsamkeitenfinden (GF)	Abstraktionsvermögen	12

[a] mehrere Items können innerhalb derselben Aktivierungsperiode vorgelegt werden
[b] Untertest aus dem Hamburger Wechsler Intelligenztest für Erwachsene (HAWIE)

4.6.3 Methodisches Vorgehen

■ **Apparative Ausstattung.** Wie bei der visuellen Stimulation sollte die Untersuchung mit einem TCD-Monitor mit bilateraler Ableitemöglichkeit und Software zum Averagen der V_{max}-Kurve durchgeführt werden. Für eine möglichst standardisierte Aufgabendarbietung sollte ein Personalcomputer eingesetzt werden.

■ **Wahl der abzuleitenden Gefäße.** In der Regel erfolgt die Ableitung am Hauptstamm der MCA (M1-Segment). Wenn die MCA auch in den M2-Segmenten (nach der Trifurkation) dargestellt werden kann, ist es unter Umständen sinnvoll, die CBFV-Antwort in verschiedenen MCA-Ästen zu vergleichen (z. B. Sprachproduktion: stärkere Aktivierung im vorderen Mediaast (Broca-Zentrum); Sprachrezeption: stärkere Aktivierung im hinteren Mediaast (Wernicke-Zentrum).

■ **Kognitive Aufgaben.** Die kognitive Stimulation sollte mit standardisiertem Testmaterial erfolgen, das es ermöglicht, dieselbe Denkoperation in verschiedenen Aufgaben wiederholt auszulösen. Hierfür sind viele psychologische Tests geeignet, bei denen nacheinander Items mit ähnlicher Aufgabenstellung bearbeitet werden müssen. In Tabelle 4.6.1 werden einige geeignete Testverfahren und die jeweils stimulierte kognitive Funktion aufgeführt.

■ **Durchführung der Untersuchung.** Der Ablauf der Untersuchung und insbesondere die Wahl der Zeitperioden für die Ruhe- und Aktivierungsphasen sollte von der Art des Aufgabenmaterials abhängig gemacht werden. Bei Verfahren wie dem d2-Test ist die Dauer für die Bearbeitung eines Items mit 20 Sekunden festgelegt. Bei anderen Tests (z. B. MWT-B, Bilderergänzen, Gemeinsamkeitenfinden) hängt die Bearbeitungsdauer pro Item von der Leistungsfähigkeit des Probanden ab. Bei solchen Tests sollte pro Durchgang eine feste Dauer vorgegeben werden (z. B. 30 Sekunden), innerhalb derer der Proband nacheinander mehrere Aufgaben lösen soll. Nach einer

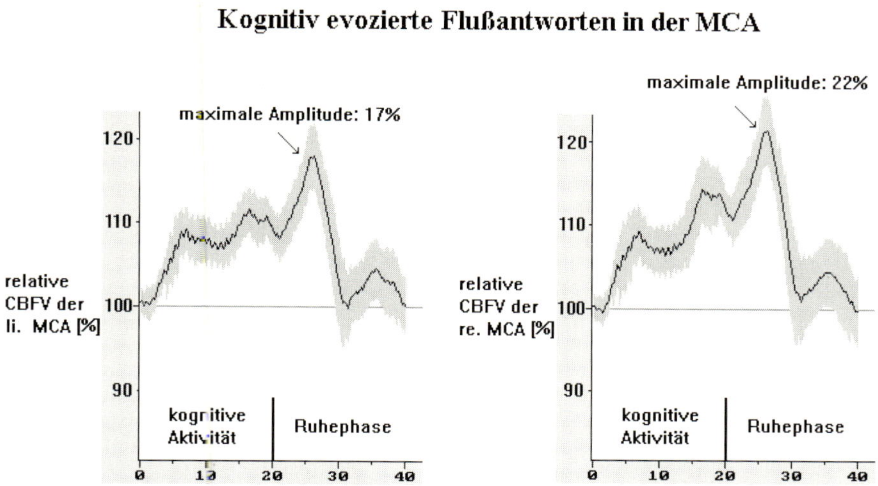

Abb. 4.6.1: Gemittelte Blutfluß-(CBFV)-Kurven der linken und rechten MCA während der Bearbeitung von räumlich-figuralen Testaufgaben (Detektion von Unterschieden in zwei komplexen Figuren, Entscheidung am Ende der 20sekündigen Stimulationsphase). Die Kurven stellen jeweils ein Average über 12 Stimulationsphasen dar. Die ausgemessene Amplitude (Maximalwert) ist in der rechten MCA etwas höher als links.

Ruhephase folgen dann die nächsten Items. In den Ruhephasen, die gleich lang wie die Aktivierungsphasen gewählt werden, sollte der Proband die Augen schließen.

Im Prinzip kann das gesamte Testmaterial auch ohne Unterbrechung vorgelegt werden. Der Testdurchgang dauert dann je nach Testverfahren mehrere Minuten. In diesem Falle braucht nicht die Averaging-Prozedur eingesetzt zu werden, sondern der V_{mean}-Wert wird über die gesamte Aktivierungsphase berechnet.

■ **Auswertung.** Bei gemittelten Kurven kann analog zu dem Vorgehen bei der visuellen Stimulation (Kapitel 4.5) der maximale prozentuale CBFV-Anstieg nach Stimulationsbeginn bestimmt werden (Abb. 4.6.1), der in der Regel Werte um 10-20 % annimmt. Alternativ kann auch – bei ausreichend langen Stimulationsperioden – die Amplitude am Ende des Stimulationsintervalls („steady state") als abhängige Variable erhoben werden; hier können Werte um 5 % erwartet werden.

4.6.4 Befundung

Eine ausgeprägte und reproduzierbare Asymmetrie in den Reaktionsamplituden beider MCAs kann auf eine Hemisphärendominanz für die Seite mit den größeren Amplituden hinweisen. Allerdings kann eine Mitbeteiligung der anderen Hemisphäre an der entsprechenden Funktion durch den TCD-Test nicht ausgeschlossen werden. Daher empfehlen wir Zurückhaltung in bezug auf therapeutische Konsequenzen aus dem Test (z. B. bei einer bevorstehenden Hirnoperation). CAVE

4.7
Kipptischuntersuchung

Die Kipptischuntersuchung ist eine bewährte Methode zur Testung neurologischer Kreislaufreflexe und gehört zum Standardprogramm vieler neurophysiologischer und kardiologischer Labore, die sich mit autonomer Funktionsdiagnostik beschäftigen. Üblicherweise werden während einer mehrminütigen Standphase das EKG, der Blutdruck (ABP) und die Herzrate (HR) kontinuierlich abgeleitet, um die kurz- und mittelfristigen Kreislaufreaktionen auf die orthostatische Belastung zu erfassen. Die aufgeführten Parameter ermöglichen häufig die Aufklärung der Ursache von Kreislauffunktionsstörungen, so daß die Erfassung zusätzlicher Kreislaufgrößen meist entbehrlich ist.

In einigen Laboren wird während der Kipptischuntersuchung zusätzlich zu den anderen Messungen auch ein TCD-Monitoring durchgeführt. Dies erfolgt zum Teil aus wissenschaftlichem Interesse (Erforschung zerebraler Regulationsmechanismen bei peripherer Kreislaufstörung), zum Teil aber auch mit der Zielsetzung, mögliche zerebrovaskuläre Ursachen von orthostatischen Beschwerden aufzudecken, die durch die Ableitung der peripheren Kreislaufparameter nicht erfaßt werden können. Ein weiteres Argument für das TCD-Monitoring bei der Kipptischuntersuchung gründet sich darauf, daß es nur dann zu subjektiven Beschwerden bei einer orthostatischen Hypotension kommt, wenn sich die periphere Kreislaufdepression auch auf die Hirndurchblutung auswirkt. Die kombinierte Körper- und Hirnkreislaufuntersuchung gestattet es häufig besser, der komplexen Interaktion zwischen den Regelkreisen für die Blutdruckstabilisierung und für die Konstanthaltung des zerebralen Blutflusses (CBF) gerecht zu werden (s. Anhang, Kapitel 8.2 und 8.3).

Obwohl in diesem Kapitel vorrangig die dopplersonographischen Aspekte der Kipptischuntersuchung dargestellt werden, sollen hier auch die vielfältigen, meist neurologisch bedingten Kreislaufstörungen abgehandelt werden, für deren Diagnose die Registrierung von Blutdruck und Herzrate ausreichend ist, und die damit nicht unter die „funktionelle Ultraschalldiagnostik“ im engeren Sinne fallen. Denn für die diagnostische Einordnung des Gesamtbefundes ist die periphere Kreislaufreaktion auf jeden Fall von zentraler Bedeutung. Auf die Darstellung rein internistisch-kardiologischer Aspekte von Kreislauffehlregulationen und auf die Abhandlung elektrokardiographischer Befunde soll hier allerdings verzichtet werden. Wir verweisen hierfür auf die kardiologische Literatur.

4.7.1
Grundlagen

Beim Übergang vom Liegen zum Stehen kommt es zu einem venösen „pooling“ von Blut in den Beinen und die zirkulierende Blutmenge wird entsprechend reduziert. Normalerweise werden dabei aber signifikante Hypotensionen vermieden, da über den Baroreflex (sympathische Efferenz) durch Erhöhung des peripheren Gefäßwiderstandes einem ABP-Abfall entgegengewirkt wird (vgl. Anhang, Kapitel 8.3). Unterstützend wird primär über die vagale Efferenz die Herzrate zur Erhöhung des Herzminutenvolumens angehoben. Zu Störungen dieser Orthostasereaktionen kann es im Rahmen von Erkrankungen des zentralen oder peripheren autonomen Nervensystems kommen. Insbesondere bei Läsionen im Verlauf der sympathischen Bahnen kann die periphere Widerstandsregulation gestört werden mit erheblichen orthostatischen Blutdruckabfällen. Oft bleiben solche orthostatischen Hypotensionen asymptomatisch, wenn die Durchblutung im Hirnkreislauf durch autoregulatorische Mechanismen aufrecht erhalten werden kann (vgl. Anhang, Kapitel 8.2). Bei höhergradigen orthostatischen Blutdruckabfällen (Abfall des mittleren ABP unter 50 mmHg) wird aber der Bereich der intakten Autoregulation verlassen, und der CBF sinkt proportional zum ABP ab. Bei gestörter Autoregulation können auch schon leichtere orthostatische Hypotensionen symptomatisch werden (Schwindel, Benommenheit, Sehstörungen, Synkope).

Wir ziehen aus drei Gründen die Orthostaseuntersuchung auf dem Kipptisch einem aktiven Stehtest (Schellong-Test) vor: Zum einen ermöglicht der Kipptisch eine *standardisierte Untersuchungsdurchführung*; das Orthostase-Manöver ist unabhängig vom Stehvermögen des Patienten. Zum anderen ist die *orthostatische Belastung* beim passiven Stehen auf dem Kipptisch stärker, da dem venösen „pooling" weniger durch Muskelpumpenaktivität entgegengewirkt wird als beim aktiven Stehen. Schließlich dient die Untersuchung des festgeschnallten Patienten auf dem Kipptisch mit der Möglichkeit des raschen Hinlegens bei präsynkopalen Symptomen auch der *Sicherheit des Patienten.*

4.7.2 Klinische Indikationen

Die Kipptischuntersuchung ist angezeigt bei Patienten mit beobachtbaren oder anamnestisch angegebenen orthostatischen Beschwerden wie ungerichtetem Schwindel, Gang- und Standunsicherheit, „Schwarzwerden" vor den Augen, Benommenheitsgefühlen, für die sich bisher keine neurologische oder internistische Ursache finden ließ. Die Langzeit-Kipptischuntersuchung sollte bei Patienten mit unklaren synkopalen Zuständen durchgeführt werden. Weiterhin ist die Untersuchung auch sinnvoll bei Patienten ohne orthostatische Symptome, wenn die vermutete Grunderkrankung eine vielleicht noch nicht klinisch manifeste Beteiligung des autonomen Nervensystems nahelegt (z. B. Polyneuropathie, Multi-System-Degeneration, Parkinson-Syndrom).

4.7.3 Methodisches Vorgehen

Apparative Grundausstattung. Für die routinemäßige Anwendung der Kipptischuntersuchung ist der Einsatz eines TCD-Monitors sinnvoll, der die Hüllkurven der TCD-Signale aufzeichnen und simultan mit den anderen abgeleiteten Parametern darstellen kann. Ein TCD-Monitor zur bilateralen Ableitung ist zu empfehlen. Die Messung von Blutdruck und Herzrate sollte automatisiert erfolgen. Für viele Fragestellungen reicht die intermittierende Messung mit der konventionellen Armmanschetten-Methode aus (ca. 1-2 Messungen pro Minute), für einige der hier dargestellten Auswertemethoden ist aber eine kontinuierliche Druck- und Herzratenerfassung

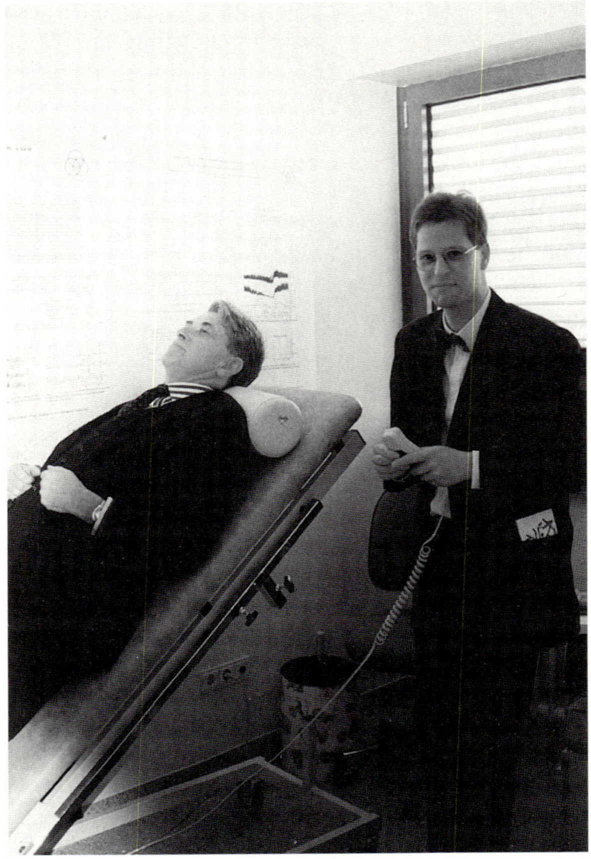

Abb. 4.7.1: Kipptisch für den Orthostasetest (mit Prof. W.I. McDonald auf dem Kipptisch anläßlich seines Besuches im Krupp Krankenhaus).

unabdingbar. Hierfür hat sich die nichtinvasive Messung des Fingerblutdruckes mit dem Finapres-System allgemein bewährt (Imholz et al. 1991).

Der Kipptisch (vgl. Abb. 4.7.1) sollte den Sicherheitsbedingungen für medizintechnische Geräte genügen. Insbesondere sollten zwei Sicherheitsgurte für die Fixierung des Patienten an den Oberschenkeln und am Rumpf zur Verfügung stehen. Am Fußende sollte eine ausreichend große Plattform angebracht sein, auf der der Patient sicher stehen kann. Im Sinne einer standardisierten und untersucherfreundlichen Versuchsdurchführung sollte die Kippung durch einen Motor erfolgen, der in ca. 20 Sekunden den Tisch von der Horizontalen in die Vertikale (und umgekehrt) bewegen kann. Der Tisch sollte über eine Vorrichtung verfügen, mit der die Hand, an welcher die Blutdruckmessung erfolgt, bei jedem Kippwinkel in Herzhöhe gehalten wird. Wir verwenden hierfür ein 70 cm langes gepolstertes Brett, das seitlich vom Patienten höhenverstellbar angebracht ist. Der Arm wird um etwa 80° abduziert und auf dem Polster mit zwei Schnallen fixiert.

■ **Wahl der abzuleitenden Gefäße.** Pathologische Flußabfälle durch Kreislauffunktionsstörungen lassen sich meistens gleichermaßen in allen intrakraniellen Gefäßen beobachten. Daher werden in der Regel die Ableitungen an den beiden leicht einstellbaren MCAs vorgenommen. In Abhängigkeit vom Beschwerdebild des Patienten (z. B. Sehstörungen beim Stehen) oder in Kenntnis bestimmter pathologischer Gefäßbefunde (z. B. Basilarisstenose) kann aber auch die Ableitung von der PCA angezeigt sein.

Ablauf der Untersuchung. Die Meßsonden (TCD-Sondenhalterung, Fingermanschette) werden bei dem bereits auf dem Kipptisch liegenden und angeschnallten Patienten angebracht. Dieser Vorgang dauert durchschnittlich fünf Minuten, während derer sich der Kreislauf an die liegende Position adaptieren kann.

Für die reliable Bestimmung der Baseline-Werte wird zunächst über fünf Minuten im Liegen abgeleitet. Anschließend wird der Kipptisch auf 80° gekippt (in manchen Laboren wird nur um 60°, in anderen sogar um 90° gekippt), und die Meßparameter werden über insgesamt sechs Minuten im Stehen abgeleitet. Der Kippvorgang muß natürlich vorzeitig abgebrochen werden, wenn sich beim Patienten erhebliche orthostatische Beschwerden einstellen oder eine Synkope entwickelt.

Geht es bei der Untersuchung primär um die Abklärung von ungeklärten Synkopen und besteht der Verdacht auf neurokardiogene Synkopen (früher: vasovagale Synkopen), so muß die Stehphase auf mindestens 45 Minuten (oder bis zum Einsetzen einer Synkope) ausgedehnt werden (Diehl und Berlit 1995).

Auswertung. Folgende Maße werden jeweils als Mittelwerte über die 5minütige Liegephase bzw. über die letzten 5 Minuten der Tiltphase berechnet:
- Herzrate (HR),
- mittlerer Blutdruck (ABP_{mean}),
- systolischer Blutdruck (ABP_s),
- diastolischer Blutdruck (ABP_d),
- mittlere maximale Blutflußgeschwindigkeit (V_{mean}).

Die Veränderungen in der Standphase gegenüber der Liegephase im Blutdruck sowie in der Herzrate werden in absoluten Werten angegeben (mmHg bzw. bpm = „beats per minute"). Die Veränderungen im V_{mean} werden als prozentuale Abweichung vom Mittelwert im Liegen angegeben. Zur Illustration der Auswertung zeigt Abb. 4.7.2 die Ableitung von einem gesunden Probanden mit den berechneten Variablen.

Mittels *Frequenzanalyse* (vgl. Kapitel 8.1) werden jeweils über die 5minütige Liegephase bzw. über die letzten fünf Minuten der Tiltphase die folgenden Parameter für den mittleren (3 bis 9 pro Minute; M-Wellen) und den hohen (9 bis 20 pro Minute; R-Wellen) Frequenzbereich berechnet (vgl. Kapitel 2.4):
- Variationskoeffizient für den Blutdruck (CoV_{ABP}),
- Variationskoeffizient für die Herzrate (CoV_{HR}),
- Variationskoeffizient für die Blutflußgeschwindigkeit (CoV_{CBFV}),
- Kohärenz zwischen CBFV und ABP ($Coh_{CBFV.ABP}$),
- mittlere Phasendifferenz zwischen CBFV und ABP ($\Delta\varphi_{CBFV.ABP}$).

Die mathematische Definition der aufgeführten Parameter und die entsprechenden Berechnungsregeln sind in Kapitel 8.1 dargestellt.

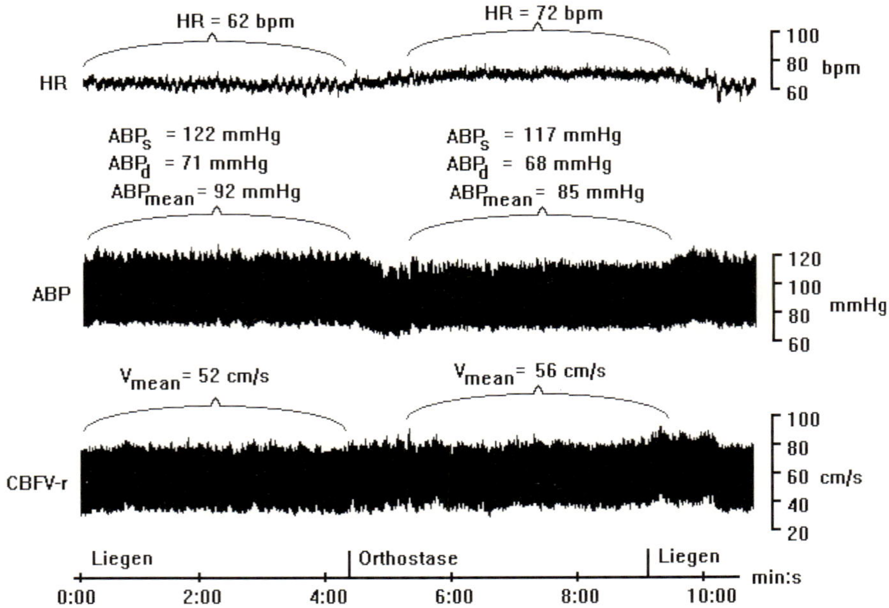

Abb. 4.7.2: Kurvenverläufe von Herzrate (HR), Blutdruck (ABP) und zerebraler Blutflußgeschwindigkeit (CBFV) während der Liege- und der Tiltphase bei einem Normalprobanden. Die jeweils als Mittelwerte berechneten Parameter sind angegeben.

4.7.4 Befundung

Konventionelle Analyse

Die Beurteilung von systemischen Kreislaufregulationsstörungen stützt sich auf die Analyse der Blutdruck- und Herzratendaten. Eine *orthostatische Hypotension* liegt vor, wenn es zu einem pathologischen Abfall im systolischen Blutdruck während der Tiltphase kommt. Viele Autoren geben hierfür als groben Richtwert 20 mmHg (z. B. Bannister 1983) oder 25 mmHg (z. B. Schatz 1984) Abfall im systolischen Blutdruck an. Wir richten uns nach den Normwerten unseres Labors, wonach die untere pathologische Grenze (2,5 %-Perzentil) bei einer systolischen Blutdruckdifferenz von -30,0 mmHg liegt (Tabelle 4.7.1). Zur genaueren diagnostischen Einordnung der orthostatischen Hypotension müssen neben dem systolischen Blutdruckabfall auch die Veränderungen im diastolischen Blutdruck und in der Herzrate berücksichtigt werden (Tabelle 4.7.2).

Bei Normalprobanden kann der systolische Blutdruck während der Standphase bis zu 30 mmHg abfallen; der diastolische Blutdruck bleibt im wesentlichen unverändert oder steigt sogar leicht an. Die Herzfrequenz steigt um etwa 16 bpm an.

■ **Hyperadrenerge Kreislaufregulation.** Gelegentlich findet sich bei Gesunden eine sogenannte hyperadrenerge Kreislaufregulation, die durch eine erhebliche orthostatische Tachykardie (Anstieg um mehr als 30 bpm), einen leichten Abfall im systolischen und einen deutlichen Anstieg im diastolischen Blutdruck gekennzeichnet ist (Wieling

Tabelle 4.7.1: Normwerte (Mittelwert ± SD) für die Blutdruck- und Herzratenreaktion (Finapres-Messungen) sowie untere (2,5 %-Perzentil) und obere (97,5 %-Perzentil) pathologische Grenze im Liegen und nach dem Hinstellen bei 50 Probanden (Alter: 20-75 Jahre).

	Herzrate (bpm)	Blutdruck (mmHg)		
		Mittel	Systole	Diastole
Liegen				
Mittelwert	70,4 ± 9,5	86,2 ± 11,8	129,7 ± 18,0	69,8 ± 9,5
untere path. Grenze	49,5	63,7	78,6	50,0
obere path. Grenze	88,8	115,6	155,0	94,5
Stehen				
Mittelwert	86,1 ± 12,6	85,6 ± 12,1	122,4 ± 20,7	71,2 ± 10,7
untere path. Grenze	61,9	54,2	77,2	46,4
obere path. Grenze	111,0	112,3	166,4	96,4
Differenz (Stehen – Liegen)				
Mittelwert	+15,7 ± 9,7	–0,6 ± 7,8	–7,3 ± 13,4	+1,4 ± 5,9
untere path. Grenze	+1,0	–17,0	–30,0	–10,0
obere path. Grenze	+39,0	+17,6	+13,0	+13,0

1992). Die hyperadrenerge Reaktion wird als Ausdruck verstärkter Sympathikusaktivierung gewertet und zeigt einen intakten Barorezeptorreflex an. Pathologische Kreislaufreaktionen indizieren dagegen verminderte sympathische Aktivität: Sowohl der systolische als auch der diastolische Blutdruck fallen dann beim Stehen deutlich ab.

■ **Hypoadrenerge orthostatische Hypotension mit intaktem Vagus.** Hierbei kommt es während der pathologischen Blutdruckminderung zu einem raschen und deutlichen Anstieg der Herzfrequenz um mehr als 10 bpm.

■ **Hypoadrenerge orthostatische Hypotension mit kardialer Denervierung.** Liegt außer der Sympathikusläsion auch noch eine vagale Funktionsstörung vor („kardiale Denervation“), so kommt es zur hypoadrenergen orthostatischen Hypotension mit kardialer Denervierung, die durch pathologischen Blutdruckabfall ohne signifikanten Herzfrequenzanstieg charakterisiert ist.

■ **Neurokardiogene Synkope.** Während sich die hypoadrenergen orthostatischen Hypotensionen sehr rasch nach dem Kippvorgang nachweisen lassen, entwickelt sich die dritte Form der pathologischen Kreislaufreaktion, die *neurokardiogene Reaktion*, oft erst nach einer längeren Standphase, die zunächst durch eine normale oder hyperadrenerge Regulation gekennzeichnet ist. Die neurokardiogene Reaktion ist charakterisiert durch einen plötzlich einsetzenden und rasch zunehmenden Abfall im systolischen und diastolischen Blutdruck in Verbindung mit einer mehr oder weniger stark ausgeprägten Bradykardie. Der Beginn der neurokardiogenen Reaktion ist immer mit subjektiven orthostatischen Beschwerden (Präsynkope) verbunden. Wird der Patient nicht rasch wieder hingelegt, entwickelt sich meist das Vollbild einer *neurokardiogenen Synkope*. Kreislauf und Bewußtseinslage normalisieren sich innerhalb von wenigen Minuten nach dem Hinlegen (Diehl und Berlit 1995). Bei der neurokardiogenen Reaktion ist die neuro-kardiovaskuläre Regulation und insbesondere der sympathische und vagale Schenkel des Barorezeptorreflexes intakt. Als auslösende Faktoren für die vom Kreislaufzentrum durch Sympathikushemmung

Tabelle 4.7.2:
Klassifikation der verschiedenen normalen und pathologischen Formen der Kreislaufregulation nach dem Hinstellen (modifiziert nach Wieling 1992).

Reaktion	Blutdruck	Herzrate
normal	systolisch = diastolisch ↑	↑
hyperadrenerg	systolisch ↓ diastolisch ↑	↑↑
hypoadrenerg (Vagus intakt)	systolisch ↓(↓↓) diastolisch ↓	↑↑
hypoadrenerg (mit kardialer Denervierung)	systolisch ↓(↓↓) diastolisch ↓	=
neurokardiogen (vasovagal)	systolisch ↓↓ diastolisch ↓↓	↓(↓↓)

und Vagusaktivierung hervorgerufene neurokardiogene Reaktion gelten gesteigerte Aktivität der linksventrikulären Mechanorezeptoren während des Stehens oder heftige emotionale Errgegungszustände (van Lieshout et al. 1991). Tabelle 4.7.2 faßt die wichtigsten Merkmale der verschiedenen Kreislaufreaktionen zusammen.

TCD-Analyse

Entsprechend dem TCD-Befund kann die neuro-kardiovaskuläre Diagnose durch den Zusatz

- „mit suffizienter zerebrovaskulärer Kompensation" bzw.
- „mit insuffizienter zerebrovaskulärer Kompensation"

ergänzt werden. Nach unseren Normwerten (Tabelle 4.7.3) sind Abfälle in der CBFV (V_{mean}) bis zu 28 % unter das Niveau im Liegen möglich. Fällt während der orthostatischen Hypotension die CBFV um weniger als 28 % ab, so liegt eine suffiziente zerebrovaskuläre Kompensation vor, bei stärkerer Reduktion der CBFV ist die Kompensation insuffizient. Wir haben eine enge Korrelation zwischen dem Ausmaß des CBFV-Abfalles und dem Auftreten von orthostatischen Beschwerden gefunden (Diehl et al. 1991). Weiterhin kann auch die Entwicklung eines Widerstandprofils in der TCD-Kurve als Hinweis für eine zerebrovaskuläre Dekompensation gewertet werden (vgl. Kapitel 7.7).

Zur Frage der Autoregulationsstörung wird das Verhältnis von dem prozentualen Abfall in der CBFV zu dem prozentualen Abfall im ABP gebildet. (Beispiel: CBFV-Reduktion = 25 %, Blutdruckreduktion = 15 %, Quotient = 1,67). Ist dieser Quotient größer als 1,40 (97,5 %-Perzentil bei 50 Probanden), so kann eine Autoregulationsstörung vermutet werden. Zusätzlich sollten zur Diagnostik einer Autoregulatiosstörung die Befunde der Testung mit forcierter Atmung (Kapitel 4.4) und die Ergebnisse der Frequenzanalyse (s. unten) herangezogen werden.

Tabelle 4.7.3:
Normwerte (Mittelwert ± SD) für den prozentualen Abfall der CBFV (V_{mean} der rechten MCA) während der Standphase und obere pathologische Grenze (97,5 %-Perzentil) bei 50 Probanden.

	Mittelwert	obere path. Grenze
orthost. CBFV-Reduktion	9,4 ± 7,3 %	28,2 %

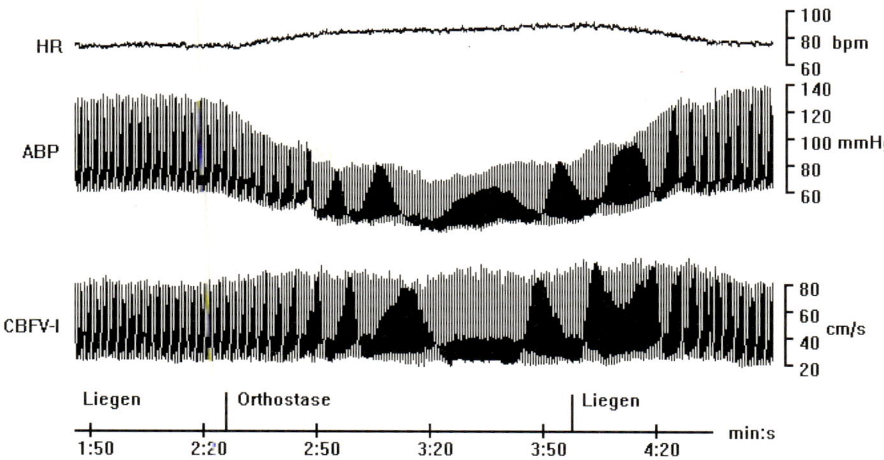

Abb. 4.7.3: Ausgeprägte othostatische Hypotension mit Blutdruck(ABP-)Abfall von 140/65 auf 80/50 mmHg bei leichtem Anstieg in der Herzrate (HR) und kaum veränderter zerebraler Blutflußgeschwindigkeit (CBFV) Diagnose: hypoadrenerge orthostatische Hypotension mit suffizienter zerebrovaskulärer Kompensation.

Typische Befunde der verschiedenen Regulationsformen sind in Abb. 4.7.3 und 4.7.4 dargestellt.

Beurteilung der Frequenzanalyse

■ **Blutdruck und Herzrate.** Die Oszillationen in Blutdruck und Herzfrequenz im mittleren (M-Wellen) und höheren Frequenzband (R-Wellen) reflektieren nach allgemeiner Auffassung gemischte sympathische und parasympathische Aktivität (M-Wellen) bzw. vorwiegend parasympathische Aktivität (R-Wellen) (vgl. Kapitel 2.4). Wir berechnen zur Quantifizierung den sogenannten Variationskoeffizienten (CoV), der als die Standardabweichung der Meßkurve (Einheit: „mmHg“ für ABP und „bpm“

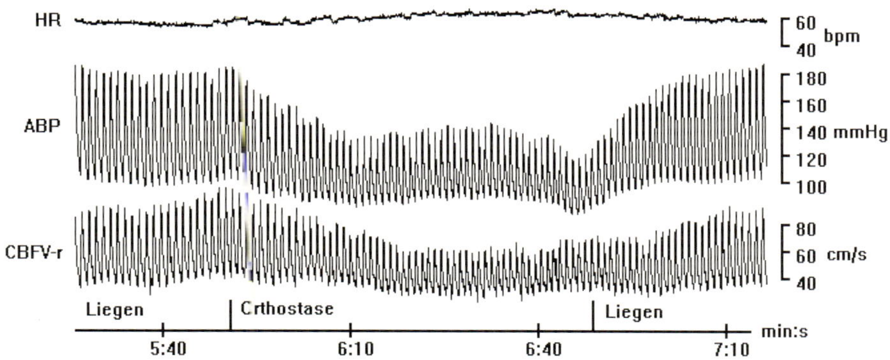

Abb. 4.7.4: Ausgeprägte othostatische Hypotension mit Blutdruck(ABP-)Abfall von 180/100 auf 140/85 mmHg bei fehlendem Anstieg in der Herzrate (HR) und druckpassivem Abfall der zerebralen Blutflußgeschwindigkeit (CBFV). Diagnose: Hypoadrenerge orthostatische Hypotension mit kardialer Denervierung und insuffizienter zerebrovaskulärer Kompensation.

Tabelle 4.7.4:
Normwerte der CoV-Werte (Mittelwert ± SD) von Herzrate und Blutdruck sowie untere (2,5 %-Perzentil) und obere (97,5 %-Perzentil) pathologische Grenze bei der Frequenzanalyse.

Frequenzband	Herzrate [bpm]	Blutdruck [mmHg]
R-Wellen (9-20 cpm) im Liegen		
CoV	1,69 ± 1,15	0,88 ± 0,43
untere path. Grenze	0,42	0,36
obere path. Grenze	5,40	2,43
M-Wellen (3-9 cpm) im Stehen		
CoV	2,79 ± 1,97	2,90 ± 1,28
untere path. Grenze	0,63	0,92
obere path. Grenze	8,79	5,95

für HR) innerhalb des eingestellten Frequenzbandes interpretiert werden kann (s. Anhang, Kapitel 8.1). Die Berechnungen werden jeweils über die 5minütige Liegephase und über die letzten fünf Minuten der Standphase durchgeführt.

Unter der Vorstellung, daß im Liegen ein relatives Überwiegen der Vagusfunktion und im Stehen der Sympathikusfunktion vorliegt, wird der CoV der R-Wellen im Liegen als Meßwert für die Vagusaktivität herangezogen und der CoV der M-Wellen im Stehen als Meßwert der Sympathikusaktivität. Die meisten Autoren führen die Analyse nur mit der Herzratenkurve durch. Wir berechnen im Sinne einer besseren Befundinterpretation (s. unten) zusätzlich den CoV des Blutdruckes.

Die Normwerte aus unserer Stichprobe von 50 Normalprobanden zwischen 20 und 75 Jahren sind in Tabelle 4.7.4 aufgeführt. Die pathologischen Grenzen werden durch das 2,5 %-Perzentil definiert. Für den CoV von Herzrate und Blutdruck beider Wellen wurden auch *obere* pathologische Grenzen (97,5 %-Perzentil) berechnet, damit auch eine pathologisch *gesteigerte* parasympathische bzw. sympathische Aktivität erfaßt werden kann.

Die R-Wellen-Aktivität der Herzrate im Liegen drückt vornehmlich die parasympathische Regulation des Barorezeptorreflexes aus (Karemaker 1993). Ein pathologisch reduzierter Wert weist auf eine gestörte Vagusfunktion hin. Voraussetzung für eine solche Interpretation ist allerdings, daß der CoV vom Blutdruck nicht unter der unteren pathologischen Grenze liegt. Die atmungsbedingten Blutdruckschwankungen, die durch passive Übertragung der thorakalen Druckschwankungen auf den Blutdruck ausgelöst werden, stellen nämlich für das Kreislaufzentrum das Signal für die parasympathische Gegenregulation dar. Bei unseren Normalprobanden haben wir bei fünf der 50 Personen (möglicherweise aufgrund besonderer Atemtechniken) keine ausreichenden Blutdruckschwankungen im R-Wellen-Bereich gefunden. Diese Probanden zeigten auch einen stark reduzierten CoV in den R-Wellen der Herzrate, der in diesem Falle natürlich nicht als Vagusstörung interpretiert werden darf. Diese fünf Probanden wurden bei der Normwertberechnung der R-Wellen ausgeschlossen.

Tabelle 4.7.5:
Beispiele für die Variationskoeffizienten (CoV) im R- und M-Wellen-Bereich von Blutdruck (ABP) und Herzrate (HR) bei ausgewählten Patienten mit unterschiedlichen Erkrankungen. Pathologische Werte werden durch einen Stern angezeigt.

	R-Wellen im Liegen CoV_{HR}	CoV_{ABP}	M-Wellen im Stehen CoV_{HR}	CoV_{ABP}
Normalproband	2,03	1,56	1,96	2,13
diabet. Neuropathie	0,21*	1,03	2,34	3,27
[a]MSD	1,76	0,98	0,23*	0,41*
Agoraphobie	1,78	0,91	10,28*	8,64*

[a]Multi-System-Degeneration

Bei Störungen der sympathischen Kreislaufregulation kann es zu einer Reduktion der M-Wellen im Blutdruck kommen (vgl. Kapitel 2.4). Die M-Wellen der Herzrate sind ebenfalls herabgesetzt, weil einerseits bei reduzierter Blutdruckschwankung der Barorezeptorreflex nicht ausreichend aktiviert wird und andererseits bei einer Sympathikusläsion nur der parasympathische Ast für die Herzfrequenzvariation zur Verfügung steht.

Wir machen häufig die Erfahrung, daß sehr ängstliche Patienten oder solche mit neurotischen oder psychosomatischen Erkrankungen beim Stehen erhebliche Blutdruckschwankungen im M-Wellen-Bereich aufweisen. In den Wellentälern können dann Blutdruck und CBFV so stark abfallen, daß die Patienten in diesen Phasen leichte orthostatische Beschwerden angeben. Nach unserer Modellvorstellung (vgl. Kapitel 2.4) ist dies als Korrelat überschießender Sympathikusaktivität zu werten und ist in der Regel nicht mit einem organpathologischen Befund verbunden. Die CoV-Werte der M-Wellen von Blutdruck und Herzrate liegen dabei meist oberhalb der oberen pathologischen Grenze. !

Tabelle 4.7.5 zeigt jeweils ein Beispiel für die Ergebnisse der Frequenzanalyse bei einem Normalprobanden, bei einem Patienten mit einer Vagusstörung bei autonomer diabetischer Neuropathie, bei einem Patienten mit einer Sympathikusläsion bei Multi-System-Degeneration sowie bei einem Patienten mit pathologisch gesteigerter Sympathikusaktivität bei Agoraphobie mit Panikstörung.

■ **Autoregulation.** Die Frequenzanalyse der TCD-Messungen wird zur Bestimmung der Autoregulation im Liegen und im Stehen berechnet. Ähnlich wie bei dem Autoregulationstest mit forcierter Atmung (Kapitel 4.4) kann die Autoregulation durch die *Phasendifferenz* in den einzelnen Frequenzbändern zwischen der CBFV und dem ABP quantifiziert werden.

Jeweils für die 5-Minuten-Phasen im Liegen und im Stehen wird die mittlere Phasendifferenz ($\Delta\varphi_{CBFV.ABP}$) sowie die Kohärenz ($Coh_{CBFV.ABP}$) getrennt für das R- und das M-Wellen-Band berechnet. Die Phasendifferenz ist nur dann interpretierbar, wenn die Kohärenz (Coh) ausreichend hoch ($Coh > 0.4$) ist. Andernfalls muß davon ausgegangen werden, daß in der CBFV auch blutdruckunabhängige Schwankungen (z. B. durch metabolische Hirnaktivierung) vorkommen, die für die Autoregulationsbestimmung nicht herangezogen werden dürfen. !

Unsere Normwerte (linke MCA) von 50 Normalprobanden sind in Tabelle 4.7.6 aufgeführt. Zwischen drei und acht Probanden erreichten jeweils das Kohärenzkriterium nicht und wurden für die Normwertberechnung der Phasendifferenzen ausgeschlos-

Tabelle 4.7.6: Normwerte (Mittelwert ± SD) für die Phasendifferenzen ($\Delta\varphi_{CBFV.ABP}$) in Grad zwischen CBFV (rechte MCA) und Blutdruck im R- und im M-Wellen-Bereich sowie untere pathologische Grenzen (2,5 %-Perzentil) und Normwerte (Mittelwert ± SD) und obere pathologische Grenze (97,5 %-Perzentil) der absoluten Seitendifferenz zur Phasenverschiebung der linken MCA.

Frequenzband	Liegen	Stehen
R-Wellen (9-20 cpm)		
$\Delta\varphi_{CBFV.ABP}$	17,4° ± 14,8°	20,2° ± 9,0°
untere path. Grenze	-8,4°	5,2°
absol. Seitendifferenz	3,2°± 2,9°	2,6° ± 2,3°
obere path. Grenze	11,0°	9,0°
[a]N	47	42
M-Wellen (3-9 cpm)		
$\Delta\varphi_{CBFV.ABP}$	57,5° ± 16,3°	52,7° ± 14,5°
untere path. Grenze	18,5°	24,7°
absol. Seitendifferenz	7,5° ± 5,8°	3,6° ± 3,1°
obere path. Grenze	17°	12,2°
[a]N	45	44

[a] N = Fallzahl mit Kohärenz > 0,4

sen. Wir fanden keine signifikanten Unterschiede zwischen den Phasendifferenzen im Liegen und im Stehen.

Da auch bei Normalprobanden bei den höherfrequenten R-Wellen zum Teil sehr niedrige Phasenwerte gefunden werden, ist dieses Frequenzband offenbar für eine klinische Autoregulationsdiagnostik nicht gut geeignet. Bei den langsameren M-Wellen, deren Frequenz ungefähr den 6 cpm beim forcierten Atmen (vgl. Kapitel 4.4) entspricht, finden sich bei gesunden Probanden dagegen ausreichend hohe Phasendifferenzen, so daß ein pathologischer Bereich sinnvoll abgegrenzt werden kann.

4.7.5 Fehlerquellen

Bei der Kipptischuntersuchung mit TCD-Monitoring besteht die häufigste Fehlerquelle im Verrutschen der TCD-Sonden während des Kippvorganges. Unter Umständen kann es dadurch zur Beschallung des Gefäßes an einer anderen Position mit unterschiedlicher Strömungsgeschwindigkeit kommen. Hat der Untersucher den Verdacht, daß CBFV-Veränderungen im Stehen auf eine Sondenverschiebung zurückzuführen ist, sollte das Kippmanöver mit stabil fixierten TCD-Sonden wiederholt werden.

CAVE

Relevante Fehlerquellen, die sich auf die Frequenzanalyse auswirken können, sind ausgeprägte Herzrhythmusstörungen und häufiges Husten. Hierdurch werden sowohl im R- wie auch im M-Wellen-Bereich zusätzliche Oszillationen in das ABP, das HR- und das CBFV-Signal eingeführt. Entsprechende Ereignisse sollten in den aufgezeichneten Kurven markiert und von der Frequenzanalyse ausgeschlossen werden.

Literatur

Aaslid R (1987) Visually evoked dynamic blood flow response of the human cerebral circulation. Stroke 18: 771-775

Aaslid, R, Lindegaard KF, Sorteberg W, Nornes H (1989) Cerebral autoregulation dynamics in humans. Stroke 20 : 45-52

Bannister R (1983) Autonomic Failure: A Textbook of Clinical Disorders of the Autonomic Nervous System. Oxford University Press, New York

Börschel M, Villringer A, Haberls R, Anneser F, Einhäupl K (1992) Messung der zerebralen Reservekapazität: Vergleich zwischen Diamox- und CO_2-Stimulation. In: Becker H, Gaab MR (Hg): Hirndurchblutung und zerebrovaskuläre Reservekapazität. Urban und Schwarzenberg, München: pp 14-15

Diehl RR, Berlit P (1995) Die quantitative Kipptischuntersuchung mit TCD-Monitoring: Eine reliable Methode zur Diagnose der neurokardiogenen Synkope (vasovagalen Synkope). Nervenarzt 66: 116-123

Diehl RR, Daffertshofer M, Hennerici M (1991) Cerebrovascular dysautoregulation: A new syndrome? Ann Neurol 30: 244-245 (Abstract)

Diehl RR, Henkes H, Nahser HC, Kühne D, Berlit P (1994) Blood flow velocity and vasomotor reactivity in patients with arteriovenous malformations: a transcranial Doppler study. Stroke 25: 1574-1580

Diehl RR, Linden D, Berlit P, Hennerici M (1993) Reduced visually evoked blood flow response in two cases with migraine. Cerebrovasc Dis 3: 123-124

Diehl RR, Linden D, Lücke D, Berlit P (1995) Phase relationship between cerebral blood flow velocity and blood pressure: a clinical test of autoregulation. Stroke 26: 1801-1804

Diehl RR, Sitzer M, Hennerici M (1990) Cerebrovascular reserve in cerebral artery disease. J Neurol 237: 151 (Abstract)

Droste DW, Harders AG, Rastogi E (1989) A transcranial Doppler study of blood flow velocity in the middle cerebral arteries performed at rest and during mental activities. Stroke 20: 1005-1011

Hauge A, Nicolaysen G, Thoresen M (1983) Acute effects of acetazolamide on cerebral blood flow in man. Acta Physiol Scand 117: 233-239

Holl K, Nemati NM, Haubitz B, Majewski A, Gaab MR, Becker H, Dietz H (1992) Xenon-CT und Bestimmung der zerebrovaskulären Reserve mit Acetazolamid (Diamox). In: Becker H, Gaab MR (Hg): Hirndurchblutung und zerebrovaskuläre Reservekapazität. Urban und Schwarzenberg, München: pp 57-64

Imholz BPM, Wieling W, Langewouters GJ, van Montfrans GA (1991) Continuous finger arterial pressure: utility in the cardiovascular laboratory. Clin Auton Res 1: 43-53

Karemaker JM (1993) Analysis of blood pressure and heart rate variability: theoretical considerations and clinical applicability. In: Low PA (Hg): Clinical Autonomic Disorders. Little, Brown and Co, Boston: pp 315-330

Kleiser B, Scholl D, Widder B (1994) Assessment of cerebrovascular reactivity by Doppler CO_2 and Diamox testing: Which is the appropriate method? Cerebrovasc Dis 4: 134-138

Larsen FS, Skovgaard O, Hansen BA, Paulson OB, Knudsen GM (1994) Transcranial Doppler is valid for determination of the lower limit of cerebral blood flow autoregulation. Stroke 25: 1985-1988

Lassen NA, Ingvar DH, Skinhoj E (1978) Brain function and blood flow. Sci Am 239: 62-71

Ley-Pozo J, Willmes K, Ringelstein EB (1990) Relationship between pulsatility indices of Doppler flow signals and CO_2-reactivity within the middle cerebral artery in extracranial occlusive disease. Ultrasound Med Biol 16: 763-772

Linden D, Diehl RR (1996) Comparison of standard autonomic tests and power spectral analysis in normal adults. Muscle Nerve: 19: 556-562

Markus HS, Harrison MJ (1992) Estimation of cerebrovascular reactivity using transcranial Doppler including the use of breath-holding as the vasodilatory stimulus. Stroke 23: 1680-1681

Müller M, Voges M, Piepgras U, Schimrigk K (1995) Assessment of cerebral vasomotor reactivity by transcranial Doppler Ultrasound and breath-holding: A comparison with acetazolamide as vasodilatory stimulus. Stroke 26: 96-100

Newell DW, Aaslid R, Lam A, Mayberg TS, Winn HR (1994) Comparison of flow and velocity during dynamic autoregulation testing in humans. Stroke 25: 793-797

Pohlmann-Eden B, Wolf T, Mess W, Diehl RR (1993) Psychogene Blindheit. Akt Neurol 20: 58-61

Raichle M (1990) Exploring the mind with dynamic imaging. Semin Neurosci 2: 307-315

Ringelstein EB, Sievers C, Ecker S, Schneider PA, Otis SM (1988) Noninvasive assessment of CO_2-induced cerebral vasomotor response in normal individuals and patients with internal carotid artery occlusions. Stroke 19: 963-969

Ringelstein EB, Van Eyck S, Mertens I (1992) Evaluation of cerebral vasomotor reactivity by various vasodilating stimuli: Comparison of CO_2 to acetazolamide. J Cerebr Blood Flow Metabol 12: 162-168

Schatz J (1984) Orthostatic hypotension: II. Clinical diagnosis and treatment. Arch Intern Med 144: 1037

Silvestrini M, Cupini LM, Troisi E, Matteis M, Bernadi G (1995) Estimation of cerebrovascular reactivity in migraine without aura. Stroke 26: 81-83

Sitzer M, Diehl RR, Hennerici M (1992) Visually evoked cerebral blood flow responses: Normal and pathological conditions. J Neuroimag 2: 65-70

Sorteberg W, Lindegaard KF, Rootwelt K, Dahl A, Nyberg-Hansen R, Russel D, Nornes H (1989) Effect of acetazolamide on cerebral blood flow velocity and regional cerebral blood flow in normal subjects. Acta Neurochir (Wien) 97: 139-145

Tiecks FP, Lam AM, Aaslid R, Newell DW (1995) Comparison of static and dynamic cerebral autoregulation measurements. Stroke 26: 1014-1019

Urban PP, Allard A, Tettenborn B, Hopf HC, Pfennigsdorf S, Lieb W (1995) Photoreactive flow changes in the posterior cerebral artery in control subjects and patients with occipital lobe infarction. Stroke 26: 1817-1819

van Lieshout JJ, Wieling W, Karemaker JM, Eckberg DL (1991) The vasovagal response. Clin Sci 81: 576-586

Widder B (1995) Doppler- und Duplexsonographie der hirnversorgenden Arterien. Springer, Berlin

Wieling W (1992) Recording of heart rate and blood pressure. In: Bannister R, Mathias CJ (Hg): Autonomic Failure: A textbook of clinical disorders of the autonomic nervous system. Oxford University Press, Oxford: pp 291-311

Kapitel 5

Emboliedetektion 5

5.1 Detektion spontaner Embolien

In den vorangegangenen Abschnitten wurden im wesentlichen die hämodynamischen Aspekte der TCD behandelt. Es wurde gezeigt, daß für die meisten hämodynamischen Fragestellungen die V_{mean}-Kurve des TCD-Signals ausreicht und die Informationsfülle, die im Farbspektrum steckt, unberücksichtigt bleiben kann. In diesem Abschnitt wird eine noch vergleichsweise junge Anwendung des TCD-Monitorings eingeführt, die auf der Analyse des Farbspektrums beruht: die *Emboliedetektion*.

Bereits in älteren TCD-Studien aus den 80er Jahren (z. B. Rautenberg et al. 1987) wurden Beobachtungen von kurzzeitigen, hochintensiven Spektrumveränderungen während der transkraniellen Beschallung berichtet, die jedoch oft als Artefakte gedeutet wurden. Dabei war bereits aus der experimentellen Dopplerforschung der 60er Jahre bekannt, daß solide Partikel oder Gasbläschen (also Embolien im weitesten Sinne) in der beschallten Strömung zu einer erheblichen Intensitätszunahme der zur Embolusgeschwindigkeit passenden Dopplerfrequenz führen (Spencer et al. 1969). Spencer et al. (1990) und van der Linden und Casimir-Ahn (1991) gehörten zu den ersten Autoren, die den Zusammenhang zwischen im Blut zirkulierenden Fremdkörpern und entsprechenden TCD-Signalen erkannten und an unterschiedlichen Patientenkollektiven Untersuchungen zur Prävalenz und Häufigkeit dieser Ereignisse durchführten. Dabei standen zunächst solche Operationstechniken im Zentrum des Interesses, die bekanntermaßen mit einem erhöhten Risiko für zerebrale Embolien einhergehen: die Operation am offenen Herzen und die Karotisdesobliteration. Die zitierten Studien zeigten, daß die kritischen Augenblicke für das Auftreten von Embolien die Entfernung der Karotis- bzw. Aortenklemme darstellen. Unmittelbar danach konnten bei vielen Patienten hochintensive Signalveränderungen in der TCD nachgewiesen werden. Kleinste Luftbläschen (Mikro-„bubbles"), die bei dem Manöver der Entklemmung in die Blutbahn gelangen, wurden als Korrelat der TCD-Signalveränderungen angenommen. In den letzten Jahren konnte dann in einer Reihe von Publikationen demonstriert werden, daß auch andere Risikofaktoren für zerebrale Embolien wie symptomatische Karotisstenosen (Siebler et al. 1993), intrakranielle Gefäßstenosen (Diehl et al. 1993) oder kardiale Emboliequellen (Sliwka et al. 1995b) mit embolietypischen Signalen in der TCD einhergehen können. Im Kapitel 7.3 dieses Buches werden die klinischen Studien zur Emboliedetektion systematisch referiert.

Insbesondere für Forscher und Kliniker, die den Wert der TCD vor allem als Hilfsmittel in der Diagnostik bei Patienten mit ischämischem Insult sehen, wurde die Emboliedetektion rasch zu einem der interessantesten Einsatzgebiete der TCD. Immerhin zeigen die großen Schlaganfallstudien, daß zerebrale Infarkte zum größten Teil durch Embolien verursacht werden und nicht primär durch hämodynamische Faktoren wie z. B. durch systemische Blutdrucksenkung oder starken Abfall des zerebralen Perfusionsdruckes über proximalen Gefäßstenosen. Während die konventionelle extra- und transkranielle Dopplersonographie nur Stenosen, also morphologische Gefäßveränderungen als *potentielle* Emboliequelle aufdecken kann, ermöglicht die Emboliedetektion mittels TCD prinzipiell den direkten Nachweis von Embolien distal von mutmaßlichen Emboliequellen.

Neben dem prinzipiellen Nachweis von stattfindenden Embolien und von deren Häufigkeit wird seit neuerem auch versucht, aus speziellen Charakteristika der entsprechenden TCD-Signale (vor allem Dauer und Intensität der Signalveränderungen) auf die Natur der Embolien (Gasembolien, Fettembolien, Thrombozytenaggregate usw.) zu schließen (Markus und Brown 1993; Bunegin et al. 1994; Georgiadis et al. 1994b). Diesbezüglich klare Ergebnisse könnten dabei helfen, die für den Einzelfall angemessene Therapieform (z. B. Antikoagulation vs. Thrombozytenaggregations-Hemmung) zu finden (Caplan 1993).

Allerdings konnte sich die Emboliedetektion mit TCD bislang nicht als Routineuntersuchung in der Klinik durchsetzen. Die klinische Wertigkeit von positiven (aber auch negativen) Befunden der Emboliedetektion ist nämlich noch nicht abschließend geklärt. Bedeutet z. B. der Nachweis häufiger embolietypischer Signale in der TCD (die in der Regel klinisch stumm bleiben, s.u.), daß auch das Risiko für klinisch relevante Embolien erhöht ist? Außerdem fehlen bisher klare methodische Richtlinien für die eindeutige Identifikation von Embolien, die erforderliche Dauer der Emboliedetektion, sowie dafür, welche Arterien in welchen Abschnitten beschallt werden sollen. !

In diesem Kapitel sollen zunächst die dopplersonographischen Charakteristika von Embolien abgehandelt werden und anschließend die an unserer Klinik und an anderen Zentren in den letzten Jahren erarbeiteten methodischen Leitlinien zur Durchführung einer Emboliedetektion dargestellt werden.

5.1.1 Grundlagen

Zum Verständnis der embolietypischen TCD-Signale ist es zunächst noch einmal notwendig, auf die spektralanalytische Darstellung der Dopplerfrequenzen (Kapitel 2.1) zurückzukommen. Zu jedem Zeitpunkt zeigt der vertikale Querschnitt durch das Spektrum, welche Blutflußgeschwindigkeiten wie stark an der Gesamtströmung beteiligt sind. Unter physiologischen Bedingungen bilden nahezu ausschließlich Erythrozyten die Blutbestandteile, die das dopplersonographische Echo zurückgeben. Je mehr Erythrozyten eine bestimmte Flußgeschwindigkeit haben, desto höher wird die Intensität der entsprechenden reflektierten Dopplerfrequenz sein, die dann logarithmiert und farbkodiert im Spektrum angezeigt wird. Zirkulieren im Blut aber auch andere, blutfremde Partikel (Embolien), so kann es beim Transit dieser Partikel durch das Meßvolumen zu Signalveränderungen kommen, wenn sich deren Schallecho deutlich von dem der zellulären Blutbestandteile unterscheidet. Dies ist z. B. bei Mikrogasbläschen („bubbles") der Fall, deren Oberfläche viel echogener als diejenige von Blutzellen ist. Solide Embolien, wie z. B. thrombotisches Material oder Fettembolien, geben ebenfalls ein stärkeres Echo, weil ihr Durchmesser im allgemeinen viel größer als derjenige von Blutzellen ist.

Abb. 5.1.1 illustriert das Zustandekommen der embolietypischen Dopplersignale. Entsprechend der laminaren Blutströmung zeigt das Dopplerspektrum bei normaler Blutzusammensetzung eine graduell abgestufte Verteilung der Schallintensitäten (farbkodiert als dB-Werte) (Abb. 5.1.1 a). Befindet sich ein Embolus mit intensivem Schallecho im Meßvolumen, so wird sich im Spektrum bei der Dopplerfrequenz, die der Embolusgeschwindigkeit entspricht, ein hochintensives Signal darstellen (Abb. 5.1.1 b). Es kann für die Dauer, in der sich der Embolus im Meßvolumen befindet, nachgewiesen werden.

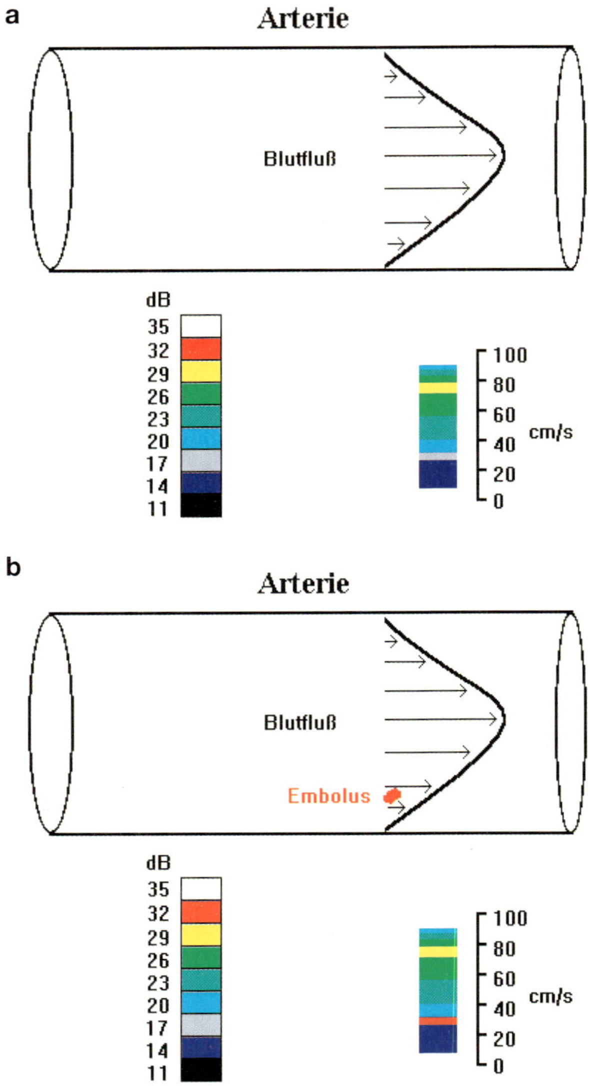

Abb. 5.1.1:
(a) Oben: Laminarer Blutfluß durch eine beschallte Arterie. Unten: Farbkodierte Skala der Intensitäten (dB-Werte, links), Verteilung der Schallintensitäten auf die verschiedenen Strömungsgeschwindigkeiten zu einem bestimmten Zeitpunkt (rechts). (b) Dieselbe Strömung wie unter (a) mit Transit eines Embolus nahe der Gefäßwand. Passend dazu hochintensives Signal (12-18 dB über den Intensitäten der Nachbarfrequenzen) bei der Geschwindigkeit von 30 cm/s.

Da sich ein Embolus zu jedem Zeitpunkt nur mit *einer* bestimmten Geschwindigkeit bewegen kann, sollte sich das zugehörige Dopplerecho jeweils als diskreter Punkt im Spektrum darstellen. Die Empirie zeigt aber, daß Embolien häufig Spektralveränderungen in einem breiten Frequenzbereich auslösen können. Beispiele hierfür sind in Abb. 5.1.2 gegeben. Insbesondere Gasemboli, die z. B. beim Ultraschallkontrasmittel Echovist freigesetzt werden, bedingen oft eine spektrale Intensitätszunahme, die vom negativen bis zum positiven Extrempunkt der Geschwindigkeitsskala reichen kann (Abb. 5.1.2 a). Solide Embolien führen zwar nicht zu derart extremen Spektrumveränderungen (Abb. 5.1.2 b und c), bedingen aber meist auch mehr oder weniger vertikal ausgedehnte Signalabweichungen.

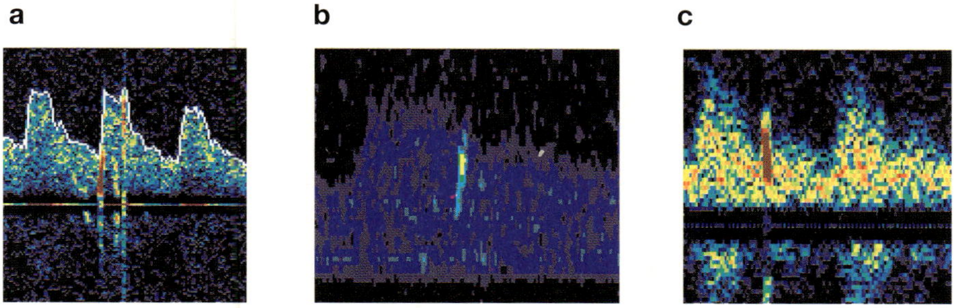

Abb. 5.1.2: Beispiele für embolietypische Spektrumveränderungen (sogen. HITS). (a) Mikrogasbläschen durch das Kontrastmittel Echovist, (b) solider Embolus aus einer Karotisstenose, (c) solider Embolus bei kardialer Emboliequelle.

Der Grund für die häufig zu beobachtenden Regelabweichungen bezüglich der Embolussignale dürfte vor allem bei gasförmigen Embolien in einer Übersteuerung des Dopplerdecoders liegen. Die der Embolusgeschwindigkeit entsprechende Dopplerfrequenz kann dann nicht mehr als reine Sinusschwingung dargestellt werden und wird durch die Spektralanalyse (FFT) fälschlicherweise in ein breites Frequenzband zerlegt. Ein weiterer Grund für die nicht punktförmige Abbildung von Embolien im Spektrum ist auf die Grenzen der FFT zurückzuführen: Für die FFT werden jeweils Teilintervalle des Dopplersignals von z. B. 10 Millisekunden herangezogen. Nur ganzzahlige Vielfache der Grundfrequenz von 100 Hz können durch die FFT berechnet werden. Da die Dopplerfrequenz eines Embolus selten exakt einer Vielfachen der FFT-Grundfrequenz entspricht (z. B. 950 Hz), wird die Energie dieser Welle durch die FFT auf die benachbarten berechenbaren Frequenzen (z. B. 600, 700, 800, 900, 1000, 1100, und 1200 Hz) verteilt. Schließlich muß noch berücksichtigt werden, daß Embolien ebenso wie der sie tragende Blutstrom ständig ihre Geschwindigkeit (und damit die entsprechende Dopplerfrequenz) ändern. Die Amplituden von periodischen Wellen, die innerhalb eines Analysefensters ihre Frequenz ändern, werden durch die FFT ebenfalls auf mehrere benachbarte Frequenzen verteilt.

Passend zu den optisch erkennbaren Veränderungen im Farbspektrum führen Embolien auch zu typischen *akustischen Signalen*. Phänomenologisch läßt sich dieses Geräusch am ehesten als kurzdauerndes hochfrequentes Pfeifen oder Zwitschern beschreiben. Dieses akustische Signal ist so charakteristisch, daß sich viele Untersucher bei der Emboliedetektion hauptsächlich auf ihr Ohr verlassen. Unsere eigene Erfahrung hat gezeigt, daß diese embolietypischen akustischen Signale oft richtungsweisend sein können, wenn das Farbspektrum nur eine minimale Intensitätszunahme (z. B. um 3 dB gegenüber dem Hintergrundsignal) anzeigt. Unter 5.1.3 wird die optische und akustische Signalanalyse zur Emboliedetektion detailliert dargestellt.

An dieser Stelle ist es sinnvoll, einen neuen Terminus einzuführen, der seit einigen Jahren im internationalen Schrifttum zur Beschreibung der embolietypischen TCD-Signale verwendet wird: *HITS*. In direkter Übersetzung aus dem Englischen bedeutet dieses Wort „Treffer" (im Plural). Psychologisch nachvollziehbar ist diese Begriffswahl jedem TCD-Untersucher, der bei einem Patienten nach längerer geduldiger aber erfolgloser Emboliedetektion plötzlich das erste typische Signal hört oder sieht. „HITS" steht allerding als Abkürzung für „high intensity transitory signal", welche auch auf die deutsche Übersetzung „hochintensives transitorisches Signal" angewendet werden kann. Diese rein deskriptive Bezeichnung für das beschriebene TCD-Phänomen hat sich auf dem Hintergrund des Expertenstreites über die Interpretation solcher Signale durchgesetzt. Vor allem die Erfahrung, daß es sich bei HITS in aller Regel um klinisch stumme Ereignisse handelt, die meist auch nicht mit einer akuten Insultgefahr einhergehen, hat dazu geführt, die entsprechenden TCD-Merkmale nicht automatisch mit Embolien gleichzusetzen. Letztlich ist es allerdings eine definitorische Frage, ob Mikropartikel oder Mikrogasbläschen im Blut, die zwar TCD-Signalveränderungen aber keine klinischen Symptome auslösen können, unter den Begriff „Embolus" fallen sollten oder nicht.

5.1.2 Klinische Indikationen

Die Durchführung einer Emboliedetektion ist bei Patienten mit bekannter potentieller Emboliequelle (z. B. Karotisstenose, Vorhofflimmern) zur Bestätigung der Emboligenität des Krankheitsherdes sinnvoll. Bei Patienten nach ischämischem Insult und mit multiplen potentiellen Emboliequellen kann die Emboliedetektion helfen, die für den Schlaganfall verantwortliche Emboliequelle einzugrenzen.

5.1.3 Methodisches Vorgehen

■ **Apparative Grundausstattung.** Eine Emboliedetektion kann mit jedem einfachen TCD-Gerät durchgeführt werden. Im Prinzip kann die Sonde mit der Hand gehalten werden; sinnvoller aber ist der Einsatz einer Monitoringsonde mit entsprechender Haltevorrichtung. Es bedarf dann nur noch eines erfahrenen und geduldigen „Zuhörers" bzw. „Zuschauers" zur Identifikation der embolietypischen Signale.

Weitaus zweckmäßiger sind moderne TCD-Monitore mit farbkodierter Spektralanalyse, die simultane bilaterale Ableitungen und digitale Speicherung der Spektralkurven ermöglichen. Verfügt das Gerät zudem über spezielle Soft- oder Hardware zur automatischen Emboliedetektion, so ist auch die ständige Gegenwart des Untersuchers verzichtbar.

■ **Wahl der abzuleitenden Gefäße und Gefäßabschnitte.** Im folgenden wird davon ausgegangen, daß für die Untersuchung ein TCD-Monitor für bilaterale Ableitung zur Verfügung steht.

In der Regel kann bei Patienten, die einer Emboliedetektion unterzogen werden sollen, eine potentielle Emboliequelle durch die Ergebnisse der konventionellen Dopplersonographie, der Angiographie oder der kardialen Diagnostik bereits vermutet werden. Für die Wahl der abzuleitenden Gefäße ist eine Einteilung der potentiellen Emboliequellen in drei verschiedene Loci sinnvoll:

- kardial (z. B. Vorhofflimmern, Klappendefekte, kardiale Thromben, offenes Foramen ovale),
- hirnversorgende Arterien proximal vom Circulus Willisii (Stenosen oder Läsionen der Karotiden, der Vertebralarterien und der A. basilaris), und
- hirnversorgende Arterien distal vom Circulus Willisii (vor allem intrakranielle Stenosen).

Kardiale Embolien können prinzipiell in alle intrakraniellen Gefäße gespült werden. Da die MCA den größten Teil der zerebralen Blutversorgung trägt, ist es sinnvoll, die Ableitung beidseits an diesem Gefäß vorzunehmen. Meist läßt sich dopplersonographisch die T-Gabel der ICA gut darstellen (MCA, Fluß zur Sonde; ACA, Fluß von der Sonde weg). Bei dieser Einstellung können also fast alle Emboli, die durch die ICA in den zerebralen Kreislauf gelangen, registriert werden. Der bilaterale Nachweis von HITS legt nahe, daß die Emboliequelle proximal vom Abgang der hirnversorgenden Arterien liegt (vorausgesetzt, es besteht keine interhemisphärische Kollateralisation.).
Dieselbe Gefäßeinstellung wie bei der Suche nach kardialen Embolien sollte auch bei einer *Karotisläsion* als mutmaßlicher Emboliequelle gewählt werden. HITS ausschließlich ipsilateral zur Karotisläsion indizieren, daß die Embolien in dieser ihren Ursprung haben.
Bei *Vertebralis-* oder *Basilarisstenosen* sollten die PCAs beidseits beschallt werden. Da in den meisten Fällen beide PCAs aus der A. basilaris gespeist werden, sollten Vertebralis/Basilaris-Embolien in beiden PCAs nachweisbar sein. Manchmal empfiehlt es sich, bei positivem Befund in den PCAs zusätzlich auch ein Embolie-Monitoring von den MCAs vorzunehmen. Ein negativer Befund dieser beiden Gefäße macht eine kardiale Emboliequelle unwahrscheinlich (Diehl et al. 1993).
Bei *intrakraniellen Gefäßstenosen* sollte die betreffende Arterie zunächst distal von der Stenose beschallt werden (mit kontralateraler Kontrolle). Sollten sich hier HITS nachweisen lassen, ist anschließend das Gefäß in einem proximal zur Stenose liegenden Abschnitt abzuleiten. Ein negativer Befund an dieser Ableitestelle weist auf die Stenose als die wahrscheinliche Emboliequelle hin.

■ **Dauer des TCD-Monitorings.** Verbindliche Richtlinien für die Dauer einer Emboliedetektion sind bislang noch nicht formuliert worden. In den meisten publizierten Studien wurden Ableitedauern zwischen 15 und 60 Minuten gewählt (Siebler et al. 1993; Georgiadis et al. 1994a; Babikian et al. 1994; Sliwka et al. 1995a, 1995b). Bezogen auf eine Stunde ergaben sich hierbei in verschiedenen Patientengruppen bei Patienten, die positive Befunde hatten, durchschnittliche HITS-Raten zwischen 5 und 20. Insbesondere bei kürzeren Ableitedauern (z. B. 15 Minuten) wird bei einzelnen Patienten oft nur ein HITS gefunden. Dies deutet darauf hin, daß die HITS-Detektion bei kurzer Ableitedauer stark vom Zufall abhängen kann. Es ist daher sinnvoll, die Emboliesuche über mindestens eine Stunde durchzuführen. Neben der höheren Sensitivität bei langer Ableitedauer bekommt man dabei auch ein stabileres Maß für die HITS-Frequenz (s. u.). Bei Patienten, die in kürzerer Zeit eine ausreichende HITS-Anzahl bieten (z. B. 30 HITS in 20 Minuten), kann das Monitoring natürlich vorzeitig beendet werden. !

■ **Visuelle und akustische Signalanalyse.** Wie bereits oben beschrieben wurde, ist das HITS-Signal durch ein zwitscherndes akustisches Geräusch und durch eine kurzzeitige Signalzunahme im farbkodierten Frequenzspektrum gekennzeichnet. Während das akustische Dopplersignal kontinuierlich zu jedem Zeitpunkt die Dopplerfrequenzen wiedergibt, beziehen sich die Farbsignale im Frequenzspektrum jeweils auf diskrete benachbarte Zeitintervalle von z. B. 16 ms, da die einzelnen FFTs das Dopplersignal jeweils über eine bestimmte Zeitdauer analysieren müssen. Bevor die entsprechenden Dopplersignale dem FFT-Analysator zugeführt werden, werden sie noch mit einem sogenannten Hanning-Fenster gefiltert. Abb. 5.1.3 (oben) zeigt, wie hierdurch das Signal verändert wird. Zu den Intervallrändern hin wird das Signal zunehmend amplitudenreduziert, während es in der Intervallmitte ungefiltert bleibt. Die Hanningfilterung zielt darauf ab, langsame Trends im Dopplersignal und solche Frequenzanteile herauszufiltern, die unterhalb der ersten harmonischen Welle liegen (bei einem Intervall von 16 ms liegt diese Frequenz bei 62,5 Hz). So können sich solche Signalanteile bei der FFT nicht verfälschend auf die höheren Frequenzen auswirken. Natürlich können aber auch sehr kurze höherfrequente Signale der FFT-Analyse entgehen, wenn diese zufällig am Rande des Analyseintervalls liegen sollten (Abb. 5.1.3, oben). Hierin dürfte der Grund dafür liegen, daß akustisch klar identifizierbare HITS-Signale manchmal kein entspechendes Korrelat im Farbspektrum haben. Es ist daher nicht sinnvoll, eine feste Grenze für die Intensitätszunahme (z. B. 9 dB) im Spektrum für die Identifikation von HITS zu fordern. Bei der Analyse von über 300 akustisch identifizierten HITS von Patienten nach Herzklappenersatz haben wir immerhin bei 17% der HITS im Spektrum eine Inten-

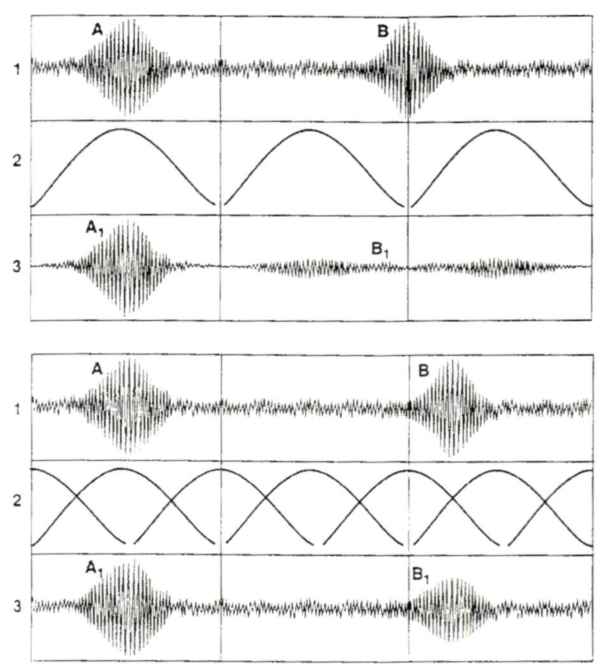

Abb. 5.1.3: Oben: das Dopplerrohsignal (1) wird durch die Hanningfilterung (2) verfälscht, wenn hochintensive Signalanteile (z. B. emboliegene Signale) am Rand des Analyseintervalls liegen (3, B_1). Unten: durch zeitliche Überlappung der Analysefenster (2) kann dieser Fehler weitgehend reduziert werden (3, B_1) (aus Markus 1995).

sitätszunahme von weniger als 9 dB gefunden (Diehl und Sliwka, unveröffentliche Daten). Modernere TCD-Monitore führen die Hanningfilterung und Spektralanalyse allerdings mit zeitlich überlappenden Analysefenstern durch. Dadurch können falsch-negative Emboliedetektionen weitgehend reduziert werden (Markus 1995, s. Abb. 5.1.3, unten).

Die Bewertung des Farbspektrums ist vor allem für den Ausschluß von Artefakten bedeutsam. Als Artefakte werden solche Veränderungen des Dopplersignals bezeichnet, die durch mechanische Einwirkungen auf die Sonde hervorgerufen werden. Kopfbewegungen des Patienten, Kau- oder Schluckbewegungen und Signalirritationen beim Sprechen sind die häufigsten Artefaktquellen. Abb. 5.1.4 zeigt einige typische artefizielle Spektrumveränderungen. Im Gegensatz zu emboligenen Signalen führen Artefakte zu längerdauernden (meist über mehrere hundert Millisekunden), niederfrequenten Intensitätszunahmen, die symmetrisch zur Zeitachse abgebildet werden. Echte HITS dauern demgegenüber selten länger als 100 Millisekunden und die Stelle maximaler Intensität erscheint in unidirektionaler Flußrichtung oft bei höheren Frequenzen (Abb. 5.1.2). !

An dieser Stelle ist noch anzumerken, daß HITS prinzipiell zu jedem Zeitpunkt innerhalb des kardialen Zyklus auftreten können. Da die Flußgeschwindigkeit und damit der Fluß in der Systole jedoch höher ist als in der Diastole, besteht eine größere Wahrscheinlichkeit, HITS in der Systole zu entdecken (Grosset et al. 1993).

Abb. 5.1.4: Typische Intensitätsänderungen im Farbspektrum durch Artefakte mit zumeist bilateral identischen, hochamplitudigen und länger andauernden niederfrequenten Signalanteilen.

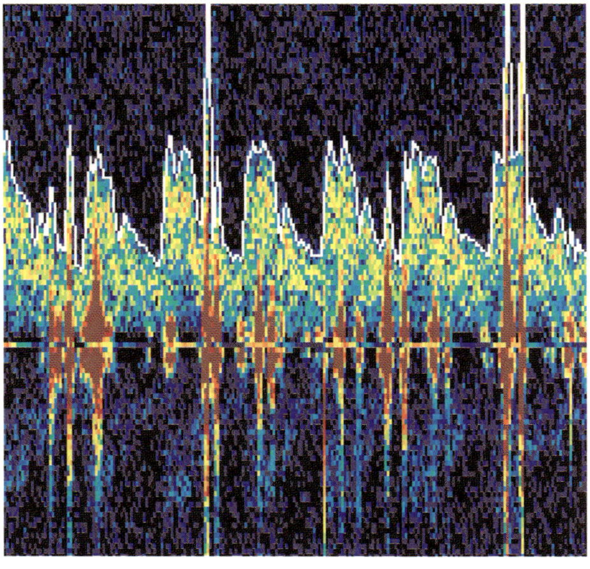

Das „Consensus Committee of the Ninth International Cerebral Hemodynamic Symposium“ (1995) hat sich für die Identifikation von HITS durch visuelle und akustische Signalanalyse auf folgende Kriterien geeinigt:

- transitorisches mikroembolisches Signal mit einer *Dauer von <300 ms* in Abhängigkeit von der Transitzeit durch das Meßvolumen,
- Amplitude des Signals $\geq$ *3 dB über dem Hintergrundsignal,*
- *Unidirektionalität* des Signals im Dopplerspektrum,
- das Spektrumsignal wird akustisch durch ein *„Schnappen“, „Zwitschern“* oder *„Stöhnen“* begleitet.

Trotz der klar formulierten Kriterien für HITS wird der Untersucher immer wieder auch Signale ableiten, die zwar nicht alle HITS-Kriterien erfüllen, aber auch nicht artefaktverdächtig aussehen. Deshalb wurden Versuche unternommen, den Emboliedetektions-Prozeß zu automatisieren und mathematisch exaktere Kriterien als Algorithmen zu implementieren.

■ **Automatische Emboliedetektion.** In den vergangenen Jahren wurden verschiedene computergestützte Verfahren zur automatischen Erkennung von HITS vorgestellt (Markus et al. 1993; Siebler et al. 1994; Casty 1994; Moehring und Klepper 1994; Aaslid 1995). Kommerziell verfügbar und inzwischen in vielen TCD-Laboren eingesetzt werden das „Neuronale Netz“ von Siebler et al. (1994) und das „Multirange“-Verfahren von Aaslid (1995).

Neuronale Netze sind lernfähige Computersysteme zur Erkennung von Mustern in Inputsignalen. Im Prinzip wird damit der Lern- und Wahrnehmungsprozeß in einem Gehirn imitiert (Bärmann und Biegler-König 1992). Das neuronale Netwerk von Siebler et al. (1994) wurde „trainiert“, zwischen Dopplerspektrumsignalen, die von menschlichen Untersuchern als „Mikroembolus“, „Artefakt“ oder „normal“ vorklassifiziert waren, eine entsprechende Differenzierung vorzunehmen. In einem anschließenden Testdurchgang konnte das Netzwerk mit hoher Übereinstimmung zum menschlichen Untersucher die verschiedenen Signale unterscheiden.

In der Praxis reduziert das neuronale Netz den personellen Aufwand für die Emboliedetektion deutlich. Während der Ableitung werden die Dopplersignale auf ein Tonband aufgenommen und später in das neuronale Netz eingefüttert. Die vom Netzwerk als „HITS“ eingestuften Ereignisse können dann noch einmal akustisch und visuell vom Untersucher überprüft werden. Natürlich kann ein neuronales Netz keine bessere Mustererkennung leisten als die Unterucher, die das Netzwerk „trainiert“ haben. Deshalb kann von solchen Technologien auch keine wirkliche Verbesserung in bezug auf eine zweifelsfreie Differenzierung zwischen Embolien, Artefakten und normvarianten Dopplerspektren erwartet werden.

! Ein bedeutender Fortschritt in bezug auf eine sichere HITS-Identifikation konnte durch die Anwendung des *Multirange-Prinzips* auf die Emboliedetektion erreicht werden (Aaslid 1995). Dabei wird dasselbe Gefäß simultan in unterschiedlichen Tiefen beschallt (zB. die MCA in vier Tiefen bei 45, 50, 55 und 60 mm). Die Dopplerrohspektren aller embolieverdächtiger Signale (z. B. alle Signale mit einer Intensität von mindestens 6 dB über dem Hintergrund) können offline analysiert werden. Beginnt das hochamplitudige Signal in den verschiedenen Meßtiefen in Flußrichtung zeitlich versetzt, und entspricht jeweils die zeitliche Verzögerung zwischen zwei Meßvolumen

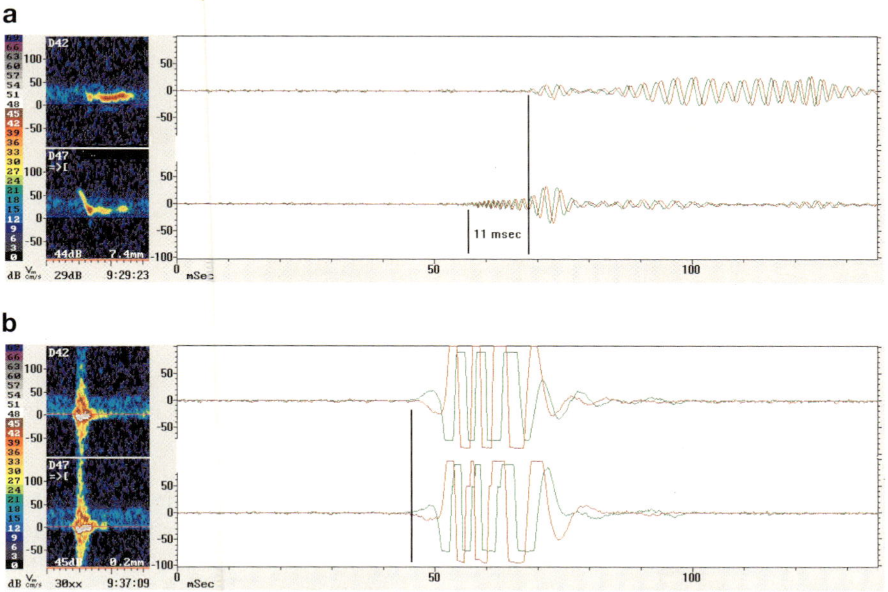

Abb. 5.1.5: Simultane TCD-Messung von der MCA in zwei Tiefen (Multirange-Verfahren). (a) Das hochintensive Spektrumsignal (links) beginnt in der Dopplerkurve (rechts) bei einer Tiefe von 47 mm etwa 11 ms früher als bei 42 mm als Hinweis für ein HITS. (b) Ein Artefaktsignal führt zu simultanen Signaländerungen in beiden Meßtiefen.

deren Abstand dividiert durch die mittlere Embolusgeschwindigkeit, dann kann mit ausreichender Sicherheit auf einen Embolus in der Blutbahn geschlossen werden (Abb. 5.1.5 a). Artefakte dagegen zeigen *gleichzeitige* Signalanhebungen in allen Meßtiefen (Abb. 5.1.5 b). Der Nachteil beim Multirange-Verfahren besteht darin, daß für die Intensität ein Grenzkriterium angegeben werden muß. HITS mit geringerer Intensität werden also übersehen.

■ **Weitere quantitative Analysen.** Das Dopplersignal eines HITS' enthält viele Informationen, die möglicherweise Aufschluß über Größe und Zusammensetzung der Mikroembolien geben könnten. Einfach zu erhebende Parameter sind:

- die *relative Intensitätszunahme* im Farbspektrum während des HITS gemessen in dB,
- die *Dauer*, für die das HITS-Signal nachweisbar ist
- die *mittlere Geschwindigkeit* des Embolus
- die *relative Geschwindigkeit* des Embolus im Verhältnis zur gleichzeitigen Maximalgeschwindigkeit (V_{max}) des Blutes.

In die relative Intensitätszunahme dürfte zum einen die materialspezifische Echogenität des Embolus eingehen, die z. B. für Gasembolien größer ist als für solide Embolien (Georgiadis 1994b), zum anderen der Querdurchmesser des Embolus. Je größer die der Sonde zugewandte Oberfläche des Embolus ist, desto größer sollte die Amplitude der zur Embolusgeschwindigkeit passenden Dopplerfrequenz sein (Markus et al. 1994).

Mathematisch läßt sich zeigen, daß der Längsdurchmesser D_E eines Embolus (also der Durchmesser parallel zur Gefäßrichtung) zur mittleren Geschwindigkeit V_E und zur Dauer T_E die folgende Beziehung aufweist:

$$D_E = V_E \cdot T_E - SV. \qquad \text{(Gleichung 5.1.1)}$$

Dabei bezeichnet SV den Längsdurchmesser des Meßvolumens („sample volume"). Die Gleichung ist folgendermaßen zu interpretieren: Je größer bei einer festen Geschwindigkeit die Dauer des Embolus im Dopplerspektrum, desto größer ist der Durchmesser des Embolus. Oder: Je größer die Geschwindigkeit eines Embolus bei konstanter Dauer im Spektrum, desto größer ist der Embolus (Droste et al. 1994). Der Längsdurchmesser des Meßvolumens muß vom Produkt $V_E \cdot T_E$ abgezogen werden, da theoretisch auch ein unendlich kleiner Embolus für die Dauer seiner Passage durch das Meßvolumen im Spektrum nachweisbar ist.

Prinzipiell erlaubt also Gleichung 5.1.1 die Bestimmug des Längsdurchmessers eines Embolus. Die praktische Anwendung der Formel ist allerding durch zwei Faktoren limitiert. Auch bei exakter Angabe von SV durch das TCD-Gerät (z. B. 11 mm) besteht keine Sicherheit über die tatsächliche Längsausdehnung des Meßvolumens im Gefäß. Es kann im Einzelfall nicht ausgeschlossen werden, daß ein Teil des Samplevolumes außerhalb des Gefäßes liegt. Die Variable SV bleibt also letztlich unbekannt. Weiterhin ist die Bestimmung von Embolus-Verweildauer und Embolus-Geschwindigkeit sehr ungenau, wenn das Farbspektrum hierfür herangezogen wird. Wie oben bereits beschrieben wurde, wird das Dopplersignal für die Frequenzanalyse in diskrete Intervalle zerlegt und durch das Hanning-Fenster gefiltert. Die zeitliche Auflösung des Farbspektrums ist damit – bei fehlender zeitlicher Überlappung der Fenster – durch die Größe des Analyseintervalls (z. B. 10 ms) limitiert. Sinnvollerweise sollten die Parameter T_E und V_E an dem Dopplerrohsignal bestimmt werden. In Abb. 5.1.5 a sind die emboligenen Dopplerwellen für etwa 65 ms (T_E) in dem Meßvolumen bei 42 mm Tiefe nachweisbar. In diesem Zeitfenster lassen sich 24 Oszillationen auszählen, entsprechend einer mittleren Frequenz von etwa 0,37 kHz. Nach Gleichung 2.1.4 (Kapitel 2.1) entspricht dies einer Geschwindigkeit von 14,5 cm/s oder 0,145 mm/ms (V_E). Der Term $V_E \cdot T_E$ in Gleichung 5.1.1 beträgt also 9,4 mm. Bei einem „wahren" Meßvolumen von SV = 7 mm hätte demnach der Embolus einen Durchmesser von D_E = 2,4 mm.

5.1.4 Befundung

Bei der Routineanwendung der HITS-Detektion interessieren vor allem zwei Fakten: In welchen Gefäßen lassen sich HITS nachweisen (*HITS-positive Gefäße*)? Wie hoch ist die HITS-Frequenz (*HITS-Rate bezogen auf eine Stunde*)?

Grundsätzlich gilt: HITS können nur distal von einer potentiellen Emboliequelle auftreten. Die Identifikation der HITS-positiven und der HITS-negativen Gefäße hilft also, die Emboliequelle einzugrenzen. Kardiale Embolien sollten in allen intrakraniellen Gefäßen nachweisbar sein, wobei aufgrund des höheren Blutflusses in den MCAs höhere HITS-Raten zu erwarten sind als in den ACAs und PCAs. Arterio-arterielle Embolien sollten im vorderen Kreislauf nur einseitig in der MCA und ACA und bei Vertebralis/Basilaris-Stenosen nur in beiden PCAs zu HITS führen.

Die Interpretation der HITS-Befunde muß natürlich auch Normvarianten des Circulus Willisii und intrakranielle Kollateralwege berücksichtigen. Bei einem Direktabgang der PCA aus der ICA oder bei einem kräftigen Blutfluß durch die PcomA von der ICA zur PCA können Embolien aus eine ICA-Stenose auch in der ipsilateralen PCA zu HITS führen. Patienten mit „crossflow" über die AcomA können kontralateral zu einer Karotisstenose HITS zeigen. Die Methode der Emboliedetektion findet ihre Grenzen nicht zuletzt auch im probabilistischen Charakter der HITS. HITS treten nicht in determinierten Intervallen auf sondern können zufallsbedingt auch über längere Zeitabschnitte ausbleiben. Ein HITS-negativer Befund für ein bestimmtes Gefäß beweist also nicht sicher, daß dieses Gefäß nicht distal von einer Emboliequelle liegt. Insbesondere bei einer sehr niedrigen HITS-Rate in einer HITS-positiven Arterie (z. B. zwei HITS pro Stunde in der linken MCA) schließen HITS-negative Befunde der anderen Gefäße mögliche Embolien nicht aus. !

Über den prinzipiellen Nachweis von HITS in einem speziellen Gefäß hinaus gibt die HITS-Rate möglicherweise Auskunft über die „Malignität" der Emboliequelle. Erste Untersuchungen zum Zeitverlauf der HITS-Rate zeigen z. B., daß sich in der MCA ipsilateral zu einer symptomatischen Karotisstenose unmittelbar nach dem ischämischen Ereignis, also in der Periode mit dem höchsten Risiko für einen Reinsult, signifikant mehr HITS zeigen als im postakuten Intervall (Siebler et al. 1993). Es ist also sinnvoll, für jedes beschallte Gefäß auch die HITS-Rate zu dokumentieren.

5.2 Kontrastmitteluntersuchung auf paradoxe Embolien

Embolien in die kleinen zerebralen Gefäße stammen in der Regel aus Emboliequellen, welche den intrakraniellen Arterien vorgeschaltet sind (im linken Herz, in der aszendierenden Aorta, in den großen hirnversorgenden Arterien). Thromben im venösen System können normalerweise nicht ins arterielle System gelangen, weil das pulmonale Kapillarnetz als „Filter" zwischengeschaltet ist.

Bereits vor über hundert Jahren wurde allerdings schon ein offenes (oder *patentes*) Foramen ovale (PFO) als mögliche Bedingung dafür diskutiert, daß venöse Embolien vom rechten Atrium direkt in das linke Atrium und damit in das arterielle System gelangen können (paradoxe Embolie). Bis in die 80er Jahre unseres Jahrhunderts beschränkte sich die Evidenz für einen solchen Pathomechanismus des Schlaganfalles jedoch nur auf Einzelfälle von Patienten mit einem autoptischen Nachweis eines PFO in Verbindung mit Thromben im rechten Vorhof. Insbesondere in den großen Schlaganfalldatenbanken war keine Kategorie „Paradoxe Embolie bei PFO" vorgesehen. Dafür mußten durchschnittlich etwa 25 % aller Patienten der Restkategorie „Schlaganfall ungeklärter Ätiologie" zugeordnet werden. Seit einigen Jahren wird an mehreren Schlaganfallzentren mit der hier dargestellten Kontrast-TCD Methode oder mittels Kontrast-Echokardiographie bei Patienten systematisch nach der Existenz eines

PFOs gesucht. Dabei zeigte sich, daß Patienten mit ungeklärter Schlaganfallätiologie eine deutlich höhere PFO-Prävalenz aufwiesen (ca. 50 %) als Normalprobanden oder Patienten mit bekannter Schlaganfallätiologie (um 20 %). Danach muß man heute davon ausgehen, daß etwa 15 % aller ischämischer Insulte auf eine paradoxe Embolie bei PFO zurückzuführen sind. Einen detaillierten Überblick über die entsprechenden Studien geben wir in Kapitel 7.6.

Die Kontrast-TCD stellt eine rasch durchführbare und für den Patienten kaum belastende Methode zur Identifizierung eines PFOs dar. Die Trefferquote bezüglich PFO-Detektion ist vergleichbar mit der transösophagealen Echokardiographie (TEE) nach Gabe von Kontrastmittel. Wird letztere Technik als „gold standard" der PFO-Detektion betrachtet, so liegen Sensitivität und Spezifität der Kontrast-TCD jeweils über 90 % (Nemec et al. 1991; Klötzsch et al. 1994). Die Kontrast-TCD ist damit ein brauchbares Werkzeug, um die potentielle Schlaganfallursache „PFO" zuverlässig zu diagnostizieren.

5.2.1 Grundlagen

Aufgrund der hohen Schallimpedanz der Grenzschicht zwischen Blut und Luft geben Mikroluftbläschen („bubbles") im Blut ein besonders intensives Schallecho, das als sogenanntes *HITS* im Dopplerspektrum imponiert (s. Kapitel 5.1). Die „bubbles" der üblicherweise als Ultraschallkontrastmittel (KM) verwendeten Lösungen (Echovist®, Gelifundol®, agitierte Kochsalzlösung) geben – wenn sie in die intrakranielle Strombahn gelangen können – entsprechende Signale. KM wird hierfür in die Cubitalvene injiziert. Bei nicht angelegtem Rechts-Links-Shunt können die „bubbles" aufgrund der fehlenden Kapillargängigkeit das linke Herz und das arterielle System nicht erreichen. Liegt bei einem Patienten ein PFO (oder ein anderer Rechts-Links-Shunt) von ausreichender Größe vor, können die „bubbles" über den Shunt in das linke Herz vordringen und gewöhnlich innerhalb von zehn Herzzyklen nach der Injektion mit der TCD im Gehirn nachgewiesen werden.

Bei kleineren PFOs kommt es häufig aufgrund des negativen Druckgradienten zwischen rechtem und linkem Vorhof zu keinem spontanen KM-Übertritt in das linke Atrium. Durch ein Valsalva-Manöver kann aber dieser Druckgradient vorübergehend umgekehrt werden, wodurch die Passage von KM auch durch kleinere PFOs ermöglicht wird.

5.2.2 Klinische Indikationen

Die Kontrast-TCD sollte bei allen Patienten nach einem embolischen Insult durchgeführt werden, bei denen die konventionelle Zusatzdiagnostik (Gefäßuntersuchungen, kardiale Abklärung, Gerinnungsstatus) keinen Hinweis auf die Emboliequelle ergeben hat. Jüngere Schlaganfallpatienten (unter 50 Jahren) sollten grundsätzlich der PFO-Untersuchung unterzogen werden.

5.2.3
Methodisches Vorgehen

Apparative Ausstattung. Die TCD-Ableitung nach Kontrastmittelgabe braucht nicht länger als 20 Sekunden zu dauern. Die Kontrast-TCD kann daher mit jedem TCD-Gerät und mit handgehaltener Sonde durchgeführt werden. Bei Verzicht auf Sondenfixierung muß die Untersuchung aber durch zwei Personen erfolgen (für die Injektion und für die TCD-Ableitung). Sinnvoller ist also die Ableitung mit Monitoring-Sonden.

Wahl der abzuleitenden Gefäße. Bei Patienten mit PFO läßt sich das Kontrastmittel in allen großen intrakraniellen Arterien nachweisen. Die TCD-Ableitung von nur einer MCA ist daher für die Diagnosestellung ausreichend. Bei Patienten mit insuffizientem transkraniellem Knochenfenster kann alternativ die A. basilaris von transnuchal beschallt werden. Natürlich kann auch mit handgehaltener Sonde extrakraniell von der Karotisarterie abgeleitet werden.

Kontrastmittel. Für die Kontrast-TCD-Untersuchung eines PFOs muß ein Ultraschall-KM verwendet werden, das bei venöser Gabe die Lungenpassage nicht übersteht und nur über einen kardialen Rechts-Links-Shunt in das arterielle System gelangen kann. Hierfür kann jeweils 4 ml agitierter 0,9 %iger Kochsalzlösung oder agitierter Gelatinelösung (Gelifundol®), gemischt mit 1 ml Luft, eingesetzt werden. Das Gemisch wird vor der Applikation zwischen zwei Injektionsspritzen über einen Dreiwegehahn so lange hin und her gespritzt, bis ein schaumiges Gemisch aus winzigen Luftbläschen entstanden ist, das dann über den dritten Ausgang des Dreiwegehahns in die Armvene injiziert werden kann. Die Luftbläschen bleiben für 20 bis 30 Sekunden stabil und werden spätestens im Kapillarbett zerstört. Bei offenem Foramen ovale können die „bubbles" in die intrakranielle Strombahn gelangen und erzeugen in der TCD die unverkennbaren HITS-Signale.

Weniger Aufwand bereitet die Injektion des kommerziell verfügbaren Ultraschall-KM Echovist®. Echovist® besteht aus D-Galactosemikrosphären, die von winzigen Luftbläschen umgeben sind. Letztere sind verantwortlich für das kräftige Echo im Ultraschall, das vergleichbar ist mit dem Echo der agitierten Kochsalz- bzw. Gelatinelösung. Nennenswerte Nebenwirkungen durch die Gabe von Echovist® wurden bislang ebensowenig bekannt wie Nebenwirkungen durch die Injektion der agitierten Lösungen.

Untersuchungsablauf. Nach der Fixierung der Sonden werden 5 ml Kontrastmittel (KM) als Bolus in die Cubitalvene injiziert. Der Arm wird anschließend passiv angehoben. Das Beobachtungsintervall für die Registrierung von möglichen Emboliesignalen im TCD-Signal sollte etwa 20 Sekunden betragen. Anschließend wird der Patient gebeten, ein zehnsekündiges Valsalva-Manöver durchzuführen. Dabei werden erneut 5 ml des KMs appliziert. Danach wird das Spektrum wiederum für 20 Sekunden beobachtet.

Tabelle 5.2.1: Grobe Quantifizierung der HITS-Rate bei der [a]KM-Untersuchung.

Stärke des KM-Übertrittes	Kriterium
kein KM-Übertritt	keine HITS nachweisbar oder sporadische HITS
leichter KM-Übertritt	einige singuläre HITS (bis 1 HITS/s)
deutlicher KM-Übertritt	mehrere singuläre HITS (> 1 HITS/s)
kräftiger KM-Übertritt	ununterbrochener HITS-Schauer

[a] *KM*, Kontrastmittel

■ **Auswertung.** Die Signalanalyse der TCD-Spektren erfolgt nach denselben Kriterien wie bei der Emboliedetektion spontaner Embolien (s. Kapitel 5.1). Das akustische Signal der Bläschenembolien (HITS) ist unverkennbar und kann nicht mit Artefakten verwechselt werden. Das optische Signal im Farbspektrum ist in der Regel so intensiv, daß sich Intensitätserhöhungen im gesamten Dopplerfrequenzbereich zeigen (Abb. 5.2.1 a). Manchmal lassen sich nur einige singuläre HITS in der TCD nachweisen. Oft kann aber die Anzahl der aufgetretenen HITS nicht exakt bestimmt werden.

Abb. 5.2.1: Übertritt von Kontratmittel bei patentem Foramen ovale. (a) Bei kleinerem Rechts-Links-Shunt löst das Kontrastmittel nur vereinzelte HITS mit sehr intensivem Echo aus. (b) HITS-Schauer bei sehr kräftigem Kontrastmittelübertritt.

a

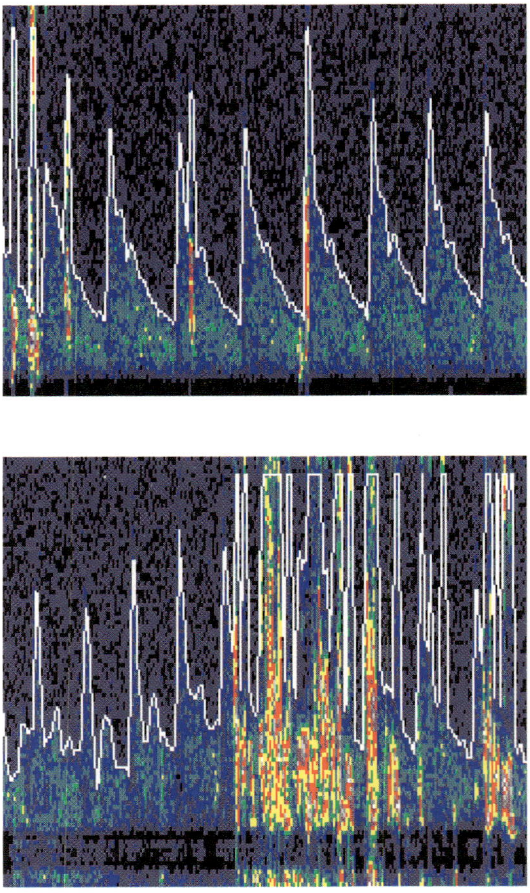

b

Bei einem kräftigen KM-Übertritt in das linke Herz kann es im TCD-Signal zu einem Schauer von zeitlich nicht mehr zu differenzierenden HITS kommen, der über mehrere Sekunden anhalten kann (Abb. 5.2.1 b). Wir nehmen daher nur eine grobe Kategorisierung des KM-Befundes vor (Tab. 5.2.1).

Bei Vorliegen eines PFOs lassen sich HITS frühestens 3 Herzzyklen nach der Injektion nachweisen (bei der Testung nach Valsalva-Manöver etwa 4 Herzzyklen nach Abschluß des Preßvorganges). Die ersten HITS sollten innerhalb von 10 Herzzyklen nach Injektionsende bzw. Abschluß des Preßvorgangs auftreten. Bei höherer Latenzzeit sind die HITS wahrscheinlich nicht auf ein PFO sondern auf eine pulmonale Passage des KM über arteriovenöse Shunts zurückzuführen. !

5.2.4 Befundung

Für einen PFO-positiven Befund sollte zumindest ein leichter KM-Übertritt nachweisbar sein. Sporadisch auftretende HITS nach KM-Gabe sprechen gegen ein PFO von klinisch relevantem Durchmesser.

Lassen sich KM-HITS auch ohne Valsalva-Manöver nachweisen, so ermöglichen die Druckverhältnisse im Herzen offenbar einen ständigen Bluttransfer vom rechten in das linke Herz (*permanentes PFO*). Kommt es ausschließlich nach Valsalva zu einem KM-Übertritt, liegt ein *ventil-offenes PFO* vor. Diese Unterscheidung ist bei Schlaganfallpatienten für die Einstufung des PFOs als Schlaganfallursache wichtig. So sollte bei Patienten mit einem ventil-offenen PFO anamnestisch unmittelbar vor dem Beginn des Insultes ein Valsalva-ähnliches Manöver nachweisbar sein (z. B. anstrengende körperliche Arbeit, Defäkation). Bei Patienten mit einem permanenten PFO muß ein solches Ereignis im Vorfeld des Schlaganfalles nicht gefordert werden.

5.2.5 Weiterführende Untersuchungen

Zur weiteren Abklärung des Insultpathomechanismus' ist es bei positivem PFO-Befund sinnvoll, echokardiographisch nach Thromben im rechten Vorhof und phlebographisch/duplexsonographisch nach Becken- und Beinvenenthrombosen zu suchen. Interessanterweise sind die entsprechenden Befunde aber bei den meisten Patienten mit Verdacht auf paradoxe Embolie bei PFO negativ (vgl. auch Kapitel 7.6).

Literatur

Aaslid R (1995) Emboli recording. In: Multi-Dop X4. Operating Instructions. DWL GmbH, Sipplingen

Babikian VL, Hyde C, Pochay V, Winter MR (1994) Clinical correlates of high-intensity transient signals detected on transcranial Doppler sonography in patients with cerebrovascular disease. Stroke 25: 1570-1573

Bärmann F, Biegler-König F (1992) On a class of efficient learning algorithms for neural networks. Neural Networks 5: 129-144

Bunegin L, Wahl D, Albin MS (1994) Detection and volume estimation of embolic air in the middle cerebral artery using transcranial Doppler sonography. Stroke 25: 593-600

Caplan LR (1993) Brain embolism, revisited. Neurology 43: 1281-1287

Casty M (1994) Automatische Erkennung von Mikroemboli in TCD-Signalen. Ultraschall in Med 15: 253-258

Consensus Committee of the Ninth International Cerebral Hemodynamic Symposium (1995) Basic identification criteria of Doppler microembolic signals. Stroke 26: 1123

Diehl RR, Sliwka U, Rautenberg W, Schwartz A (1993) Evidence for embolization from a posterior cerebral artery thrombus by transcranial Doppler monitoring. Stroke 24: 606-608

Droste DW, Markus HS, Nassiri D, Brown MM (1994) The effect of velocity on the appearance of embolic signals studied in transcranial Doppler models. Stroke 25: 986-991

Georgiadis D, Grosset DG, Kelman A, Faichney A, Lees KR (1994a) Prevalence and characteristics of intracranial microemboli signals in patients with different types of prosthetic cardiac valves. Stroke 25: 587-592

Georgiadis D, Mackay TG, Kelman AW, Grosset DG, Wheatley DJ, Lees KR (1994b) Differentiation between gaseous and formed embolic material in vivo. Stroke 25: 1559-1563

Grosset DG, Georgiadis D, Kelman AW, Lees KR (1993) Quantification of ultrasound emboli signals in patients with cardiac and carotid disease. Stroke 24: 1922-1924

Klötzsch C, Janßen G, Berlit P (1994) Transesophageal echocardiography and contrast-TCD in the detection of a patent foramen ovale: Experiences with 111 patients. Neurology 44: 1603-1606

Markus H (1995) Importance of time-window overlap in the detection and analysis of embolic signals. Stroke 26: 2044-2047

Markus HS, Brown MM (1993) Differentiation between different pathological cerebral embolic meaterials using transcranial Doppler in an in vitro model. Stroke 24: 1-5

Markus HS, Loh A, Brown MM (1993) Computerized detection of cerebral emboli and discrimination from artifact using Doppler ultrasound. Stroke 24: 1667-1672

Markus HS, Loh A, Brown MM (1994) Detection of circulating cerebral emboli using Doppler ultrasound in a sheep model. J Neurol Sci 122: 117-124

Moehring MA, Klepper JR (1994) Pulse Doppler ultrasound detection, characterization and size estimation of emboli in flowing blood. IEEE Trans Biomed Eng 41: 35-44

Nemec JJ, Marwick TH, Lorig RJ, Davison MB, Chimowitz MI, Litowitz H, Salcedo EE (1991) Comparison of transcranial doppler ultrasound and transesophageal contrast echocardiography in the detection of interatrial right-to-left shunts. Am J Cardiol 68: 1498-1502

Rautenberg W, Schwartz A, Hennerici M (1987) Transkranielle Doppler-Sonographie während der zerebralen Angiographie. In: Widder B (Hg): Transkranielle Doppler-Sonographie bei zerebrovaskulären Erkrankungen. Springer, Berlin: pp 144-148

Siebler M, Rose G, Sitzer M, Bender A, Steinmetz H (1994) Real-time identification of cerebral microemboli with US feature detection by a neural network. Radiology 192: 739-742

Siebler M, Sitzer M, Rose G, Bendfeldt D, Steinmetz H (1993) Silent cerebral embolism caused by neurologically symptomatic high-grade carotid stenosis. Event rates before and after carotid endarterectomy. Brain 116: 1005-1015

Sliwka U, Diehl RR, Meyer B, Schöndube F, Noth J (1995a) Transcranial Doppler „High intensity transient signals" in the acute phase and long-term follow-up of mechanical heart valve implantation. J Stroke Cerebrovasc Dis 5: 139-146

Sliwka U, Job FP, Wissuwa D, Diehl RR, Flachskampf FA, Hanrath P, Noth J (1995b) Occurrence of transcranial Doppler high-intensity transient signals in patients with potential cardiac source of embolism. Stroke 26: 2067-2070

Spencer MP, Campbell SD, Sealy JL, Henry FC, Lindbergh J (1969) Experiments on decompression bubbles in the circulation using ultrasonic and electromagnetic flowmeters. J Occup Med 11: 238-247

Spencer MP, Thomas GI, Nicholls SC, Sauvage LR (1990) Detection of middle cerebral artery emboli during carotid endarterectomy using transcranial Doppler ultrasonography. Stroke 21: 415-423

van der Linden J, Casimir-Ahn H (1991) When do cerebral emboli appear during open heart operations? A transcranial Doppler study. Ann Thorac Surg 51: 237-241

Kapitel 6

TCD-Monitoring 6

6.1 Einflußgrößen

Aufgrund der sehr guten zeitlichen Auflösung ist die transkranielle Dopplersonographie für Monitoringzwecke besonders geeignet; andere Methoden der regionalen Blutflußmessung, etwa mit Radioisotopen, sind für diesen Zweck viel zu langsam. Ein grundsätzliches Problem stellt die Frage dar, welche Parameter beim Monitoring in unterschiedlichen Situationen zugrunde gelegt werden sollen und inwieweit über einfache Meßparameter eine Aussage über den zerebralen Blutfluß (CBF) möglich ist. In der Regel wird für Monitoringzwecke die Blutflußgeschwindigkeit (CBFV) der mittleren Hirnarterie kontinuierlich erfaßt und zur Beurteilung des peripheren Widerstandes zusätzlich der Pulsatilitäts-Index nach Gosling oder der Widerstands-Index nach Pourcelot registriert. Bei der Messung der CBFV wird das Gefäßlumen selbst nicht miterfaßt, so daß sich grundsätzlich nicht ausschließen läßt, daß Änderungen des Gefäßlumens eine Rolle spielen könnten. Unter steady-state-Bedingungen werden Kaliberschwankungen der großen basalen Hirnarterien um bis zu 5% beobachtet, bei deutlichen Bludruckabfällen bis zu 10% (Kontos 1989). Aaslid hatte in den 90er Jahren eine Reihe von Untersuchungen zu Autoregulationsmechanismen unter dynamischen bzw. statischen Bedingungen durchgeführt mit dem Resultat, daß für Monitoring-Zwecke die Messung der CBFV eine ausreichende Information über den zerebralen Blutfluß gibt (Aaslid 1986) – diese Ergebnisse waren zunächst noch kontrovers diskutiert worden. Jüngere Untersuchungen zeigten dann, daß tatsächlich die einfachen Parameter, welche beim TCD-Monitoring zugrunde gelegt werden, sowohl mit Xenon-Messungen, der Elektroflowmetrie und Messungen nach dem Fick-Prinzip übereinstimmen; eine gute Korrelation fand sich auch zwischen den TCD-Meßdaten und der direkten Beobachtung der Gefäßreaktion intraoperativ (Giller et al. 1993). Die Antwort auf CO_2-Stimulation wurde verglichen mit Messungen mittels Positronenemissionstomographie (PET) – auch hierbei zeigte sich eine zufriedenstellende Übereinstimmung (Sugimori et al. 1995), so daß die TCD als Screening-Methode offensichtlich in der Lage ist, zuverlässige und reliable Daten bezüglich der zerebralen Durchblutung liefern zu können.

■ **Kohlendioxid.** Allerdings gilt es gerade bei speziellen Monitoring-Situationen (im Operationssaal, auf der Intensivstation) Einflußgrößen zu bedenken, welche die erhobenen Meßdaten verfälschen können. Über eine Erhöhung des Gefäßtonus bei Hypokapnie kommt es zu einer Verbesserung von Autoregulationsmechanismen, während die Reduktion des Gefäßtonus bei Hyperkapnie Autoregulationsmechanismen verschlechtert (Aaslid et al. 1989; Birch et al. 1995).

■ **Körperposition.** Für das Monitoring spielt die Körperposition des Patienten eine große Rolle (vgl. Kapitel 4.7): Die Strömungsgeschwindigkeit des Blutflusses in der mittleren Hirnarterie ist im Stehen signifikant niedriger als im Liegen (Brunhölzl und Müller 1986). Auch bei einer Kopfhochlagerung von nur 30° unter Narkose kommt es zu einer Flußreduktion, welche beim Monitoring berücksichtigt werden muß (Werner et al. 1990).

CAVE

■ **Narkose.** Eine Reihe von Medikamenten beeinflußt die Meßergebnisse der transkraniellen Dopplersonographie – dieses gilt auch für Narkose-Präparate. Die Narkose-Einleitung mit Thiopental oder Etomidate reduziert die CBFV der mittleren Hirnarterie, während der Intubation kommt es zu einem signifikanten Anstieg (Kofke et al. 1994). Isofluran zählt zu den Narkotika, welche eine Gefäßdilatation bedingen können, wobei die CO_2-Reaktivität unter dieser Substanz erhalten bleibt (Werner et al. 1995). Wie vergleichende Messungen zeigen, ist jedoch auch unter Isofluran eine ausreichende Beurteilungsmöglichkeit des zerebralen Blutflusses durch relative Änderungen der TCD-Meßwerte gegeben (Schregel et al. 1995). Die CO_2-Reaktivität wird von Propofol und Alfentanil im Unterschied zu Isofluran deutlich reduziert; Sufentanil reduziert sowohl den zerebralen Sauerstoffverbrauch als auch die CBFV der mittleren Hirnarterie (Werner et al. 1991 und 1995). Selbstverständlich beeinflussen sämtliche Medikamente, die zu Blutdruckänderungen führen, auch die mittels TCD meßbaren Blutflußgeschwindigkeiten; dasselbe gilt für Vasodilatantien wie Nitroglycerin oder Halothan (Schregel 1993).

■ **Körpertemperatur.** Änderungen der Körpertemperatur können den zerebralen Blutfluß verändern, wobei eine Hyperthermie zu einer diskreten Erhöhung des zerebralen Blutflusses führt (Kanaya et al. 1993), aber eine auch ausgeprägte Hypothermie die Spitzenflußgeschwindigkeiten nur gering reduziert (Endo et al. 1994), so daß die TCD bei Eingriffen in Hypothermie im Vergleich zu neurophysiologischen Monitoring-Methoden (EEG, SEP) die zuverlässigere Methode zu sein scheint.

■ **Hämatokrit.** Eine signifikante Erhöhung der CBFV zeigt sich bei einem Hämatokrit von unter 35 % (Brass et al. 1988); dieses kann auf der Intensivstation oder im Operationssaal Vasospasmen vortäuschen.

■ **Blutzucker.** Speziell bei Diabetikern führt eine Hypoglykämie zu einer signifikanten Zunahme der Blutflußströmungsgeschwindigkeit, wobei der kritische Wert bei 65 mg/dl Glukose liegt (Heinemann et al. 1990).

■ **Hirnaktivität.** Erfolgt das Monitoring beim wachen Patienten, so muß berücksichtigt werden, daß die Aktivierung von Hirnarealen, welche man sich beispielsweise bei der visuellen Stimulation zunutze macht, die CBFV-Messungen beeinflussen kann. Die einfache Lichtexposition führt zu einem 16 %igen Strömungsanstieg in der hinteren Hirnarterie (Aaslid 1987), motorische Tätigkeiten einer Hand führen zum Strömungsanstieg der kontralateralen A. cerebri media; bestimmte sprachliche Leistungen bzw. visuell-räumliche Aufgaben verändern das Strömungsverhalten der mittleren Hirnarterie der dominanten bzw. nichtdominanten Hemisphäre (vgl. Kapitel 4.6 und 7.8).

■ **Schlaf.** Wenn in der Intensivmedizin oder auf der Stroke Unit Patienten über 24 Stunden abgeleitet werden, müssen neben den genannten Parametern auch die physiologischen Veränderungen während des Schlafes mitbedacht werden. Wie Direktmessungen der sympathischen Aktivität bei gleichzeitiger Powerspektrumanalyse von Blutdruck und Herzfrequenz gezeigt haben, kommt es im non-REM-Schlaf zu Hypotension, Bradykardie und einer Reduktion des systemischen Gefäßwiderstandes und der Herzauswurfleistung. Diese Effekte sind auf eine Reduktion der Sympathikus-Aktivität und einen gesteigerten Vagotonus zurückzuführen. Lediglich während sog. Arousals – im EEG erkenntlich an den K-Komplexen – kommt es zu einer erhöhten Sympathikus-Aktivität in den Gefäßen der Skelettmuskulatur; interessanterweise lassen sich beim Wachen entsprechende Schreckreaktionen über der Haut als sympathische Hautantwort elektrisch ableiten. Im REM-Schlaf kommt es zu vorübergehenden Blutdruckanstiegen und einer Zunahme der Herzfrequenz – in diesen Phasen nimmt der Sympathikotonus mit Vasokonstriktion der Muskelgefäße über den Grad beim Wachheitszustand hinaus zu; die Zunahme der REM-Phasen in den frühen Morgenstunden wird als eine Erklärung für die erhöhte Inzidenz von Herzinfarkt und Hirninfarkt in den frühen Morgenstunden herangezogen (Somers et al. 1993). Wie TCD-Messungen während des Schlafes gezeigt haben, nimmt im REM-Schlaf die Ausprägung und Frequenz von B-Wellen zu, während der periphere Widerstand (Pourcelot-Index) während dieser Phasen abnimmt (Droste et al. 1994).

Diese Ausführungen zeigen, daß eine sinnvolle Auswertung von Meßparametern nur möglich ist, wenn parallel eine Reihe anderer Meßdaten kontinuierlich erfaßt wird: hierzu zählen Blutdruck, Herzfrequenz und Temperatur sowie pCO_2 und pO_2. Änderungen des Hirndruckes beeinflussen ebenfalls die Blutflußgeschwindigkeitsmessungen, was diagnostisch beispielsweise in der Überwachung von Patienten mit Hirntumoren bzw. in der Diagnostik von Kranken mit Hydrocephalus genutzt werden kann, und beim Monitoring anderer Krankheitsbilder natürlich beachtet werden muß.

6.2 Monitoring im OP

6.2.1 TCD-Monitoring bei der Karotischirurgie

Vergleich des TCD-Monitorings mit anderen Verfahren

Aufgrund ihrer guten zeitlichen Auflösung wurde die TCD frühzeitig als Monitoring-Methode während operativer Eingriffe an der A. carotis eingesetzt. Neurophysiologische Methoden wie Elektroencephalographie (EEG) und somatosensibel evozierte Potentiale (SEP) hatten zu diesem Zeitpunkt bereits einen festen Stellenwert in der Überwachung der Phase des Karotis-Abklemmens, wobei der Druck im Karotisstumpf als Meßwert für die Kollateralisation intrazerebral herangezogen wurde. Da sowohl die Entwicklung eines Herdbefundes in der EEG als auch die einer Amplitudenreduktion bzw. Verlängerung der zentralen Leitungszeit der SEP bereits Ausdruck einer Hypoxie der betreffenden Hirnareale sind, lag es nahe anzunehmen, daß mittels der TCD bereits früher Blutflußveränderungen erkennbar sein müßten.

■ **TCD und EEG.** Erste Vergleichsmessungen von EEG und TCD bei Thrombendarteriektomien (TEA) der A. carotis interna (ICA) zeigten zum einen eine gute Übereinstimmung zwischen TCD-gemessener Blutflußreduktion und Entwicklung eines ipsilateralen EEG-Herdbefundes, zum anderen, daß die TCD-Ableitung zwar technisch schwierig aber bei Gelingen der Ableitung aussagekräftiger als das EEG war (Steiger et al. 1989; McDowell et al. 1992). Simultane TCD- und EEG-Messungen bei 100 Karotis-TEAs dokumentierten, daß eine Reduktion der CBFV der ipsilateralen A. cerebri media um unter 40 % des Ausgangswertes einen kritischen Grenzwert darstellt und Indikation für die Einlage eines Shuntes sein sollte (Steiger et al. 1989). Jansen und Mitarbeiter zeigten 1993 bei simultanen EEG- und TCD-Ableitungen bei insgesamt 130 TEAs der ICA eine gute Übereinstimmung zwischen Flußreduktion während der TCD und einer ipsilateralen EEG-Frequenzverlangsamung; als zusätzliche Information konnten diese Autoren jedoch bei 80 der von ihnen untersuchten 130 Patienten sog. HITS (vgl. Kapitel 5.1) als Ausdruck von Mikroembolien nachweisen, wobei sich ein (allerdings statistisch nicht signifikanter) Trend für ischämische Komplikationen bei dieser Untergruppe zeigte. Bei 238 Patienten mit Karotiseingriffen untersuchten McDowell et al. (1992) den Aussagewert von TCD und EEG. Es handelte sich in 231 Fällen um TEAs der ICA, in 7 Fällen um sonstige Karotis-chirurgische Eingriffe (Bypass-Chirurgie). Die durchschnittliche Abklemmzeit betrug bei diesem Kollektiv 23 Minuten. In dieser Studie war die TCD zuverlässiger als das EEG, wobei die Autoren zeigen konnten, daß eine ausgeprägte Reduktion der CBFV (bis zu 2 % des Ausgangswertes der mittleren CBFV) eine sichere Indikation für einen Shunt war: In dieser Gruppe erlitt keiner von 13 Patienten mit Shunt einen Hirninfarkt, hingegen 4 von 9 Patienten ohne Shunt. Auf der anderen Seite verschlechterte die Einlage eines Shuntes die intraoperative Morbidität, wenn die TCD *keine* Reduktion des zerebralen Blutflusses beim Abklemmen zeigte: Ein Hirninfarkt trat bei 2 von 12 Kranken mit Shunt, aber nur bei 2 von 175 Kranken ohne Shunt in dieser Gruppe auf.

CAVE

■ **TCD und SEP.** Der Vergleich von TCD-und SEP-Monitoring zeigt, daß technische Schwierigkeiten häufig der limitierende Faktor für die trankranielle Dopplersonographie sind und daß insgesamt das SEP-Monitoring zuverlässiger ist. So fanden Thiel et al. (1990) bei 103 TEAs der A. carotis intera, daß ein SEP-Monitoring stets zuverlässig möglich war, wohingegen die TCD aus technischen Gründen (Artefakte, Knochenfenster) nur bei 78/103 Patienten durchführbar war. Während bei denjenigen Patienten, in denen beide Methoden zum Einsatz kamen, sich in der Mehrzahl der Fälle eine Übereinstimmung zeigte, waren in 5 Fällen die SEP noch normal bei einer Reduktion der CBFV der mittleren Hirnarterie auf unter 40 %, wohingegen nur in 1 Fall die TCD einen falsch-negativen Befund bei signifikantem SEP-Amplitudenabfall zeigte.

Dinkel et al. (1994) verglichen bei 176 TEAs der ICA TCD und SEP; auch diese Autorengruppe fand die Ableitung von SEP technisch zuverlässiger – das TCD-Monitoring war nur bei rund 60 % der Patienten erfolgreich möglich.

■ **TCD und Karotisstumpf-Druckmessung.** Uneinheitliche Ergebnisse erbrachten intraoperative Messungen des Karotisstumpfdruckes im Vergleich zu den mittels TCD gemessenen Blutflußgeschwindigkeiten. Offensichtlich läßt sich eine zuverlässige Beziehung zwischen den TCD-Daten und den Druckmessungen am Karotisstumpf nicht reproduzieren (Romner et al. 1993). Beim systematischen Vergleich von Karotisstumpf-Druckmessungen, zerebraler Oximetrie und Flußgeschwindigkeitsmessungen mittels TCD bei operativen Eingriffen an der ICA ließ sich zwar eine gute Vorhersage der zerebralen Sauerstoffsättigung durch die TCD-Flußmessungen belegen, nicht hingegen durch die Karotisstumpf-Druckmessungen, so daß

! bezüglich der klinisch relevanten zerebralen Perfusion wahrscheinlich die TCD-Messungen reliabler als die Stumpfdruckmessungen sind (Williams et al. 1994). Ein gelegentlicher intraoperativer Gefäßspasmus kann mittels TCD-Monitorings erkannt und – beispielsweise mit Nimodipin – behandelt werden; ein entsprechender Befund wurde bei 4 von 28 Patienten von Tetickovic et al. (1992), während einer TEA erhoben. Romner et al. (1993) beschrieben einen Patienten, bei dem es während des Nahtverschlusses nach TEA zum Auftreten einer Thrombose kam; diese wurde rasch anhand des TCD-Monitorings vermutet, so daß das Gefäß direkt wiedereröffnet werden konnte und ohne Folgen für den Patienten die Komplikation beseitigt wurde.

■ **TCD und Infrarotspektroskopie.** Eine besonders kritische Situation stellt die Operation einer Karotisstenose bei höhergradiger kontralateraler Karotisstenose bzw. kontralateralem Karotisverschluß dar. Bei diesen kritischen Patienten ermöglicht die kontinuierliche Messung der CBFV der mittleren Hirnarterie ipsilateral zur Operationsseite eine zuverlässige Vorhersage ischämischer Komplikationen – es zeigt sich eine gute Übereinstimmung zwischen den relativen Flußänderungen in der TCD und der Sauerstoff-Sättigungsmessung mittels Infrarotspektroskopie (Williams et al. 1995).

Präoperative TCD-Diagnostik

Wesentlich wertvoller als das intraoperative TCD-Monitoring scheint jedoch die TCD-Diagnostik präoperativ zu sein. Während eine reduzierte ipsilaterale CO_2-Reaktivität bei Karotisstenose präoperativ keine zuverlässige Aussage bezüglich intraoperativer Komplikationen ermöglicht (Thiel et al. 1995), ergibt der *Karotis-Kompressionstest* mit TCD-Monitoring vor der Operation wichtige Hinweise auf die Notwendigkeit eines Shuntes intraoperativ. !

■ **Karotis-Kompressionstest.** Chiesa et al. (1992) zeigten bei einer Untersuchung von 90 Patienten mit geplanter TEA, daß ein kritischer Abfall der CBFV der A. cerebri media beim präoperativen Karotis-Kompressionstest zuverlässig einen kritischen intraoperativen Blutflußabfall vorhersagte, so daß Shunt-Kandidaten im Vorfeld bereits ermittelt werden konnten. Das Problem des Karotis-Kompressionstestes im Vorfeld der TEA ist sicher das erhöhte Embolisationsrisiko während des Druckversuches (vgl. Kapitel 3.2).

■ **Karotis-Probeokklusion.** Wichtig ist der Karotis-Okklusionstest vor einem geplanten operativen oder neuroradiologisch-interventionellen ICA-Verschluß, beispielsweise bei malignen Tumoren im Bereich des Halses bzw. bei nicht direkt angehbaren Karotis-Aneurysmen des cavernösen Abschnittes. Hierbei zeigt sich, daß das TCD-Monitoring während einer Probeokklusion der ICA mittels Ballon zuverlässig hämodynamische Krisen vorhersagt, nicht jedoch beim endgültigen Verschluß auftretende arterio-arterielle Embolien (Keller et al. 1995). Auf der anderen Seite ermöglicht das Monitoring während des endgültigen Eingriffes natürlich das sofortige Erkennen von Embolien, so daß im Einzelfall gezielt der Ballon wieder geöffnet werden kann und eine Lyse-Behandlung möglich ist (Valdueza et al. 1994). Das TCD-Monitoring bietet sich auch an bei einer Re-Stenosierung des Gefäßes nach einer Karotis-TEA. Wenn in dieser Situation eine perkutane transluminale Angioplastie (PTA) eingesetzt wird, können ebenfalls Embolien während des TCD-Monitorings frühzeitig erkannt werden; dasselbe gilt für die nicht seltenen Dissektionen bei der PTA von Stenosierungen proximal des TEA-Bereiches (Bergeon et al. 1993).

■ **Emboliedetektion.** Daß bei symptomatischen Karotisstenosen arterio-arterielle Embolien in die intrakraniellen Gefäße der Hauptmechanismus für das Entstehen zerebraler Ischämien sind, wird indirekt belegt durch das TCD-Monitoring prä- und postoperativ: Es zeigt sich, daß die Zahl von HITS intraindividuell nach einer TEA signifikant abnimmt (Siebler et al. 1994; van Zuilen et al. 1995). Bleibt eine entsprechende Reduktion aus, so muß nach anderen möglichen Quellen für die in der TCD faßbaren Embolien gefahndet werden.

Insgesamt zeigen die vorliegenden Studien zum TCD-Monitoring in der Karotis-Chirurgie, daß das SEP-Monitoring die technisch zuverlässigere Methode ist, jedoch die TCD zusätzliche Informationen (indirekte Aussage über die zerebrale Sauerstoffsättigung, sog. HITS, als Hinweis auf zerebrale Embolien, frühzeitiger Nachweis von Thrombosen intraoperativ bzw. von Embolien in die mittlere Hirnarterie) liefern kann. Dem EEG-Monitoring scheint das TCD-Monitoring überlegen zu sein, wobei sich eine Shunt-Indikation bei einer Reduktion der CBFV in der mittleren Hirnarterie auf unter 40 % des Ausgangswertes ergibt.

6.2.2 TCD-Monitoring während anderer Operationen

■ **Kardiochirurgie.** Der wesentliche Vorteil des TCD-Monitorings bei Eingriffen am offenen Herzen gegenüber dem SEP-Monitoring ist die Tatsache, daß die in der Regel erforderliche Hypothermie die Strömungsgeschwindigkeit der mittleren Hirnarterie nicht beeinflußt, wohingegen sowohl Latenzzeiten als auch Amplituden und zentrale Leitungszeiten der SEPs signifikant modifiziert werden (Endo et al. 1994). Dabei ist die Information, die mittels der TCD über den zerebralen Blutfluß gewonnen wird, offensichtlich reliabel, wie vergleichende Untersuchungen zwischen TCD und CBF-Messungen mit Radionukliden im Tierversuch zeigen (Lewis et al. 1994). Bei perkutaner transluminaler Aortenklappenvalvuloplastie können kritische Reduktionen des zerebralen Blutflusses durch Blutdruckabfall mittels TCD-Monitoring rechtzeitig erkannt und korrigiert werden (Karnik et al. 1990).

■ **Aortenbogen-Rekonstruktion.** Äußerst variable und deswegen nur schwer zu interpretierende Befunde ergibt das TCD-Monitoring jedoch bei Aortenbogen-Rekonstruktionen unter Hypothermie, wenn das Gehirn retrograd über die Vena cava superior perfundiert wird (Sakahashi et al. 1994).

■ **Lebertransplantation.** Das TCD-Monitoring bei Lebertransplantationen zeigt einen Anstieg der CBFV in der mittleren Hirnarterie in der Phase der Reperfusion der Spenderleber, wobei die Freisetzung vasoaktiver Substanzen aus der Leber bzw. eine Lactacidose als mögliche Mechanismen diskutiert werden (Doblar et al. 1993).

6.3 Monitoring auf der Intensivstation

Auf der neurologischen und neurochirurgischen Intensivstation kommt die transkranielle Dopplersonographie in erster Linie zum Monitoring bei Patienten mit Subarachnoidalblutung (SAB) und Schädelhirntrauma (SHT) zum Einsatz. Seltenere Indikationen sind bakterielle Meningitiden und der Hydrocephalus unterschiedlicher Genese. Die Tatsache, daß TCD-Messungen einen indirekten Rückschluß auf den Hirndruck ermöglichen (vgl. Anhang, Kapitel 8.5), läßt darüber hinaus die Methode zur Überwachung von Kranken mit intrazerebralen Raumforderungen unter konservativer Therapie (Strahlentherapie bei malignen Hirntumoren, Hirnabszeß, intrazerebrale Blutung) sinnvoll erscheinen. Hierzu liegen bislang kontrollierte prospektive Untersuchungen nicht vor.

6.3.1 Monitoring von Vasospasmen nach Subarachnoidalblutung

Seit der Einführung der TCD in die klinische Routinediagnostik durch Aaslid 1982 ist die Detektion und Überwachung von *Vasospasmen* bei SAB eine der wichtigsten Indikationen für diese Untersuchungsmethode. Verschiedene Untersucher zeigten eine gute Korrelation zwischen der Messung der CBFV der mittleren Hirnarterie mittels TCD und angiographisch nachweisbaren Gefäßspasmen; eine entsprechend gute Übereinstimmung fehlte hingegen bei anderen Gefäßterritorien (Aaslid 1986; Talacchi 1993). Dieses hat zum einen technische Gründe – bei einem Viertel bis einem Drittel aller Patienten mit SAB lassen sich die vorderen Hirnarterien nicht zuverlässig beschallen. Zum anderen spielt eine Reihe weiterer Einflußgrößen gerade in der Situation der akuten SAB eine große Rolle.

Einflußgrößen bei der Detektion von Vasospasmen

Wichtige allgemeine Einflußgrößen sind

- das Ausmaß der Blutkoagel,
- der Hirndruck,
- die Entwicklung eines Hydrocephalus,
- das Alter des Patienten und
- autonome Regulationsstörungen infolge der Blutung.

Wesentliche *lokale* Einflußgrößen sind

- proximal der Beschallungsregion gelegene Vasospasmen,
- der Fluß in den kleinen penetrierenden Gefäßästen, die dem Auflösungsvermögen der Methode entgehen.
- Weitere Fehlerquellen sind anatomische Verlaufsvarianten sowie
- die Entwicklung von Kollateralen bei Auftreten von Ischämien (Miller und Smith 1994).

! Da das Risiko von Vasospasmen abhängig ist von der in der CT nachweisbaren *Menge Blutes in den basalen Zisternen und intraventrikulär*, kann die kontinuierliche TCD-Ableitung vom initialen CT-Befund abhängig gemacht werden (King und Martin

1994). Wie Laumer und Mitarbeiter (1993) gezeigt haben, sind die Blutflußgeschwindigkeiten der mittleren Hirnarterien gut korreliert mit dem Fisher-Grading der SAB in der Computertomographie. Hingegen fanden diese Autoren keine zuverlässige Korrelation zwischen TCD-Befunden und der klinischen Skala nach Hunt und Hess: so unterschieden sich die Flußgeschwindigkeiten der Grade I und II nach Hunt und Hess nicht vom Grad III; bei Grad IV oder V waren die Flüsse am niedrigsten.

Eine weitere wichtige Einflußgröße für das Ausmaß von Vasospasmen stellt das *Patientenalter* dar. Jüngere Kranke zeigen signifikant häufiger massive Spasmen mit Flußgeschwindigkeiten über 160 cm/s. Entsprechende Geschwindigkeiten wurden bei 18 von 80 Patienten im Alter bis 55 Jahren gemessen, wobei 13 der Kranken ein ischämisches Defizit entwickelten, hingegen bei keinem der Patienten über 55 Jahre, welche überwiegend (63 %) Flüsse unter 90 cm/s zeigten (Boecher-Schwarz 1994).

Um *proximale Vasospasmen* nicht zu übersehen, kommt die zusätzliche transorbitale Beschallung zur Messung der Flußgeschwindigkeit im Bereich des Karotissiphons in Frage. Um Aufschluß über die Gefäßperipherie zu erhalten, werden der Pourcelot-Widerstands-Index (RI) sowie der Pulsatilitäts-Index nach Gosling (PI) und frequenzanalytische Maße (vgl. Kapitel 2.4 und 4.7) zu Rate gezogen. Trotzdem bleibt die Zuverlässigkeit, mit der sich zerebrale Ischämien nach SAB mittels der TCD vorhersagen lassen, eingeschränkt: Es gibt Patienten mit weitgehend normalen Flußgeschwindigkeiten und Indices, welche ein ischämisches Defizit erleiden, und auf der anderen Seite Kranke mit Flüssen im deutlich pathologischen Bereich ohne Auftreten eines Infarktes.

Indikatoren von Vasospasmen

Unstrittig bleibt die TCD die Methode der Wahl zum Nachweis von Vasospasmen, so daß auch in den Richtlinien der American Heart Association zur Behandlung der aneurysmatischen SAB diese Methode zum Monitoring empfohlen wird (Mayberg et al. 1994). Zuverlässige Ergebnisse liefert ausschließlich die *Beschallung der mittleren Hirnarterie*, die bilateral gemonitort werden muß. Routinemäßig werden die

- Flußgeschwindigkeit der mittleren Hirnarterie sowie entweder
- der Resistenz-Index nach Pourcelot oder
- der Pulsatilitäts-Index nach Gosling in diesem Gefäß gemessen.

Beide Indices zeigen eine sehr gute Übereinstimmung untereinander und sind invers mit der CBFV korreliert: je höher die Flußgeschwindigkeit desto niedriger die Indices (Steinmeier et al. 1993). Allgemein gelten Flußgeschwindigkeiten (V_{mean}) der mittleren Hirnarterie von > 80 cm/s als pathologisch, von 120 cm/s oder mehr als subkritisch, bei Flüssen von mehr als 200 cm/s wird von einem deutlich erhöhten Ischämierisiko ausgegangen (Harders 1986). Grosset et al. (1993) zeigten, daß die Maximalflüsse der mittleren Hirnarterien bei Patienten mit ischämischem Defizit (186 ± 6 cm/s mean) größer waren als bei Patienten mit SAB ohne Defizit (149 ± 5 cm/s mean). Bei den von diesen Autoren untersuchten 121 Patienten mit frischer SAB wurden die Flußgeschwindigkeiten oft erst nach dem Defizit ermittelt; kurz vor dem ischämischen Ereignis unterschieden sich die Werte nicht relevant. Diese Autorengruppe konnte aber zeigen, daß ein Anstieg der Blutflußgeschwindigkeiten um mehr als 50 cm/s innerhalb von 24 Stunden auf ein deutlich erhöhtes Ischämierisiko hinweist: Patienten mit ischämischem Defizit hatten einen Anstieg von 65 ±

5 cm/s innerhalb von 24 Stunden vor dem Ereignis gezeigt, im Unterschied zu Patienten ohne neurologische Symptome (47 ± 3 cm/s).

Mizuno und Mitarbeiter (1994) fanden keinen signifikanten Unterschied hinsichtlich der maximalen CBFV in der mittleren Hirnarterie zwischen Patienten mit symptomatischem und nicht symptomatischem Gefäßspasmus, konnten aber ebenfalls nachweisen, daß ein rascher Anstieg der Flußgeschwindigkeit innerhalb von 24 Stunden häufiger zu Infarkten führt; dieses traf für 16 der entsprechend untersuchten 26 Patienten (61,5 %) zu. ! Diese Befunde weisen darauf hin, daß die TCD-Untersuchung einmal am Tag nicht ausreicht; es sind entweder kontinuierliche Messungen oder zumindest zwei Messungen täglich erforderlich.

Ein aufwendigerer und in der klinischen Routine schwierigerer zu ermittelnder Index ist der *Vasokonstriktionsindex* (MCA-V_{mean}/ICA-V_{mean}), der mit dem Liquorspiegel bestimmter Neuropeptide korreliert ist (Juul et al. 1995). Das Calcitonin-gene-related petide (CGRP) im Liquor bzw. im Venenblut aus der Vena jugularis externa ist mit diesem Vasokonstriktionsindex korreliert. Durch die intravenöse Gabe dieses Peptids lassen sich TCD-gemonitorte Vasospasmen reduzieren (Juul et al. 1994). Es zeigt sich auch eine Korrelation zwischen dem Endothelinspiegel im Liquor und den Flußgeschwindigkeiten in der transkraniellen Dopplersonographie (Seifert et al. 1995). Die Rolle der genannten Substanzen für die Auslösung der Vasospasmen bei SAB wird diskutiert.

Weitere Aspekte

■ **Beginn der Untersuchung.** Das Monitoring nach SAB sollte bereits am 2. Tag nach der Blutung beginnen, da sich in bis zu 20 % pathologische Flüsse bereits nach 48 Stunden nachweisen lassen. In der Regel erreichen die Blutflußgeschwindigkeiten ihr Maximum 8 Tage nach der SAB; es kommen allerdings auch späte Vasospasmen noch 2 Wochen nach der SAB vor. Einen entsprechenden Befund konnten Laumer et al. (1993) bei 12 von 66 prospektiv untersuchten Patienten erheben. Die Pulsatilitäts-Indices bzw. Resistenz-Indices steigen nach der SAB rasch an, wobei sich der deutlichste Befund am 3. Tag post-SAB zeigt, eine Normalisierung setzt um den 10. Tag ein (Steinmeier et al. 1993).

■ **Ergänzende Verfahren.** Alternativ oder ergänzend zur transkraniellen Dopplersonographie kann die zerebrale Blutflußmessung mit der *133-Xenon-Inhalationsmethode* eingesetzt werden. CBF-Veränderungen – mit dieser Meßmethode, welche aufgrund des höheren apparativen Aufwandes und der Strahlenbelastung für ein Monitoring nicht in Frage kommt, gemessen – erlauben eine zuverlässigere Voraussage bezüglich ischämischer Defizite (Meixensberger 1993), so daß sie in Einzelfällen aufgrund der TCD-Meßwerte gezielt eingesetzt werden kann. Allerdings nimmt mit der Einführung der transluminalen Angioplastie für die Behandlung des Vasospasmus die *Bedeutung der Angiographie* in dieser Situation wieder zu (Le-Roux et al. 1994). Jedoch sollte eine entsprechende lokale Behandlung nur dann erfolgen, wenn das Aneurysma bereits ausgeschaltet ist.

■ **Therapieüberwachung.** Ebenso, wie das TCD-Monitoring im Tierversuch an Primaten (Affen) sinnvoll bei Therapiestudien zur Behandlung von Vasospasmen nach SAB eingesetzt werden kann (Afshar et al. 1995), ist die TCD beim Menschen zum Monitoring einer Behandlung der Vasospasmen geeignet. So kann der Erfolg einer intrathekalen Therapie mit rTPA intrazisternal gemonitort werden (Tomasello und D'Avella 1993; Seifert et al. 1994). Der Effekt von Calcium-Antagonisten wie Nimodipin oder Nicardipin kann kontinuierlich überwacht werden (Haley et al. 1993), nach Ausschaltung des Aneurysmas wird die Effizienz einer Behandlung mit induzierter Hypertension, Hypervolämie und Hämodilution mittels TCD-Monitorings überwacht.

■ **Technische Probleme.** Technische Probleme bei der Beschallung der großen Hirnarterien im Patientengut mit frischer SAB betreffen in erster Linie die vordere und hintere Hirnarterie – diese Gefäße sind bei etwa 25 % der Patienten nicht ausreichend sicher zu beschallen. Die Darstellung der mittleren Hirnarterie gelingt in über 95 %. Insgesamt ist mit technischen Problemen bei knapp 10 % aller Kranken zu rechnen.

Zusammengefaßt stellt das TCD-Monitoring eine wichtige Methode zum Nachweis von Vasospasmen nach SAB dar, wobei die Messungen der CBFV der mittleren Hirnarterie mindestens zweimal täglich ab dem 2. Tag nach der SAB erfolgen müssen und über mindestens 10 Tage fortgeführt werden sollten. Neben der Bestimmung der maximalen CBFV in der mittleren Hirnarterie ist die Ermittlung entweder des Resistenz-Index nach Pourcelot oder des Pulsatilitäts-Index nach Gosling sinnvoll. Flußgeschwindigkeiten (V_{mean}) über 120 cm/s bedürfen der engmaschigen Überwachung – ein Anstieg der Blutflußgeschwindigkeiten um mehr als 50 cm/s innerhalb von 24 Stunden geht ischämischen Defiziten häufig voraus, ebenso deutliche Hemisphären-Asymmetrien. Falsch-negative und falsch-positive TCD-Befunde kommen vor.

6.3.2
TCD-Monitoring beim Schädelhirntrauma

Für die Prognose des Schädelhirntraumas (SHT) stellen *Hirndruck* und *zerebrale Perfusion* die limitierenden Faktoren dar. Die transkranielle Dopplersonographie ermöglicht die nichtinvasive Beurteilung von Hirndruck und Hämodynamik und dient damit der Prognoseeinschätzung und Therapieüberwachung bei SHT (Martin und Doberstein 1994; Newell und Aaslid 1992).

■ **Widerstandsmaße.** Während die mittlere Flußgeschwindigkeit der mittleren Hirnarterie keine zuverlässige Aussage im Einzelfall erlaubt, zeigt sich eine lineare Beziehung zwischen dem Pourcelot-Widerstandsindex und dem intrakraniellen Druck nach schwerem SHT (Boishardy et al. 1994). Diese Autorengruppe zeigte, daß bei einem Hirndruck über 60 mmHg stets Flußgeschwindigkeiten von mehr als 100 cm/s in der mittleren Hirnarterie gemessen werden konnten. Kommt es innerhalb von 48 bis 96 Stunden nach einen SHT zu einem deutlichen Strömungsanstieg der mittleren Hirnarterie mit Anstieg des Resistenz- bzw. Pulsatilitäts-Index, so spricht dies für eine akute Hirnschwellung mit ungünstiger Prognose (Muttaqin et al. 1993). Der Effekt einer Osmotherapie läßt sich anhand der TCD-Parameter überwachen. Chan et al. (1992) konnten zeigen, daß die Resistenz- bzw. Pulsatilitäts-Indices mit dem zerebralen Perfusionsdruck besser korrelieren als die direkte Messung des intrakraniellen Druckes oder des systemischen Blutdruckes.

■ **CO_2-Test.** Für die Prognosestellung nach SHT ist ergänzend die Ermittlung der CO_2-Reaktivität sinnvoll (Karnik et al. 1992; Saliba und Laugier 1992). Ist die CO_2-Reaktivität für länger als 8 Tage nach SHT aufgehoben, so spricht dies für eine schlechte Prognose (Meixensberger 1993).

■ **Karotis-Kompressionstest.** Zur Autoregulationsprüfung am Krankenbett wurde von Giller (1991) der Karotis-Kompressionstest mit TCD-Monitoring der mittleren Hirnarterie empfohlen, wobei die transiente hyperämische Response als zuverlässiger Parameter bei 79 Patienten auf der neurochirurgischen Intensivstation gefunden wurde. Während dieser Autor bei den überwiegend jungen Patienten keine Komplikationen des Karotis-Druckversuches sah, lassen sich nach unseren eigenen Erfahrungen und den Erfahrungen anderer Autoren Embolisationen aus arteriosklerotisch veränderten Karotisgabeln (Khaffaf et al. 1994) und hämodynamische Auswirkungen nicht sicher ausschließen.

■ **Bilaterales Monitoring.** Stets sollte das Monitoring von Patienten mit SHT mittels bilateraler TCD-Ableitungen erfolgen, da eine einseitige Reduktion der CBFV mit Erhöhung der Pulsatilität für die Entwicklung eines subduralen Hämatoms sprechen kann; entsprechende Befunde wurden von Cardoso und Kupchak (1992) bei 11 Kranken beschrieben. Auch eine traumatische Karotis-Dissektion kann mit dieser Methode erfaßt werden (Achtereekte et al. 1994).

■ **Vasospasmen.** Auch bei posttraumatischen SABs kommt es zu Vasospasmen, wobei Flüsse von mehr als 120 cm/s (V_{mean}) bei posttraumatischen Blutungen in den Subarachnoidalraum früher auftreten als bei aneurysmatischen. Ein Zusammenhang zwischen der maximalen CBFV nach posttraumatischer SAB und dem Outcome wurde von Sander und Klingelhöfer (1993) nicht gesehen.

Wenn nach einem SHT der intrakranielle Druck den Wert des systemischen Blutdruckes erreicht, kommt es in der transkraniellen Dopplersonographie zunächst zum Verlust des diastolischen Flußanteiles; sobald der intrakranielle Druck den mittleren arteriellen Druck übersteigt, resultiert ein oszillierender Fluß (Rath und Richter 1993). Kommt es zu einer diastolischen Flußumkehr mit kurzem systolischen Flow in orthograder Richtung („to-and-fro-flow"), so ist von einem fatalen Outcome auszugehen; entsprechende Befunde wurden bei 105 komatösen Patienten nach SHT von Shiogai und Takeuchi (1990) beschrieben. Der Vergleich von TCD-Befunden mit neurophysiologischen Befunden wie AEP, SEP und EEG zeigt, daß es zum Auftreten eines solchen Pendelflusses vor Verlust der kortikalen Antworten der evozierten Potentiale bzw. einer Nullinie im EEG kommt.

Die transkranielle Dopplersonographie ist als Bestätigungsmethode in der Hirntod-Diagnostik anerkannt, allerdings nur unter der Voraussetzung, daß eine entsprechende Verlaufsbeobachtung vorliegt. Auch hierbei sind stets bilaterale Ableitungen erforderlich, um nicht einen einseitigen Abfall des Blutflusses aufgrund eines Hämatomes fehlzuinterpretieren (Shigemori et al. 1992).

6.3.3
TCD-Monitoring bei Hydrocephalus und Meningitis

Hydrocephalus

■ **Widerstandsmaße.** Der Resistenz-Index nach Pourcelot der mittleren Hirnarterie ist ein reliabler Index für die Diagnosestellung des Hydrocephalus im Kindesalter, wobei ein 24-Stunden-Monitoring kritische Minderperfusionen bei Schwankungen des intrakraniellen Druckes im Schlaf erkennen hilft (Goh et al. 1991). Ähnlich kann der Gosling-Pulsatilitäts-Index zur Verlaufskontrolle und zur Indikationsstellung bezüglich eines ventrikulo-peritonealen Shuntes herangezogen werden (Nadvi et al. 1994).

■ **B-Wellen.** Im Erwachsenenalter kann die Fouriertransformation des Dopplersignales mit Ermittlung der Amplitude von B-wave-Äquivalenten (vgl. Kapitel 2.4) als Screening-Methode für den Nachweis eines kommunizierenden Hydrocephalus herangezogen werden (Droste und Krauss 1993). Hierbei ist der Pourcelot-Index nicht hilfreich; Schwankungen des intrakraniellen Druckes sind intraindividuell anhand der Frequenz von B-Wellen vorhersagbar, interindividuell zeigen sich jedoch erhebliche Unterschiede (Krauss und Droste 1994). Das TCD-Monitoring erlaubt die Verdachtsdiagnose eines kommunizierenden Hydrocephalus, ersetzt jedoch nicht eine kontinuierliche Druckmessung bzw. die klinische Beurteilung nach Liquorentnahme.

Meningitis

Die Prognose der bakteriellen Meningitis hängt nicht nur von der frühen Diagnose und Einleitung einer konsequenten Antibiotika-Therapie ab, sondern wesentlich von der Entwicklung vaskulärer Komplikationen wie arteriellen oder venösen Ischämien und Ödembildungen bzw. Hydrocephalus-Ausbildung aufgrund des entzündlichen Exsudates. Sowohl das vasogene und zytotoxische Hirnödem als auch die Entwicklung eines Hydrocephalus bzw. der Verlust der Autoregulation führen zu gesteigertem Hirndruck und können den Patienten vital gefährden. Mittels TCD-Monitorings läßt sich zeigen, daß es sowohl im Kindes- als auch im Erwachsenenalter bei bakteriellen Meningitiden zu Vasospasmen wie bei einer aneurysmatischen SAB kommen kann (Berlit 1995).

Entsprechende Beschleunigungen der Flußgeschwindigkeiten zeigen sich vor allem bei der Pneumokokken-Meningitis, sie werden bei 3 von 4 Patienten beobachtet (Haring et al. 1993). Meist treten die hochpathologischen Flußwerte (MCA > 120 cm/s; ACA > 100 cm/s) zwischen dem 3. und 5.Tag auf – sie zeigen ein schlechteres Outcome an, wobei fokale Symptome umso häufiger sind, je mehr Gefässe von den Spasmen betroffen sind (Müller et al. 1995). Ein Anstieg des Pourcelot-Resistenz-Index zeigt einen Anstieg des Hirndruckes an, wobei Verlaufskontrollen eine Therapieüberwachung ermöglichen (Goh und Minns 1993).

Zur Prophylaxe ischämischer Komplikationen werden Vollheparinisierung des Patienten oder eine Behandlung mit Hypertonie, Hypervolämie und Hämodilution in Analogie zur SAB empfohlen; kontrollierte Untersuchungen zu dieser Therapie liegen jedoch bislang nicht vor. Im Kindesalter wird die frühzeitige Gabe von Dexamethason (0,15 mg/kg alle 6 Stunden i.v. für 4 Tage) empfohlen. Für das Erwachsenenalter fehlen bislang entsprechende Untersuchungen.

6.4 Monitoring auf der Stroke Unit

Im Unterschied zu den zum Teil zahlreichen Studien zum Monitoring im Operationssaal bzw. auf der Intensivstation gibt es nur relativ wenige entsprechende Untersuchungen zum Monitoring auf der Stroke Unit, obwohl gerade hier Schlaganfallpatienten betreut werden, für die die Wertigkeit von TCD-Daten außer Frage steht. Woran liegt dies?

Stroke Units haben in den verschiedenen europäischen Ländern und den USA eine unterschiedlich lange Geschichte und unterschiedliche Definitionen. Während in Kanada und den USA in erster Linie Forschergruppen, welche sich mit dem Schlaganfall beschäftigen, ihr diagnostisches Armentarium in sogenannten „stroke research units" zusammengefaßt haben, handelte es sich bei den ersten europäischen Stroke Units in den skandinavischen Ländern um meist internistisch geführte Teams von Kardiologen, Neurologen, Krankengymnasten, Logopäden und Pflegepersonal, die ein empirisch gestütztes Diagnostik- und Behandlungsprogramm bei akuten Schlaganfallpatienten durchführten, wobei sich – bemerkenswerterweise auch ohne Einsatz einer hochdifferenzierten neuroradiologischen Technik, eines spezifischen Monitorings mit TCD oder einer speziellen Therapie – die Prognose des akuten Schlaganfalles sowohl quoad vitam als auch quoad restitutionem in mehreren Studien signifikant bessern ließ (Jorgensen et al. 1995; Langhorne et al. 1993). Die einzige Untersuchungsmethode, die von diesen Teams vermehrt eingesetzt wurde, war die Dopplersonographie (Bowen und Yaste 1994). Von den sogenannten akuten Stroke Units müssen Stroke rehabilitation units abgegrenzt werden, die auf den gezielten Einsatz eines erfahrenen Teams in der Rehabilitation von Schlaganfallpatienten abzielen und nicht in der Akutphase des Hirninfarktes zum Einsatz kommen.

In Deutschland gibt es erst seit 1994 Stroke Units, in denen versucht wird, das skandinavische Modell unter neurologischer Leitung mit Einsatz differenzierter neurophysiologischer, neurosonologischer und neuroradiologischer Untersuchungsmethoden zur Anwendung zu bringen. Ziel ist die möglichst rasche ätiologische und pathogenetische Klärung des Schlaganfallereignisses mittels Computertomographie, Ultraschallmethoden und/oder Angiographie, MR-Angiographie bzw. CT-Angiographie, EKG und Echokardiographie sowie Labordiagnostik. In der Gefäßdiagnostik kommen primär extra- und transkranielle Dopplersonographie sowie extrakranielle Duplexsonographie zur Anwendung; bei Verdacht auf Basilarisischämie führen wir direkt die Panangiographie durch, um nicht wertvolle Zeit vor einer ggf. notwendigen lokalen Lyse zu verlieren. Bei Verdacht auf Karotis-Verschluß wird die CT-Angiographie, bei Verdacht auf Media-Hauptstammverschluß wird die TCD eingesetzt. Die Indikationen zu Angiographie bzw. MR-Angiographie werden elektiv gestellt und sind im wesentlichen von möglichen therapeutischen Konsequenzen abhängig (Berlit et al. 1996).

6.4.1
Ultraschalldiagnostik beim akuten Schlaganfall

In der Akutphase des Schlaganfalles muß möglichst rasch geklärt werden, ob die *Indikation zu einer lokalen oder systemischen Lyse* gegeben ist – die Studien zur systemischen Lyse mit Tissue plasminogen activator (TPA) haben gezeigt, daß das zeitliche Fenster bei Hemisphäreninfarkten mit 3 Stunden sehr eng ist. Beim akuten Basilarisverschluß, bei dem wir die lokale Lyse mit Urokinase bevorzugen, ist das zeitliche Fenster mit 6 Stunden weiter.

Für die Indikationsstellung zur systemischen Lyse mit TPA bei Mediaverschluß sollte der Gefäßverschluß reliabel dokumentiert worden sein, da das Risiko intrazerebraler Blutungen durch die Therapie nicht gering ist. Für den Nachweis des Mediaverschlusses stellt die TCD eine rasch durchzuführende und reliable Methode dar. Wie Alexandrov et al. (1994) bei 75 Patienten mit akutem hemisphärischen Schlaganfall zeigen konnten, ließ sich der Befund eines Mediaverschlusses bei 50 Patienten mit bleibendem Defizit in 70 % nachweisen, jedoch bei 25 Kranken mit transitorisch-ischämischer Attacke bzw. minor stroke in keinem Fall dokumentieren. Im Verlauf zeigte sich eine Rekanalisation innerhalb von 2 Wochen bei 86 % der Kranken ohne durchgeführte Lysetherapie. Die transkranielle Dopplersonographie war in diesem Patientengut innerhalb von 8 ± 4 Stunden durchgeführt worden; begleitend wurden Computer- und Einzelphotonemissionstomographien (SPECT) angefertigt, lediglich in Einzelfällen eine arterielle digitale Subtraktionsangiographie. Die Autorengruppe entwickelte aus den TCD- und SPECT-Daten einen „zerebralen Perfusionsindex", welcher anhand von 30 Patienten mit akutem Schlaganfall innerhalb von 4 ± 2 Stunden nach Beginn der Klinik ermittelt wurde. Dieser wird als valide Methode zur Akutvoraussage, ob es sich um ein bleibendes Defizit oder um eine flüchtige Ischämie handelt, herausgestellt (Alexandrov et al. 1995).

Zanette et al. (1995) untersuchten 56 Patienten mit akutem Schlaganfall mittels Computertomographie, transkranieller Dopplersonographie und Angiographie innerhalb von 6 Stunden. Ein fehlender Fluß in der mittleren Hirnarterie wurde bei 16 Patienten, eine Mediaflußasymmetrie bei 17 Kranken in der akuten Phase gesehen; nach 7 Tagen waren noch 7 Patienten ohne Fluß in der MCA und 7 Patienten mit asymmetrischem Fluß. Es bestätigte sich auch in dieser Studie die hohe Rate der spontanen MCA-Reperfusion, wobei diese bei seriellen Messungen zum Großteil innerhalb von 48 Stunden auftrat.

Bei der Indikationsstellung zur Lyse beim akuten Hirninfarkt ist neben dem Ausschluß einer intrazerebralen Blutung als Ursache des klinischen Bildes durch die Computertomographie auf der einen Seite der Nachweis eines zu lysierenden Gefäßverschlusses wichtig, auf der anderen Seite sind natürlich mögliche Hinweise auf eine günstige Spontanprognose erwünscht. Die hohe Rate von spontanen Reperfusionen der mittleren Hirnarterie zeigt, daß in den großen Lysestudien wahrscheinlich eine nicht geringe Zahl von Patienten einer systemischen Lyse zugeführt wurde, obwohl ein günstiger Spontanverlauf zu erwarten gewesen wäre. Alexandrov et al. (1995) geben für die Durchführung von SPECT und TCD zur Ermittlung des zerebralen Perfusionsindex eine Zeitdauer von 45 Minuten an, wobei in ihrer Institution eine optimale Infrastruktur vorliegt. Es erscheint nicht wahrscheinlich, daß an vielen

CAVE

Stroke Units entsprechend beide Untersuchungen in der Akutsituation zur Verfügung stehen, so daß die Lyse in der Mehrzahl der Fälle aufgrund des sonographischen Nachweises des Gefäßverschlusses mit oder ohne Bestätigungsangiographie indiziert werden muß. Eine Lysetherapie ohne Nachweis eines Gefäßverschlusses sollte bei dem deutlich erhöhten Blutungsrisiko nicht durchgeführt werden.

Die transkranielle Dopplersonographie stellt die optimale Methode zum Monitoring in den ersten 48 Stunden nach dem Hirninfarktereignis dar, unabhängig davon, ob eine systemische oder lokale Lyse durchgeführt wurde oder nicht. Therapeutische und spontane Rekanalisationen von Mediaverschlüssen können zuverlässig nachgewiesen werden. Hierfür sind mindestens 2 Ableitungen täglich während der ersten 48 Stunden erforderlich. Da die meisten Rekanalisationen innerhalb von 2 Wochen erfolgen, führen wir jenseits der 48 Stunden-Grenze einmal täglich eine TCD-Untersuchung für 14 Tage durch.

6.4.2 Langzeitmonitoring von CBFV und Herz-Kreislauf-Parametern

Emboliedetektion

Das TCD-Monitoring über längere Zeiträume beim akuten Schlaganfall hat im wesentlichen zwei Indikationen. Zum einen gilt es auch in der akuten Situation embolieverdächtige Signale – sogenannte HITS – nachzuweisen. Tong und Albers (1995) untersuchten 38 Patienten mit akutem Hirninfarkt im Hinblick auf das Auftreten spontaner HITS; sie konnten embolieverdächtige Signale in 11 % nachweisen, wobei Kranke mit künstlichen Herzklappen, Karotisstenosen mit einer Lumeneinengung von mehr als 70 % und solche mit Mitralklappenprozessen und offenem Foramen ovale betroffen waren. Die Untergruppe mit HITS hatte in den vorausgegangenen 3 Monaten signifikant häufiger ischämische Ereignisse gehabt. Eine gerinnungshemmende Therapie kann an dem Nachweis entsprechender Veränderungen orientiert werden (Siebler et al. 1994).

Hämodynamisches Monitoring

Zweite wesentliche Indikation für ein längerfristiges TCD-Monitoring stellt die Analyse der hämodynamischen Situation dar, wobei neben der Registrierung spontaner Schwankungen die CO_2-Stimulation zur Analyse der Vasomotorenreaktivität sinnvoll ist. Auch im Vergleich zur Positronenemissionstomographie ist der CO_2-Doppler bei „minor stroke“ valide im Hinblick auf die Meßdaten zur zerebralen Hämodynamik – allerdings erlaubt der CO_2-Stimulationsdoppler keine Aussage bezüglich des zerebralen Metabolismus (Sugimori et al. 1995). Eine deutlich reduzierte oder aufgehobene Vasomotorenreserve zeigt kritische hämodynamische Situationen bei Verschlüssen vorgeschalteter Gefäßabschnitte an. Daß in diesen Situationen sogenannte Low-flow-Infarkte hämodynamischer Genese gehäuft auftreten, wurde von Ringelstein und Mitarbeitern (1994) in einer Studie bei 64 Schlaganfallpatienten gezeigt.

Wie wir selbst in einer ersten Untersuchungsreihe mit Langzeitmonitoring zeigen konnten, sind akute Verschlechterungen nach frischem Hirninfarkt vornehmlich in den Nachtstunden durch kritische Blutdruckabfälle, welche zerebral nicht kompensiert werden, bedingt, seltener durch embolische Ereignisse (Berlit et al. 1996). Solche systematischen Untersuchungen machen die TCD-Langzeitableitung während der Nachtstunden mit gleichzeitiger Registrierung von EKG und Blutdruck (kontinuierlich) erforderlich.

Vornehmlich nach rechtshirnigen Infarkten und bei rechts- oder linkshirnigen ischämischen Läsionen der Inselrinde werden eine reduzierte zirkadiane Blutdruckrhythmik mit vermehrten nächtlichen Blutdruckanstiegen sowie gehäuft EKG-Auffälligkeiten wie QT-Verlängerung und Arrhythmien beobachtet (Sander und Klingelhöfer 1995). Wie Yamamoto et al. (1995) anhand von 24 Stunden-Blutdruckmessungen zeigen konnten, kommt es zur Reduktion nächtlicher Blutdruckabfälle bei Patienten mit multiplen Lakunen und Infarkten oder Blutungen im Bereich des Tegmentums der Brücke, nicht hingegen bei Kranken mit kortikalen Infarkten oder Ischämien im Bereich der Brückenbasis. Die Autoren nehmen für die gestörte Blutdruckregulation zentrale autonome Zentren im Bereich von Striatum, Diencephalon und pontinem Tegmentum an. Eine sympathische Überfunktion ist nach akutem Hirninfarkt häufig und nicht selten mit einer parasympathischen Minderfunktion assoziiert – vor allem bei Hirnstamminfarkten kommt es zu pathologischen Befunden bei Bestimmung der Herzfrequenzvariabilität bzw. der Valsalva-Ratio; bei Hemisphäreninfarkten resultieren oft pathologische Befunde in den Kipptischtests (Korpelainen et al. 1994).

Um eine zuverlässige Aussage über die relevanten Veränderungen von Herz-Kreislauf-Parametern und autonomen Reaktionen machen und eine Therapie daraus ableiten zu können, sind prospektive Untersuchungen an größeren Patientenkollektiven mit akutem Hirninfarkt erforderlich.

Mittels einfacher funktioneller sonographischer Untersuchungen läßt sich bei Kranken mit komplettem Hemisphäreninfarkt eine Prognoseabschätzung vornehmen, welche für die Planung der weiteren Rehabilitation von Wichtigkeit ist. So zeigen Kranke, die eine gute Restitution des Defizites nach kortikaler ischämischer Läsion aufweisen, eine signifikante Erhöhung der zerebralen CBFV der mittleren Hirnarterie auf der gesunden Seite bei Durchführung eines bilateralen motor-tasks wie der Zeigefinger-Daumen-Opposition (Silvestrini et al. 1995).

In der Akutphase nach Hirninfarkt sind darüber hinaus Veränderungen des Hirndruckes und der Atmung in der Überwachung des Patienten relevant; auf die Hirndruckmessungen mittels TCD wurde bereits anderenorts eingegangen. Falls einem Kranken mit Hirninfarkt Sauerstoff gegeben wird, so sollten der pO_2 bzw. der pCO_2 gemessen werden, um eine valide Aussage bezüglich der CBFV zu ermöglichen. Wenn eine CPAP-Beatmung (Continuous positive airway pressure) durchgeführt wird, muß mit einer Zunahme der CBFV in der mittleren Hirnarterie gerechnet werden: Haring et al. (1994) zeigten bei 9 Probanden auf, daß unter einer CPAP von 12 cm H_2O die CBFV der MCA von 45 ± 9 auf 59 ± 11 cm/s anstieg, der Pulsatilitäts-Index fiel von 0,87 ± 0,1 auf 0,74 ± 0,2 durch den erhöhten Blutfluß bei Vasodilatation ab.

Literatur

Aaslid R (1986) Transcranial Doppler Sonography. Springer, Wien, New York

Aaslid R, Huber P, Nornes H (1984) Evaluation of cerebrovascular spasm with transcranial Doppler ultrasound. J Neurosurg 60: 37-41

Aaslid R, Lindegaard KF, Sorteberg W, Nornes H (1989) Cerebral autoregulation dynamics in humans. Stroke 20: 45-52

Aaslid R, Markwalder TM, Nornes H (1982) Noninvasive transcranial Doppler ultrasound recording of flow velocity in basal cerebral arteries. J Neurosurg 57: 769-774

Aaslid R. (1987) Visually evoked dynamic blood flow response of the human cerebral circulation. Stroke 17: 771-775

Achtereekte HA, van der Kruijk RA, Hekster RE, Keunen RW (1994) Diagnosis of traumatic carotid artery dissection by transcranial Doppler ultrasound: case report and review of the literature. Surg Neurol 42: 240-244

Afshar JK, Pluta RM, Boock RJ, Thompson BG, Oldfield EH (1995) Effect of intracarotid nitric oxide on primate cerebral vasospasm after subarachnoid hemorrhage. J Neurosurg 83: 118-122

Alexandrov AV, Bladin CF, Ehrlich LE, Norris JW (1995) Noninvasive assessment of intracranial perfusion in acute cerebral ischemia. J Neuroimaging 5: 76-82

Alexandrov AV, Bladin CF, Norris JW (1994) Intracranial blood flow velocities in acute ischemic stroke. Stroke 25: 1378-1383

Bergeon P, Rudondy P, Benichou H, Raybaud G, Pellati R, Guennaoui T, Courbier R (1993) Transluminal angioplasty for recurrent stenosis after carotid endarterectomy. Prognostic factors and indications. Int Angiol 12: 256-259

Berlit P (1995) Bakterielle Meningitis im Erwachsenenalter. Intensivther Notfallmed 32: 336-341

Berlit P, Popescu O, Diehl RR, Berg-Dammer E (1996) Behandlung des akuten Schlaganfalls auf der Stroke Unit. Zur Publikation eingereicht.

Birch AA, Dirnhuber MJ, Hartley-Davies R, Iannotti F, Neil-Dwyer G (1995) Assessment of autoregulation by means of periodic changes in blood pressure. Stroke 26: 834-837

Boecher-Schwarz HG, Ungersboeck K, Ulrich P, Fries G, Wild A, Perneczky A (1994) Transcranial Doppler diagnosis of cerebral vasospasm following subarachnoid haemorrhage: correlation and analysis of results in relation to the age of patients. Acta Neurochir Wien 127: 32-36

Boishardy N, Granry JC, Jacob JP, Goui N, Fournier D, Delhumeau A (1994) Value of transcranial Doppler ultrasonography in the management of severe head injuries. Ann Fr Anesth Reanim 13: 172-176

Bowen J, Yaste C (1994) Effect of a stroke protocol on hospital costs of stroke patients. Neurology 44: 1961-1964

Brass LM, Pavlakis SG, De Vivo D, Piomelli S, Mohr JP (1989) Transcranial Doppler measurements of the middle cerebral artery. Effect of hematocrit. Stroke 19: 1466-1469

Brunhölzl C, Müller HR (1986) Transkranielle Doppler-Sonographie in Orthostase. Ultraschall 7: 248-252

Cardoso ER, Kupchak JA (1992) Evaluation of intracranial pressure gradients by means of transcranial Doppler sonography. Acta Neurochir Suppl Wien 55: 1-5

Chan KH, Miller JD, Dearden NM, Andrews PJ, Midgley S (1992) The effect of changes in cerebral perfusion pressure upon middle cerebral artery blood flow velocity and jugular bulb venous oxygen saturation after severe brain injury. J Neurosurg 77: 55-61

Chiesa R, Minicucci F, Melissano G, Truci G, Comi G, Paolillo G, Grossi A (1992) The role of transcranial Doppler in carotid artery surgery. Eur J Vasc Surg 6: 211-216

Dinkel M, Langer H, Loerler H, Rugheimer E, Schweiger H (1994) Neuromonitoring in carotid surgery: possibilities and limits of transcranial Doppler ultrasound. Vasa 23: 337-344

Doblar DD, Frenette L, Poplawski S, Gelman S, Boyd G, Ranjan D, Halsey JH (1993) Middle cerebral artery transcranial Doppler velocity monitoring during orthotopic liver transplantation: changes at reperfusion – a report of six cases. J Clin Anesth 5: 479-485

Droste DW, Krauss JK (1993) Simultaneous recording of cerebrospinal fluid pressure and middle cerebral artery blood flow velocity in patients with suspected symptomatic normal pressure hydrocephalus. J Neurol Neurosurg Psychiatry 56: 75-79

Droste DW, Krauss JK, Berger W, Schuler E, Brown MM (1994) Rhythmic oscillations with a wavelength of 0,5-2 min in transcranial Doppler recordings. Acta Neurol Scand 90: 99-104

Endo S, Kawada T, Nakamura S, Kamata S, Funaki S, Miyamoto S, Kikuchi K, Ohkawa I, Okada Y, Kitanaka Y (1994) The usefulness of combined measurements of transcranial Doppler sonogram and somatosensory evoked potentials during hypothermic cardiopulmonary bypass. Kyobu Geka 47: 970-975

Giller CA (1991) A bedside test for cerebral autoregulation using transcranial Doppler ultrasound. Acta Neurochir Wien 108: 7-14
Giller CA, Bowman G, Dyer H, Mootz L, Krippner W (1993) Cerebral arterial diameters during changes in blood pressure and carbon dioxide during craniotomy. Neurosurgery 32: 737-742
Goh D, Minns RA (1993) Cerebral blood flow velocity monitoring in pyogenic meningitis. Arch Dis Child 68: 111-119
Goh D, Minns RA, Pye SD (1991) Transcranial Doppler (TCD) ultrasound as a noninvasive means of monitoring cerebrohaemodynamic change in hydrocephalus. Eur J Pediatr Surg 1 Suppl. 1: 14-17
Gosling RG (1988) Basics of TCD. 2nd International symposium on transcranial Doppler Sonography. Salzburg
Grolimund P, Seiler RW (1988) Age dependence of the flow velocity in the basal cerebral arteries – a transcranial Doppler ultrasound study. Ultrasound Med Biol 14: 191-198
Grosset DG, Straiton J, McDonald I, Cockburn M, Bullock R (1993) Use of transcranial Doppler sonography to predict development of a delayed ischemic deficit after subarachnoid hemorrhage. J Neurosurg 78: 183-187
Haley EC Jr, Kassell NF, Torner JC (1993) A randomized trial of nicardipine in subarachnoid hemorrhage: angiographic and transcranial Doppler ultrasound results. A report of the Cooperative Aneurysm Study. J Neurosurg 78: 548-553
Harders A (1986) Neurosurgical applications of TCD. Springer, Wien
Haring HP, Hormann C, Schalow S, Benzer A (1994) Continuous positive airway pressure breathing increases cerebral blood flow velocity in humans. Anesth-Analg. 79: 883-885
Haring HP, Rotzer HK, Reindl H, Berek K, Kampfl A, Pfausler B, Schmutzhard E (1993) Time course of cerebral blood flow velocity in central nervous system infections. A transcranial Doppler sonography study. Arch Neurol 50: 98-101
Heinemann L, Rautenberg W, Starke AAR, Mühlhauser I, Hennerici M, Berger M (1990) Hypoglykämiebedingte Veränderungen der P300 Antwort und des cerebralen Blutflusses bei Typ-I Diabetikern mit guter und schlechter matabolischer Kontrolle. 25. Jahrestagung der Deutschen Diabetes-Gesellschaft, Düsseldorf
Jansen C, Moll FL, Vermeulen FE, van Haelst JM, Ackerstaff RG (1993) Continuous transcranial Doppler ultrasonography and electroencephalography during carotid endarterectomy: a multimodal monitoring system to detect intraoperative ischemia. Ann Vasc Surg 7: 95-101
Jorgensen HS, Nakayama H, Raaschou O, Larsen K, Hübbe P, Olsen TS (1995) The effect of a stroke unit: reductions in mortality, discharge rate to nursing home, length of hospital stay, and cost. Stroke 26: 1178-1182
Juul R, Aakhus S, Bjornstad K, Gisvold SE, Brubakk AO, Edvinsson L (1994) Calcitonin gene-related peptide (human alpha-CGRP) counteracts vasoconstriction in human subarachnoid haemorrhage. Neurosci Lett. 170: 67-70
Juul R, Hara H, Gisvold SE, Brubakk AO, Fredriksen TA, Waldemar G, Schmidt JF, Ekman R, Edvinsson L (1995) Alterations in perivascular dilatory neuropeptides (CGRP, SP, VIP) in the external jugular vein and in the cerebrospinal fluid following subarachnoid haemorrhage in man. Acta Neurochir (Wien) 132: 32-41
Kanaya N, Kobayashi Y, Yamakage M, Tsuchida H, Watanabe A, Namiki A (1993) Cerebral blood flow velocity and electroencephalogram for the evaluation of intraoperative brain function during intrathoracic hyperthermia. Masui 42: 450-454
Karnik J, Valentin A, Slany J (1992) Transcranial Doppler ultrasound in intensive care medicine. Acta Med Austriaca 19: 130-132
Karnik R, Valentin A, Bonner G, Ziegler B, Slany J (1990) Transcranial Doppler monitoring during percutaneous transluminal aortic valvuloplasty. Angiology 41: 106-111
Keller E, Ries F, Grunwald F, Honisch C, Rosanowski F, Pavics L, Herberhold C, Solymosi L (1995) Multimodal carotid occlusion test for determining risk of infarct before therapeutic internal carotid artery occlusion. Laryngorhinootologie 74: 307-311
Khaffaf N, Karnik R, Winkler WB, Valentin A, Slany J (1994) Embolic stroke by compression maneuver during transcranial Doppler sonography. Stroke 25: 1056-1057
King WA, Martin NA (1994) Critical care of patients with subarachnoid hemorrhage. Neurosurg Clin N Am. 5: 767-787.
Kitanaka Y (1994) The usefulness of combined measurements of transcranial Doppler sonogram and somatosensory evoked potentials during hypothermic cardiopulmonary bypass. Kyobu Geka 47: 970-975
Kofke WA, Dong ML, Bloom M, Policare R, Janosky J, Sekhar L (1994) Transcranial Doppler ultrasonography with induction of anesthesia for neurosurgery. J Neurosurg Anesthesiol 6: 89-97
Kontos HA (1989) Validity of cerebral arterial blood flow calculations from velocity measurements. Stroke 20: 1-3

Korpelainen JT, Sotaniemi A, Suominen K, Tolonen U, Myllylä VV (1994) Cardiovascular autonomic reflexes in brain infarction. Stroke 25: 787-792

Krauss JK, Droste DW (1994) Predictability of intracranial pressure oscillations in patients with suspected normal pressure hydrocephalus by transcranial Doppler ultrasound. Neurol Res 16: 698-402

Langhorne P, Williams BO, Gilchrist W, Howie K (1993) Do stroke units save lives? Lancet 342: 395-398

Laumer R, Steinmeier R, Gonner F, Vogtmann T, Priem R, Fahlbusch R (1993) Cerebral hemodynamics in subarachnoid hemorrhage evaluated by transcranial Doppler sonography. Part 1. Reliability of flow velocities in clinical management. Neurosurgery 33: 1-8; discussion 8-9

Le-Roux PD, Newell DW, Eskridge J, Mayberg MR, Winn HR (1994) Severe symptomatic vasospasm: the role of immediate postoperative angioplasty. J Neurosurg. 80: 224-229

Lewis LM, Stothert JC Jr., Gomez CR, Ruoff BE, Hall IS, Chandel B, Standeven J (1994) A noninvasive method for monitoring cerebral perfusion during cardiopulmonary resuscitation. J Crit Care 9: 169-174

Martin NA, Doberstein C (1994) Cerebral blood flow measurement in neurosurgical intensive care. Neurosurg Clin N Am 5: 607-618

Mayberg MR, Batjer H.H, Dacey R, Diringer M, Haley E.C, Heros RC, Sternau LL, Torner J, Adams HP, Feinberg WE, Thies W (1994) Guidelines for the management of aneurysmal subarachnoid hemorrhage. A statement for healthcare professionals from a special writing group of the stroke council, American Heart Association. Stroke 25: 2315-2328

McDowell HA Jr., Gary M, Gross GM, Halsey JH (1992) Carotid endarterectomy monitored with transcranial Doppler. Ann Surg 215: 514-519

Meixensberger J (1993) Xenon-133-CBF measurements in severe head injury and subarachnoid haemorrhage. Acta Neurochir (Wien) 59 (suppl): 28-33

Miller JD, Smith RR (1994) Transcranial Doppler sonography in aneurysmal subarachnoid hemorrhage. Cerebrovasc Brain Metab Rev 6: 31-46

Mizuno M, Nakajima S, Sampei T, Nishimura H, Hadeishi H, Suzuki A, Yasui N, Nathal-Vera E (1994) Serial transcranial Doppler flow velocity and cerebral blood flow measurements for evaluation of cerebral vasospasm after subarachnoid hemorrhage. Neurol Med Chir Tokyo 34: 164-171

Müller M, Merkelbach S, Huss GP, Schimrigk K (1995) Clinical relevance and frequency of transient stenoses of the middle and anterior cerebral arteries in bacterial meningitis. Stroke 26: 1399-1403

Muttaqin Z, Uozumi T, Kuwabara S, Arita K, Kurisu K, Ohba S, Kohno H, Ogasawara H, Ohtani M, Mikami T (1993) Hyperaemia prior to acute cerebral swelling in severe head injuries: the role of transcranial Doppler monitoring. Acta Neurochir (Wien) 123: 76-81

Nadvi SS, Du-Trevou MD, van Dellen JR, Gouws E (1994) The use of transcranial Doppler ultrasonography as a method of assessing intracranial pressure in hydrocephalic children. Br J Neurosurg 8: 573-577

Newell DW, Aaslid R (1992) Transcranial Doppler: clinical and experimental uses. Cerebrovasc Brain Metab Rev 4: 122-143

Powers AD, Smith RR, Graeber MC (1989) Transcranial Doppler monitoring of cerebral flow velocities during surgical occlusion of the carotid artery. Neurosurgery 25: 383-388, discussion 388-389

Rath SA, Richter HP (1993) Transcranial Doppler sonography as a reliable diagnostic tool in craniocerebral trauma. Unfallchirurg 96: 569-575

Ringelstein EB, Weiller C, Weckesser M, Weckesser S (1994) Cerebral vasomotor reactivity is significantly reduced in low-flow as compared to thromboembolic infarctions: the key role of the circle of Willis. J Neurol Sci 121: 103-109

Romner B, Bergqvist D, Lindblad B (1993) Blood flow velocity in the middle cerebral artery and carotid artery stump pressure during carotid endarterectomy. Acta Neurochir (Wien) 212: 130-134

Sakahashi H, Hashimoto A, Aomi S, Tokunaga H, Koyanagi T, Imamaki M, Tagusari O, Hirai M, Satoh M, Koyanagi H (1994) Transcranial Doppler measurement of middle cerebral artery blood flow during coninuous retrograde cerebral perfusion. Nippon Kyobu Geka Gakkai Zasshi 42: 1851-1857

Saliba EM, Laugier J (1992) Doppler assessment of the cerebral circulation in pediatric intensive care. Crit Care Clin 8: 79-92

Sander D, Klingelhofer J (1993) Cerebral vasospasm following post-traumatic subarachnoid hemorrhage evaluated by transcranial Doppler ultrasonography. J Neurol Sci 119: 1-7

Sander D, Klingelhöfer J (1995) Changes of circadian blood pressure patterns and cardiovascular parameters indicate lateralization of sympathetic activation following hemispheric brain infarction. J Neurol 242: 313-318

Schregel W (1993) Value of transcranial Doppler sonography. Infusionsther Transfusionsmed. 20: 276-271

Schregel W, Bredenkotter U, Sihle-Wissel M, Cunitz G (1995) Transcranial Doppler ultrasound: effects of intravenous anesthetics in neurosurgical patients. Ultraschall Med 16: 60-64
Schregel W, Geissler C, Winking M, Schaefermeyer H, Cunitz G (1993) Transcranial Doppler monitoring during induction of anesthesia: effects of propofol, thiopental, and hyperventilation in patients with large malignant brain tumors. J Neurosurg Anesthesiol 5: 86-93
Schregel W, Schaefermeyer H, Sihle-Wissel M, Klein R (1994) Transcranial Doppler sonography during isoflurane/N2o anaesthesia and surgery: flow velocity, „vessel area“ and „volume flow“. Can J Anaesth 41: 607-612
Seifert V, Loffler BM, Zimmermann M, Roux S, Stolke D (1995) Endothelin concentrations in patients with aneurysmal subarachnoid hemorrhage. Correlation with cerebral vasospasm, delayed ischemic neurological deficits, and volume of hematoma. J Neurosurg. 82: 55-62
Seifert V, Stolke D, Zimmermann M, Feldges A (1994) Prevention of delayed ischaemic deficits after aneurysmal subarachnoid haemorrhage by intrathecal bolus injection of tissue plasminogen activator (rTPA). A prospective study. Acta Neurochir (Wien) 128: 137-143
Shigemori M, Kikuchi N, Tokutomi T, Ochiai S, Harada K, Kikuchi T, Kuramoto S (1992) Monitoring of severe head-injured patients with transcranial Doppler (TCD) ultrasonography. Acta Neurochir (Wien) 55 (suppl): 6-7
Shiogai T, Takeuchi I (1993) Ralationship between cerebral circulatory arrest and loss of brain functions – analysis of patients in a state of impending brain death. Rinsho Shinkeigaku 33: 1328-1330
Siebler M, Kleinschmidt A, Sitzer M, Steinmetz H, Freund HJ (1994) Cerebral microembolism in symptomatic and asymptomatic high-grade internal carotid artery stenosis. Neurology 44: 615-618
Siebler M, Nachtmann A, Sitzer M, Steinmetz H (1994) Anticoagulation monitoring and cerebral microemboli detection. Lancet 344: 555
Silvestrini M, Troisi E, Matteis M, Cupini LM, Caltagirone C (1995) Involvement of the healthy hemisphere in recovery from aphasia and motor deficit in patients with cortical ischemic infarction. Neurology 45: 1815-1820
Somers VK, Dyken ME, Mark AL, Abboud FM (1993) Sympathetic-nerve activity during sleep. N Engl J Med 328: 303-307
Steiger HJ, Schaffler L, Boll L, Liechti S (1989) Results of microsurgical carotid endarterectomy. A prospective study with transcranial Doppler and EEG monitoring, and elective shunting. Acta Neurochir (Wien) 100: 31-38
Steinmeier R, Laumer R, Bondar I, Priem R, Fahlbusch R (1993) Cerebral hemodynamics in subarachnoid hemorrhage evaluated by transcranial Doppler sonography. Part 2. Pulsatility indices: normal reference values and characteristics in subarachnoid hemorrhage. Neurosurgery 33: 10-18; discussion 18-19
Sugimori H, Ibayashi S, Fujii K, Sadoshima S, Kuwabara Y, Fujishima M (1995) Can transcranial Doppler really detect reduced cerebral perfusion states. Stroke 26: 2053-2060
Talacchi A (1993) Sequential measurements of cerebral blood flow in the acute phase of subarachnoid hemorrhage. J Neurosurg Sci 37: 9-18
Tetickovic E, Miksic K, Tetickovic S (1992) Transcranial Doppler sonography during carotid endarterectomy. Nervenarzt 63: 347-351
Thiel A, Russ W, Zeiler D, Dapper F, Hempelmann G (1990) Transcranial Doppler sonography and somatosensory evoked potential monitoring in carotid surgery. Eur J Vasc Surg 4: 597-602
Thiel A, Zickmann B, Stertmann WA, Wynderka T, Hempelmann G (1995) Cerebrovascular carbon dioxide reactivity in carotid artery disease. Relation to intraoperative cerebral monitoring results in 100 carotid endarterectomies. Anesthesiology 82: 655-661
Tomasello F, D'Avella D (1993) Intracisternal rt-PA during early surgery for aneurysmal subarachnoid hemorrhage: an Italian report. J Neurosurg Sci 37: 71-75
Tong DC, Albers GW (1995) Transcranial Doppler-detected microemboli in patients with acute stroke. Stroke 26: 1588-1592
Valdueza JM, Eckert B, Zanella FE (1994) Detection of MCA embolization during transcranial Doppler monitoring. Neurol Res 16: 137-140
van Zuilen EV, Moll FL, Vermeulen FE, Mauser HW, van Gijn J, Ackerstaff RG (1995) Detection of cerebral microemboli by means of transcranial Doppler monitoring before and after carotid endarterectomy. Stroke 26: 210-213
Werner C, Hoffman WE, Baughman VL, Albrecht RF, Schulte J (1991) Effects of sufentanil on cerebral blood flow, cerebral blood flow velocity, and metabolism in dogs. Anesth Analg 72: 177- 181
Werner C, Kochs E, Reimer R, Rau M, Schulte am Esch J (1990) The effect of postural changes on cerebral hemodynamics during general anesthesia. Anaesthesist 39: 429-433
Werner C, Standl T, Thiel H, Kochs E, Schulte-am-Esch J (1995) Propofol-alfentanil reduced CO2 reactivity in comparison with isoflurane. Anaesthesist 44: 417-422

Williams IM, Mead G, Picton AJ, Farrell A, Mortimer AJ, McCollum CN (1995) The influence of contralateral carotid stenosis and occlusion on cerebral oxygen saturation during carotid artery surgery. Eur J Vasc Endovasc Surg 10: 198-206

Williams IM, Vohra R, Farrell A, Picton AJ, Mortimer AJ, McCollum CN (1994) Cerebral oxygen saturation, transcranial Doppler ultrasonography and stump pressure in carotid surgery. Br J Surg 81: 960-964

Yamamoto Y, Akiguchi I, Oiwa K, Satoi H, Kimura J (1995) Diminished nocturnal blood pressure decline and lesion site in cerebrovascular disease. Stroke 26: 829-833

Zanette EM, Roberti C, Mancini G, Pozzilli C, Bragoni M, Toni D (1995) Spontaneous middle cerebral artery reperfusion in ischemic stroke. A follow-up study with transcranial Doppler. Stroke 26: 430- 433

Kapitel 7

Klinische Studien zur Funktions-TCD und zur Emboliedetektion 7

7.1 TCD-Studien zum Nachweis intrakranieller Stenosen und Verschlüsse

7.1.1 Intrakranielle Stenosen

Während vor Einführung der transkraniellen Dopplersonographie intrakranielle Gefäßstenosen lediglich indirekt - beispielsweise über einen erhöhten Gosling-Widerstandsindex bei Beschallung der extrakraniellen Gefäße - vermutet werden konnten, ermöglichte die TCD den Nachweis umschriebener Beschleunigungen der Blutflußgeschwindigkeit (CBFV) in den großen basalen Hirnarterien mit Veränderungen des Frequenzspektrums, so daß es möglich war, die Verdachtsdiagnose intrakranieller Stenosen mittels TCD direkt zu stellen. Zu den diagnostischen Kriterien für eine Lumeneinengung von mehr als 50 % zählen in Analogie zur extrakraniellen Dopplersonographie:

- die umschriebene Zunahme der mittleren und systolischen Strömungsgeschwindigkeit,
- Verschiebung des Frequenzspektrums in den niederfrequenten Bereich mit Refluxphänomenen und
- Lokalisation der Strömungsbeschleunigung außerhalb der Verbindungsarterien (A. communicans anterior, A. communicans posterior) bei Kranken mit hämodynamisch relevanten extrakraniellen Strömungsbehinderungen.

Da auch eine Kollateralisierung über diese Gefäße zu einem deutlichen Strömungsanstieg führen kann (funktionelle Stenosezeichen), muß bei der Bewertung der TCD-Befunde stets bekannt sein, ob extrakraniell Stenosen von mehr als 70 % vorliegen. !

In einer Reihe von Studien wurden TCD-Befunde und angiographische Befunde verglichen (Ringelstein et al. 1985a und c; Lindegaard et al. 1986a; Hennerici et al. 1987; Rautenberg et al. 1987):

▪ **Vorderes Stromgebiet.** Wenn ein akustisches Fenster vorhanden ist, so zeigt sich eine Sensitivität der TCD für den Nachweis von Stenosen der mittleren Hirnarterie (MCA) und der intrakraniellen A. carotis interna (ICA) von 92 bzw. 91 % bei einer Spezifität von 99 bzw. 100 %. Falsch-positive Befunde kommen bei Normvarianten, wie einem Direktabgang der hinteren Hirnarterie beidseits, mit funktionellen Stenosezeichen im Bereich des Karotissiphons vor.

▪ **Hinteres Stromgebiet.** Im Bereich des hinteren Hirnkreislaufes beträgt die angiographisch kontrollierte Sensitivität der TCD für den Nachweis von Stenosen der A. cerebri posterior (PCA) 83 %, der A. vertebralis (VA) 79 % und der A. basilaris (BA) 64 % bei hoher Spezifität von 99 (VA) bzw. 100 % (PCA, BA). Die deutlich geringere Sensitivität vom Stenosenachweis in der hinteren Zirkulation ist auf die nur in ca. 70 % mögliche Darstellung der BA, die Schwierigkeiten bei der Beschallung des P1- und P2-Abschnittes der PCA und die Probleme bei der Identifikation des Überganges VA-BA zurückzuführen.

7.1.2 Intrakranielle Verschlüsse

Verschlüsse im Bereich der intrakraniellen Gefäße sind schwieriger nachzuweisen als höhergradige Stenosen, da die Diagnose einer Okklusion im wesentlichen darauf beruht, daß das Strömungssignal an typischer Stelle fehlt. Die Kriterien für die Diagnose eines intrakraniellen Gefäßverschlusses sind:

- das fehlende Signal bei sicher vorhandenem Schallfenster,
- pathologisch reduzierte Flußgeschwindigkeiten in vorgeschalteten Gefäßabschnitten, und
- zum Teil retrograde Strömungssignale in den distalen Gefäßabschnitten.

■ **A. cerebri media.** Für die Diagnose des Mediaverschlusses wird eine Sensitivität von 79 % bei einer Spezifität von 100 % angegeben, wobei falsch-negative Befunde durch ein ungenügendes Schallfenster oder Verwechslungen mit kleineren kollateralisierenden Gefäßen bedingt sind.

■ **A. basilaris.** Noch schlechter sind die Ergebnisse bezüglich des Nachweises eines Basilarisverschlusses. Hier zeigt sich eine Sensitivität von 36 % bei einer Spezifität von 100 % bei 19 Patienten mit angiographisch gesichertem Verschluß der BA. Bei Basilarisverschlüssen können nur ein retrogrades oder fehlendes Signal als sonographische Kriterien gewertet werden. Reduzierte Flußgeschwindigkeiten der BA sind ätiologisch vieldeutig – sie können durch Hypoplasien, Normvarianten oder eine dilatative Vasopathie erklärt sein, hinzu kommen atypische oder elongierte Gefäßverläufe. Gerade in der Akutsituation des vermuteten Basilarisverschlusses sollte keine Zeit verloren werden durch eine transkranielle Dopplersonographie, sondern bei entsprechender Klinik direkt die diagnostische Angiographie mit der Möglichkeit der lokalen Lyse durchgeführt werden.

7.1.3 TCD und Magnetresonanzangiographie

Ein Vergleich der Wertigkeit von TCD und Magnetresonanzangiographie (MRA) in der Analyse von Kollateralen extrakranieller Internastenosen (Anzola et al. 1995) zeigt, daß hinsichtlich der Kollateralisierung über die vordere Verbindungsarterie beide Methoden gleichwertig sind, eine Kollateralisierung über die Aa. communicantes posteriores wird besser mittels MRA erfaßt, hingegen ist die sichere Diagnose einer Ophthalmikakollateralisierung nur mittels TCD möglich. Was diese vergleichende Untersuchung jedoch zeigte, ist, daß es mit der TCD eher möglich war, zusätzliche Stenosen der mittleren Hirnarterie zu erkennen – hier war diese Methode der Magnetresonanzangiographie überlegen (Anzola et al. 1995).

Der Vergleich der Flußgeschwindigkeitsmessung mittels Magnetresonanzphasenkontrastmethode mit der TCD zeigt eine gute Übereinstimmung der Meßdaten bei Analyse der BA, höhere Werte der TCD bei Beschallung der MCA und eine schlechtere Reproduzierbarkeit der Flußgeschwindigkeiten von A. cerebri anterior und posterior mittels MRT (Wentz et al. 1994).

	TCD	TCCD
ACA	48 (45-50)	62 (58-66)
MCA	61 (58-64)	70 (66-74)
PCA	43 (41-46)	54 (50-57)
BA	40 (34-45)	45 (38-52)

Tabelle 7.1.1: Normwerte der Flußgeschwindigkeit (V_{mean}, in cm/s) ohne (TCD) und mit (TCCD) Winkelkorrektur (nach Martin et al. 1995).

7.1.4 Pathologische Grenzen der CBFV

Als Grenzwert für die Annahme einer relevanten Stenosierung der mittleren Hirnarterie gilt eine CBFV (V_{mean}) von 80 cm/s, für die BA eine CBFV von 70 cm/s. Hierbei müssen die altersabhängigen Schwankungen der Flußgeschwindigkeiten bedacht werden, sowie die mögliche Beeinflussung der Messungen durch Hypo- bzw. Hyperkapnie und die anderen in Kapitel 4 diskutierten Einflußgrößen. Während sich mittels einer MRT-gesteuerten stereotaktischen Sonographie zeigen ließ, daß die Tiefenangaben der handgehaltenen TCD-Messungen der Flußgeschwindigkeiten von mittlerer und vorderer Hirnarterien valide sind (Monsein et al. 1995), zeigte der Vergleich von TCD-Messungen mit Messungen durch transkranielle farbcodierte Duplexsonographie (TCCD) doch einen deutlichen Unterschied der mittleren Flußgeschwindigkeiten. Martin et al. (1995) führen dies auf die bei der TCCD mögliche Winkelkorrektur zurück. Die Flußgeschwindigkeiten aus der Studie von Martin et al. (1995) sind in Tabelle 7.1.1 aufgeführt.

7.1.5 Falsch-positive Befunde

Auf der einen Seite ist es möglich, die intrakranielle Kollateralversorgung bei einem Verschluß der ICA mit einer hohen Sensitivität und Spezifität in der TCD zu ermitteln (Müller et al. 1995), auf der anderen Seite führt eine hämodynamische Flußbeeinträchtigung extrakraniell zu einer deutlichen Änderung des Flußprofiles intrakraniell, so daß fehlerhaft intrakranielle Stenosen vermutet werden können. Rorick et al. (1994) untersuchten Patienten mit akutem Schlaganfall vergleichend mittels transkranieller Dopplersonographie und Angiographie, wobei die Angiographie 7 ± 5 Tage nach der Dopplersonographie erfolgte. Bei der TCD wurde ausschließlich die mittlere CBFV der mittleren Hirnarterie bzw. der BA berücksichtigt. Wurde von einem Grenzwert von 80 cm/s für die CBFV der MCA ausgegangen, so diagnostizierte die TCD 10 von 12 MCA-Stenosen korrekt, in 11 von 87 Fällen war das Ergebnis falsch-positiv. Bei einem Grenzwert von 70 cm/s für die CBFV der BA wurden 5 von 6 Basilarisstenosen korrekt diagnostiziert, 15 von 85 waren hingegen falsch-positiv. Bei diesen Messungen blieben extrakranielle Stenosen unberücksichtigt. Wenn Stenosen der ICA von mehr als 70 % unberücksichtigt blieben, gelang der Nachweis einer Mediastenose bei Berücksichtigung einer mittleren CBFV von mehr als 80 cm/s in 9 von 10 Fällen korrekt mit 7/61 falsch positiven Befunden. Der Nachweis einer Stenose im vertebrobasilären Kreislauf gelang bei einem Grenzwert von 70 cm/s in 3 von 4 Fällen korrekt, in 7 von 56 Fällen war das Ergebnis falsch-positiv (Rorick et al. 1994).

7.1.6 Verlaufsmessungen

Ideal ist der Einsatz der transkraniellen Dopplersonographie für die Verlaufskontrolle von intrakraniellen Stenosen oder Verschlüssen, welche angiographisch dokumentiert sind. So lassen sich Rekanalisationen von Mediaverschlüssen bei engmaschigen Kontrollen nach akutem Schlaganfall valide dokumentieren (Zanette et al. 1995). Auf der anderen Seite sind Befundverschlechterungen im Langzeitverlauf bei Gefäßstenosen anhand der Messungen von systolischen Spitzengeschwindigkeiten und Änderungen der Kollateralisation (hämodynamische Auswirkungen) reliabel möglich (Schwarze et al. 1994). Diese Autorengruppe untersuchte 22 Patienten mit 29 intrakraniellen Stenosen über einen Gesamtzeitraum von 21 Monaten. In 35 % der Fälle war eine Progression nachweisbar, Befundverbesserungen fanden sich nur in 2 Fällen (7 %).

7.2 TCD-Studien zur Hämodynamik bei okklusiven Karotiserkrankungen

7.2.1 Hintergrund

Okklusive Erkrankungen der A. carotis interna (ICA) zählen zu den häufigsten Ursachen für ischämische Hirninfarkte. Früher vermutete man den zugrunde liegenden Pathomechanismus in einer stenose- oder verschlußbedingten Drosselung der Hirndurchblutung im Karotisterritorium mit konsekutiver Infarktentwicklung. Inzwischen gilt es allerdings als sicher, daß hämodynamisch ausgelöste Infarkte bei höhergradigen Karotisstenosen aufgrund des differenzierten intrakraniellen Kollateralensystems (Kollateralisierung über die A communicans anterior [AcomA] von der Gegenseite und/oder über die A. communicans posterior [PcomA] vom hinteren Stromgebiet und/oder über leptomeningeale Anastomosen) nur selten vorkommen. In der Regel ist das *Embolierisiko* von Karotisstenosen ursächlich für Hirninfarkte. Bei Patienten mit einem insuffizienten Kollateralkreislauf kann ein ICA-Verschluß jedoch auch auf hämodynamischem Wege zum Schlaganfall führen. Bevorzugt kommt es dabei zu Ischämien im Bereich der „letzten Wiesen“, also in den subkortikal gelegenen Endstromgebieten der mittleren Hirnarterie (MCA) und in den Grenzstromgebieten zwischen dem MCA- und A. cerebri anterior- (ACA) oder zwischen dem MCA- und dem A. cerebri posterior- (PCA-)Territorium (Ringelstein et al. 1985b), also in den Gefäßabschnitten mit dem stärksten Druckabfall. Allerdings ist der Nachweis eines entsprechenden Ischämiemusters in der zerebralen Bildgebung nicht beweisend für eine hämodynamische Infarktätiologie (Baumgartner und Regard 1994). Weitere Methoden zur Differentialdiagnose der Schlaganfallursache sind daher erforderlich.

Die Klassifizierung eines Infarktes als „hämodynamisch" und damit der Ausschluß eines emboligenen Prozesses hat wichtige therapeutische Konsequenzen. Theoretisch ist die operative Einrichtung einer künstlichen Kollaterale von einem Ast der A. carotis externa (ECA) zu einem MCA-Ast (der sogen. EC/IC-Bypass) nur sinnvoll zur Prävention gegen weitere hämodynamisch bedingte Infarkte. Daher entschließt man sich zur Bypass-Operation heute nur noch dann, wenn eine erhebliche Drosselung der Durchblutung distal von einem Karotisverschluß nachgewiesen werden kann (Schmiedek et al. 1994).

Der *Doppler CO2-Test* ist das ökonomischste und inzwischen am häufigsten angewendete Verfahren zur Beurteilung der hämodynamischen Verhältnisse bei Patienten mit ICA-Stenosen/Verschlüssen. Eine aufgehobene oder stark reduzierte Vasomotorenreaktivität (VMR) zeigt nämlich an, daß das Autoregulationspotential der zerebralen Widerstandsgefäße erschöpft ist und eine kompensatorische Vasodilatation bei einem Abfall des zerebralen Perfusionsdrucks nicht mehr möglich ist. Im folgenden werden mehrere retro- und prospektive Studien referiert, aus denen ein klarer Zusammenhang zwischen pathologischer VMR und Schlaganfallinzidenz bei Patienten mit ICA-Verschlüssen hervorgeht.

7.2.2
Doppler CO_2-Test beim Karotisverschluß

Retrospektive Befunde

Ringelstein et al. (1988) untersuchten mit dem in Kapitel 4.1 beschriebenen „bisasymptotischen" CO_2-Test 55 Patienten mit uni- oder bilateralen Karotisverschlüssen sowie ein Normkollektiv. Bei diesem sehr aufwendigen Test wird die CO_2-Reaktivität der MCA über einen breiten Bereich zwischen hypo- und hyperkapnischen CO_2-Werten bestimmt und die VMR als Amplitude der zerebralen Blutflußgeschwindigkeit (CBFV) zwischen der hypokapnischen und der hyperkapnischen Asymptote in Prozent von der normokapnischen CBFV berechnet. Bei 40 Normalprobanden ergab sich für dieses Verfahren für die VMR ein Mittelwert ($\pm$ SD) von 85,6 $\pm$ 16,0 %. 40 Patienten mit unilateralen Karotisverschlüssen zeigten für die MCA über der Verschlußseite im Mittel eine gegenüber den Normwerten signifikant reduzierte VMR von 45,2 %. Auf der nicht betroffenen Seite hatten die Patienten nur mäßig aber ebenfalls signifikant verminderte VMRs von durchschnittlich 67,7 %. Patienten mit einer zur Verschlußseite passenden transitorischen ischämischen Attacke (TIA) oder einem Schlaganfall in der Vorgeschichte wiesen in der entsprechenden MCA deutlich niedrigere VMRs auf (im Mittel: 37,6 %) als asymptomatische Patienten (62,9 %).

Widder und Mitarbeiter erhoben bei ihren Patienten mit ICA-Verschlüssen die sogenannte „normalized autoregulatory response" (NAR); das ist der prozentuale Anstieg der CBFV zwischen endexspiratorischen CO_2-Werten von 40 und 46,5 mmHg. In der ersten retrospektiven Untersuchung von Widder (1989) wurde eine NAR < 5 als erschöpfte VMR und eine NAR zwischen 6 und 9 als deutlich reduzierte VMR klassifiziert. 155 Patienten mit insgesamt 162 ICA-Verschlüssen wurden in zwei Gruppen eingeteilt. Eine Gruppe umfaßte Patienten mit akuten und zum Verschluß ipsilateralen TIAs/Schlaganfällen (innerhalb der letzten drei Monate) und die andere Gruppe Patienten mit länger zurückliegenden ischämischen Ereignissen. 66 % der

Patienten mit aufgehobener VMR und 42 % der Patienten mit verminderter VMR gehörten zur ersten Gruppe, aber nur 29 % der Patienten mit normaler VMR. Ähnliche Verhältnisse zeigten sich in der Folgestudie mit insgesamt 452 ICA-Okklusionen (Widder et al. 1994): Unter den Patienten mit erschöpfter VMR hatten 50 % und unter solchen mit verminderter VMR 28 % akute Insultereignisse, während nur 18 % der Patienten mit Normalbefunden im CO2-Test zu dieser Gruppe gehörten.

Prospektive Befunde

Kleiser und Widder (1992) beobachteten 85 Patienten mit 81 unilateralen und vier bilateralen Karotisverschlüssen über eine mittlere „follow-up" Periode von 38 Monaten prospektiv. Sechs der elf Patienten (55 %) mit initial erschöpfter VMR entwickelten im Beobachtungszeitraum TIAs oder persistierende ischämische Defizite passend zur Verschlußseite, aber nur sechs von 26 Patienten (23 %) mit verminderter und vier von 48 Patienten (8 %) mit normaler VMR.

Vasomotorenreserve und Infarktmuster

! Die zitierten retro- und prospektiven Arbeiten weisen auf einen engen Zusammenhang zwischen erschöpfter VMR über einem ICA-Verschluß und der Entwicklung von ipsilateralen ischämischen Ereignissen hin. Weiter erhärtet wurde die Signifikanz dieser Befunde durch Vergleiche des Infarktmusters in der Bildgebung mit dem Doppler CO_2-Test. Ringelstein et al. (1988) unterteilten ihre Patienten mit ICA-Verschlüssen nach dem CT-Befund in solche mit „low flow infarct" (LFI), mit territorialem (embolischem) Infarkt (TI) und mit normalem CT. Bei Patienten mit Infarkten auf mutmaßlich hämodynamischer Grundlage (LFI) ergaben sich im ipsialteralen MCA-Territorium im Mittel signifikant geringere VMRs (36,7 %) als bei Patienten mit embolisch bedingten TIs (52,6 %) oder mit unauffälligen CT-Befunden (60,2 %). Patienten mit bilateralen ICA-Verschlüssen hatten etwas geringere VMRs (linke MCA: 44,9 ± 24,6 %; rechte MCA: 36,6 ± 15,9 %) als solche mit unilateralen Okklusionen. Deutlich gestörte VMRs bei Patienten mit Karotisverschluß und LFI im Unterschied zu solchen mit Karotisverschluß und TI fanden auch Baumgartner und Regard (1994), wobei diese Autoren nur frontoparasagittale Grenzzoneninfarkte als LFI klassifizierten. Kleiser et al. (1991a) untersuchten 75 Patienten mit ICA-Okklusionen und fanden eine erschöpfte VMR in 43 % der Fälle mit LFI, aber nur bei 5 % der Patienten mit TI und bei keinem Patienten mit nur lakunären Infarkten oder CT-Normalbefunden. Bei einem größeren Kollektiv von 131 Patienten mit ein- oder beidseitigen Karotisverschlüssen fanden Kleiser et al. (1991b) bei 66 % der LFI-Patienten und nur bei 17 % der TI-Patienten erschöpfte CO_2-Reaktionen in der ipsilateralen MCA.

Zeitlicher Verlauf der Vasomotorenreaktivität bei Karotisverschlüssen

Für mögliche therapeutische Konsequenzen aus dem Vasomotorenbefund sind auch Erkenntnisse über den zeitlichen Verlauf der VMR nach einem Karotisverschluß bedeutsam. Prinzipiell ist es vorstellbar, daß auch Patienten nach Karotisverschluß mit initial insuffizienten intrakraniellen Kollateralwegen und pathologischer VMR im zeitlichen Verlauf neue Kollateralen (z. B. vermehrte leptomeningeale Anastomosen) ausbilden und damit ihr Risiko für hämodynamische Infarkte reduzieren.

Widder et al. (1994) haben bei 98 Patienten mit uni- oder bilateralen ICA-Verschlüssen über ein mittleres „follow-up" von 26 Monaten wiederholt die VMR bestimmt. Insgesamt 52 % der zwischenzeitlich nicht chirurgisch behandelten Patienten mit initial verminderter oder erschöpfter VMR zeigten am Ende des Beobachtungsintervalls eine verbesserte Vasomotorenreaktivität. Unter den Patienten mit keiner oder nur geringfügiger Stenosierung der kontralateralen ICA betrug der Anteil der Patienten mit einer Verbesserung der VMR sogar 64 %. Nur in Ausnahmefällen kam es zu einer Verschlechterung des CO_2-Befundes. Deutlich ungünstiger als bei der Gesamtgruppe war der VMR-Verlauf bei der Untergruppe der Patienten mit bilateralen Verschlüssen. Nur in 22 % dieser Fälle mit verminderter oder erschöpfter VMR konnte im „follow-up“ eine Befundverbesserung registriert werden. Interessanterweise zeigte sich die Normalisierung der CO_2-Reaktivität bei den meisten Patienten bereits innerhalb weniger Monate nach der Erstuntersuchung. Patienten mit pathologischem CO_2-Befund über einem Karotisverschluß, die an einer kontralateralen hochgradigen ICA-Stenose operiert worden waren, zeigten zu 75 % eine deutliche Erhöhung der VMR. Widder et al. schließen aus diesen Befunden, daß bei Patienten mit ICA-Verschluß, erschöpfter VMR und hochgradiger kontralateraler Karotisstenose die Sanierung der Stenose die Therapie der Wahl zur Verbesserung der zerebralen Hämodynamik darstellt. Eine EC/IC-Bypassoperation halten sie erst dann für indiziert, wenn sich der pathologische VMR-Befund nach drei Monaten replizieren läßt. Aufgrund des ungünstigen Spontanverlaufes sollte nur bei Patienten mit bilateralen ICA-Verschlüssen der Zeitraum bis zur OP-Indikation verkürzt werden. !

7.2.3 Zusammenfassung

Bei Patienten mit Karotisverschlüssen indiziert eine erschöpfte Vasomotorenreaktivität offenbar ein deutlich erhöhtes Risiko für die Entwicklung eines hämodynamischen Infarktes. Bei einem großen Teil der Patienten kommt es innerhalb von wenigen Monaten vermutlich durch die Ausbildung neuer intrakranieller Kollateralen zu einer spontanen Normalisierung der CO_2-Reaktivität. Deshalb sollte die Indikation für die Anlage eines EC/IC-Bypasses erst bei dem Nachweis einer anhaltend reduzierten VMR erwogen werden. Allerdings liegen bislang noch kaum Erkenntnisse darüber vor, ob ein EC/IC-Bypass tatsächlich zur Reduktion des Schlaganfallrisikos bei Patienten mit gestörter VMR beiträgt. Bei Patienten mit Karotisverschluß und höhergradigen kontralateralen ICA-Stenosen sollte das hämodynamische Infarktrisiko durch Endarteriektomie der stenosierten ICA herabgesetzt werden.

7.3 TCD-Studien zur Emboliedetektion

Eine systematische Erforschung der klinischen Bedeutung von HITS im TCD-Spektrum findet erst seit Beginn der 90er Jahre statt. Tabelle 7.3.1 gibt einen Überblick über Ergebnisse der Emboliedetektion bei Patientengruppen mit unterschiedlichen Risikofaktoren für zerebrale Embolien. Vereinfachend kann man die Ergebnisse wie folgt zusammenfassen:

- in allen untersuchten Stichproben von Patienten mit einer potentiellen Quelle für zerebrale Embolien lassen sich bei einem bestimmten Anteil der Patienten HITS nachweisen;
- HITS-positive Befunde kommen bei Personen, die keine der bekannten Emboliequellen aufweisen, praktisch nicht vor.

Hieraus könnte der Schluß gezogen werden, daß ein positiver HITS-Befund ein erhöhtes Schlaganfallrisiko anzeigt. Dies gilt auch sicherlich, wenn diese Patienten einem gefäß- und herzgesunden Kontrollkollektiv gegenüber gestellt werden. In den aufgeführten Studien war das erhöhte Schlaganfallrisiko bei den HITS-positiven Patienten jedoch aufgrund ihrer vorbeschriebenen potentiellen Emboliequelle bereits bekannt. Ob durch den HITS-positiven Befund ein zusätzliches Risiko angezeigt wird, kann nur mit einem Subgruppenvergleich der HITS-positiven und -negativen Patienten *mit* bekannter potentieller Emboliequelle beurteilt werden.

Der Begriff des Risikos impliziert die erhöhte Wahrscheinlichkeit für ein *künftiges* Ereignis. Idealerweise sollte daher ein solcher Subgruppenvergleich im Sinne einer prospektiven Verlaufsstudie geplant werden. Bei den in allen Risikogruppen aber insgesamt relativ niedrigen Einjahresinzidenzen für ein Insultereignis müßte eine prospektive Studie aber sehr hohe Fallzahlen und ein mehrjähriges Verlaufsintervall beinhalten (vergleichbar mit einer Therapiestudie zur Schlaganfallprävention), um zu einem statistisch aussagekräftigen Ergebnis kommen zu können. Ergebnisse solcher Studien liegen bislang nicht vor. Vorläufige prospektive Ergebnisse zum prädiktiven Wert der Emboliedetektion bei Patienten mit asymptomatischen Karotisstenosen wurden inzwischen von Siebler et al. (1995) vorgelegt (vgl. 7.3.3).

In einigen klinischen Studien zur Emboliedetektion wurden die HITS-Befunde der Patienten überwiegend retrospektiv mit zerebralen Insultereignissen korreliert. Ein solcher Ansatz ersetzt die prospektive Studie natürlich nicht; er kann aber unter der Annahme, daß vor dem Insult die Emboliedetektion zu ähnlichen Befunden wie bei der aktuellen Untersuchung geführt hätte, Hinweise für die prognostische Bedeutung von HITS geben. In den folgenden Abschnitten werden deshalb – getrennt für die verschiedenen potentiellen Emboliequellen – entsprechende Analysen aufgeführt. Weiterhin werden Befunde zum Zusammenhang zwischen therapeutischen Maßnahmen (medikamentös oder chirurgisch) und der Emboliedetektion referiert.

7.3.1
Patienten nach künstlichem Herzklappenersatz

Wie Tabelle 7.3.1 entnommen werden kann, liegt die meiste Erfahrung zur Emboliedetektion bei Patienten nach künstlichem Herzklappenersatz (Mitral- und/oder Aortenklappe) vor. Klinische Verlaufsuntersuchungen haben gezeigt, daß diese Patientengruppe ein erhebliches Risiko für thrombembolische Ereignisse aufweist (Lindblom et al. 1990). Fast alle Patienten werden daher nach der Operation dauerhaft mit Antikoagulantien behandelt.

Diese Patientengruppe ist wahrscheinlich deshalb so interessant für Emboliedetekteure, weil ein sehr hoher Prozentsatz der Patienten HITS zeigt (zwischen 38 und 90 % in den aufgeführten Studien in Tabelle 7.3.1) und weil die Emboliерate bei den

Tab. 7.3.1. Studien zur HITS-Rate bei Patienten mit potentiellen Emboliequellen.

Autoren	potentielle Emboliequelle	N	% HITS-positiv	Kontrollgruppe	N	% HITS-positiv	Ableitedauer
Rams et al. (1993)	künstl. Herzklappe	26	54	–	–	–	> 30 Minuten
Grosset et al. (1993)	künstl. Herzklappe	80	90	–	–	–	30 Minuten
Georgiadis et al. (1994a)	künstl. Herzklappe	179	69	Normalprobanden	25	0	30 Minuten
Markus et al. (1994)	künstl. Herzklappe	24	38	Normalprobanden	20	0	20 Minuten
Müller et al. (1994)	künstl. Herzklappe	100	54	Patienten vor der Herzklappen-OP	50	2	10 Minuten
Sliwka et al. (1995a)	künstliche Herzklappe			Normalprobanden	20	0	15 Minuten
	postoperativ	100	65	Herzpatienten	40	0	
	ca. 1 Jahr post OP	79	77	ohne Emboliequelle			
Sliwka et al. (1995b)	versch. kardiale Emboliequellen	100	36	Normalprobanden	15	0	30 Minuten
Grosset et al. (1994)	akute Schlaganfälle kardial. Ätiologie	11	82	Normalprobanden	30	0	30 Minuten
Siebler et al. (1993)	symptomatische ICA-Stenose >69 %	14	100	gefäßgesunde Patienten	17	0	> 60 Minuten
Grosset et al. (1993)	symptomatische ICA-Stenose ≥ 60 %	20	100	–	–	–	30 Minuten
Georgiadis et al. (1994b)	ICA-Stenose	56	95	Normalprobanden	30	0	30 Minuten
Grosset et al. (1994)	akute Schlaganfälle versch. Ätiologie			Normalprobanden	30	0	30 Minuten
	symptomat. Seite	41	66				
	asymptomat. Seite	39	62				
Babikian et al. (1994)	symptomatische ICA-Stenose	37	27	–	–	–	30 Minuten
	asymptomatische ICA-Stenose	34	3				
Markus et al. (1994)	symptomatische ICA-Stenose ≥ 50 %	25	24	Normalprobanden	20	0	20 Minuten
Siebler et al. (1994a)	symptomatische ICA-Stenose ≥ 70 %	33	82	gefäßgesunde Patienten	20	0	> 60 Minuten
	asymptomatische ICA-Stenose ≥ 70 %	56	16				
Ries et al. (1995)	symptomatische ICA-Stenose ≥ 60 %	36	19	–	–	–	30 Minuten
	asymptomatische ICA-Stenose ≥ 60 %	18	0				

HITS-positiven Patienten relativ hoch ist (je nach Studie, Klappentyp und Klappenlokalisation im Mittel zwischen 2 und 360 HITS/Stunde).

HITS und neurologische Symptomatik

In der Studie von Sliwka et al. (1995a) wurden 100 Patienten innerhalb von 30 Tagen nach der Herzklappentransplantation mit der Emboliedetektion untersucht. 59 hatten einen Aortenklappenersatz, 28 einen Mitralklappenersatz und bei 13 Patienten waren beide Klappen ersetzt worden. Es wurden überwiegend St.-Jude-Klappen implantiert. Trotz der relativ kurzen Ableitedauer von 15 Minuten (linke MCA) wiesen 65 % der Patienten einen HITS-positiven Befund auf. Diese Patienten zeigten eine mittlere Ereignisrate von 29,6 HITS/Stunde. Bei sieben der 100 Patienten war es nach der Operation zu einer TIA oder zu einem Schlaganfall gekommen (symptomatische Patienten). Die symptomatischen Patienten hatten verglichen mit den 93 anderen Patienten nicht signifikant häufiger HITS-positive Ergebnisse (86 % vs. 63 %). Die mittlere Embolierate war bei sechs symptomatischen Patienten mit HITS-positivem Befund jedoch mit 50,8/Stunde signifikant höher als bei den 59 HITS-positiven asymptomatischen Patienten mit 27,6/Stunde. In der Serie von Georgiadis (1994a) fanden sich dagegen signifikante Unterschiede zwischen symptomatischen (N=27) und asymptomatischen Patienten (N=152) weder für die HITS-Prävalenz (70 % vs. 69 %) noch für die HITS-Rate (Median 51 vs. 44 HITS/Stunde). Die Patienten trugen hier überwiegend Herzklappen von Björk-Shiley und von Medtronic-Hall. Insgesamt konnte damit eine klinische Relevanz von HITS bei Patienten mit künstlichen Herzklappen nicht überzeugend belegt werden.

HITS und Medikation

Fast alle Patienten in den Serien von Sliwka et al. (1995a), von Georgiadis et al. (1994a) und von Rams et al. (1993) wurden mit Antikoagulatien behandelt. In keiner der drei Studien zeigte sich eine Korrelation zwischen Gerinnungsparametern (Quick-Wert oder INR) und HITS-Rate oder -Prävalenz. Auch Patienten, die nur mit Aspirin behandelt wurden, unterschieden sich bezüglich ihrer HITS nicht von den anderen Patienten (Georgiadis et al. 1994a). Müller et al. (1994) fanden bei sieben Patienten eine leichte, jedoch nichtsignifikante Tendenz zur Reduktion der HITS-Rate unter Aspirin. Sehr überzeugend konnten Sturzenegger et al. (1995) bei fünf symptomatischen Herzklappenpatienten, die nacheinander mit verschiedenen Kombinationen von Marcumar mit Aspirin oder Heparin behandelt wurden, nachweisen, daß keine der Kombinationen einen Einfluß auf die HITS-Rate hatte.

Mögliche Korrelate der HITS

Nach diesen referierten Ergebnissen ist es fraglich, ob bei Herzklappenpatienten HITS Mikroembolien aus thrombotischem Material anzeigen. Georgiadis et al. (1994c) verglichen die Signaleigenschaften (Summe aller Amplitudenwerte und maximale Amplitude eines embolietypischen Signals) von HITS bei Herzklappenpatienten mit solchen von Patienten mit Karotiserkrankungen, Vorhofflimmern und akuten Schlaganfällen, die von den Autoren als Korrelat solider Embolien angesehen wurden, sowie mit HITS von Patienten während intrakardialer Luftinjeftion bei einer Herzkatheterisierung, die als Dopplersignal gasförmiger Embolien interpretiert wurden. Die HITS von gasförmigen Embolien konnten durch ihre deutlich höheren Amplitudenwerte von den HITS der mutmaßlich soliden Embolien differenziert werden. Mit diesen Daten entwickelten Georgiadis et al. einen Algorithmus für eine möglichst trennscharfe Klassifikation einzelner HITS als Korrelat gasförmiger oder solider Embolien. Mit diesem Algorithmus wurden über 90 % von 5958 HITS bei den Herzklappenpatienten als gasförmige Embolien eingestuft.

Obgleich eine abschließende Beurteilung der Bedeutung von HITS bei Herzklappenpatienten noch nicht möglich ist, suggerieren die referierten Studien, daß die HITS kein Phänomen darstellen, das in Zusammenhang mit dem thrombembolischen Risiko der mechanischen Herzklappen steht. Möglicherweise sind diese HITS das Korrelat von Mikrokavitationen, die durch die enormen Scherkräfte der Herzklappendynamik hervorgerufen werden. Solche Kavitationen, die in der Regel jedoch nach wenigen Millisekunden wieder zerfallen, wurden in einem in-vitro-Modell der Flüssigkeitsdynamik von mechanischen Herzklappen tatsächlich registriert (Graf et al. 1991). Nach neueren Erkenntnissen können Subtypen dieser Kavitationen auch für längere Zeit stabil bleiben (Kingsbury et al. 1993), so daß ihr Nachweis in der zerebralen Zirkulation in Form von HITS prinzipiell denkbar ist. Es ist aber unwahrscheinlich, daß solche instabilen Gasbläschen zu dauerhaften Schäden im zentralen Nervensystem führen können. !

Auf dem gegenwärtigen Erkenntnisstand sollten HITS-positive Befunde oder eine hohe HITS-Rate bei Herzklappenpatienten also nicht als beunruhigende Signale gewertet werden, und therapeutische Entscheidungen sollten nicht von den HITS-Befunden beeinflußt werden.

7.3.2 Emboligene Herzerkrankungen

Obwohl inzwischen das potentielle Embolierisiko von vielen kardialen Erkrankungen bekannt ist und diese Erkrankungen auch zu den wichtigsten Schlaganfallrisikofaktoren gehören, wurden bislang (im Winter 1995) erst wenige Studien zur HITS-Prävalenz und -Rate bei emboligenen Herzerkrankungen publiziert.

HITS-Prävalenz und HITS-Rate

Grosset et al. (1994) untersuchten Schlaganfallpatienten innerhalb von 48 Stunden nach dem Ereignis. Sie fanden HITS bei 9 von 11 Patienten (82 %), bei denen eine kardioembolische Infarktgenese postuliert wurde. Diese hatten relativ geringe HITS-Raten um 2/Stunde und lagen damit deutlich unter den Werten der HITS-positiven Patienten mit Karotiserkrankungen (im Mittel 13 HITS/Stunde).

Sliwka et al. (1995b) führten eine 30minütige Emboliedetektion bei 100 Patienten durch, die eine kardiologisch gesicherte Herzerkrankung mit bekanntem Insultrisiko aufwiesen. Bei 36 % der Patienten ergab sich ein HITS-positiver Befund mit einer mittleren HITS-Rate von 5,4/Stunde. Der Anteil HITS-positiver Befunde war unter 17 Patienten mit einem zurückliegenden Hirninfarkt identisch mit dem der neurologisch asymptomatischen Patienten. Patienten, die während der Ableitung antikoaguliert waren, zeigten tendenziell öfter HITS (47 %) als nicht antikoagulierte Patienten (31 %). Diese Befunde sprechen scheinbar gegen einen günstigen Einfluß der Antikoagulantien auf die HITS. Möglicherweise sind die Ergebnisse aber darauf zurückzuführen, daß nur die schwerer erkrankten Patienten antikoaguliert wurden.

HITS bei verschiedenen Subdiagnosen

66 % Prozent der Patienten von Sliwka et al. (1995b) hatten eine singuläre kardiologische Erkrankung aus den folgenden Diagnosegruppen: Vorhofflimmern, koronare Herzerkrankung, dilatative Kardiomyopathie, Endokarditis, Aortenstenose, Mitralstenose oder offenes Foramen ovale. Die Subgruppen unterschieden sich nicht signifikant bezüglich der HITS-Prävalenz. Allerdings waren die Fallzahlen in den Untergruppen (4 bis 18 Patienten) zu klein, um eine wirklich aussagekräftige Differenzierung der Diagnosegruppen bezüglich der HITS vornehmen zu können.

Offenbar sind HITS bei anderen kardioembolischen Herzerkrankungen seltener als bei künstlichem Herzklappenersatz; insbesondere liegt auch die Embolierate deutlich niedriger. Zumindest für den retrospektiven Blickwinkel scheinen HITS kein geeigneter Marker für ein neurologisch symptomatisches Herzleiden zu sein.

7.3.3
Okklusive Erkrankungen hirnversorgender Arterien

Stenosierende Erkrankungen vor allem der extrakraniellen hirnversorgenden Arterien gehören neben den emboligenen Herzerkrankungen zu den häufigsten Ursachen ischämischer zerebraler Insulte. Das therapeutische Regime (Thrombozytenaggregationshemmung, Antikoagulation, Karotisdesobliteration) bei diesen Erkrankungen richtet sich immer noch hauptsächlich nach dem klinischen Befund und Verlauf sowie nach dem Stenosegrad. Eine Methode, die über diese Informationen hinaus Auskunft über das Embolierisiko einer Gefäßerkrankung geben könnte, wäre daher von großer Bedeutung für eine angemessene Therapie.

! Nachdem zunächst in Einzelfällen transkranielle HITS distal von einer symptomatischen ICA-Stenose (Siebler et al. 1992) oder von einer intrakraniellen Stenose (Diehl et al. 1993b) beschrieben wurden, liegen inzwischen systematische Studien an größeren Patientenkollektiven vor, die auch Aussagen zur klinischen Relevanz sowie therapeutischen Beeinflußbarkeit von HITS bei diesen Patienten erlauben.

HITS-Prävalenz

Die Prävalenzangaben für HITS in der ipsilateralen MCA bei Patienten mit symptomatischen ICA-Stenosen schwanken erheblich zwischen den verschiedenen Studien (s. Tab. 3.7.1). Während Markus et al. (1994) und Babikian et al. (1994) nur bei etwa einem Viertel und Ries et al. (1995) bei einem Fünftel ihrer Patienten HITS fanden, zeigten die Patienten in den Serien von Siebler et al. (1993) und von Grosset et al. (1993) ausnahmslos HITS-positive Befunde. In einer größeren Serie von 33 symptomatischen Patienten detektierten Siebler et al. (1994a) bei 82 % HITS. Zum Teil sind diese Differenzen auf unterschiedliche Ableitezeiten zurückzuführen. Siebler et al. (1993) haben die Emboliedetektion durchschnittlich über mehr als drei Stunden durchgeführt; einige Patienten wiesen HITS-Raten von unter 3/Stunde auf. Diese Patienten hätten möglicherweise bei einer Ableitedauer von nur 20 Minuten wie in der Untersuchung von Markus et al. (1994) negative HITS-Befunde gezeigt. Weiterhin wurden in die Serien mit geringerer HITS-Prävalenz auch Patienten mit nieder- und mittelgradigen Stenosen eingeschlossen, während in den Studien mit hoher HITS-Prävalenz nur Patienten mit höhergradigen Stenosen untersucht wurden. Allerdings fanden auch Georgiadis et al. (1994b), die in ihre Serie symptomatische und einige asymptomatische Patienten mit ICA-Prozessen aller Stenosegrade einschlossen, mit nur 30minütiger Ableitung bei immerhin 53 von 56 Patienten HITS. Umgekehrt fanden Ries et al. (1995) mit derselben Ableitezeit und bei symptomatischen, ausschließlich höhergradigen Stenosen in nur 19 % der Fälle HITS. Möglicherweise sind also die abweichenden Ergebnisse auch auf unterschiedliche Kriterien für die HITS-Identifikation zurückzuführen.

HITS-Rate

Soweit in den genannten Arbeiten Angaben über die HITS-Rate bei den Patienten mit HITS gemacht werden oder diese aus den mitgeteilten Daten berechnet werden kann, liegen die Resultate der verschiedenen Arbeitsgruppen ebenfalls weit auseinander. Die Angaben zur mittleren HITS-Rate in der MCA ipsilateral zur stenosierten ICA schwanken zwischen 5,2 (Ries et. al. 1995) und 17 HITS/Stunde (Siebler et al. 1994a). In Studien mit höherer HITS-Prävalenz war auch die HITS-Rate höher. In allen aufgeführten Serien zur Karotisstenose war die mittlere HITS-Rate aber deutlich geringer als bei Patienten mit mechanischen Herzklappen.

Ursprung der HITS

Folgende Befunde beweisen indirekt, daß die HITS-Signale bei den Gefäßpatienten ihren Ursprung tatsächlich in der stenosierten ICA haben: Bei symptomatischen Patienten, die ein TCD-Monitoring beider MCAs erhielten, zeigten sich HITS überwiegend nur in der MCA über der symptomatischen ICA. Patienten, die auch in der kontralateralen MCA HITS aufwiesen, hatten entweder zusätzlich eine kontralaterale ICA-Stenose, einen kontralateralen ICA-Verschluß mit „cross flow" von der symptomatischen ICA zur kontralateralen MCA oder Hinweise auf eine kardiale Emboliequelle (Siebler et al. 1993; Markus et al. 1994; Georgiadis et al. 1994b). !

HITS und Stenosegrad

Das Risiko für einen ischämischen zerebralen Insult bei Patienten mit arteriosklerotischen Karotiserkrankungen steigt mit dem Stenosegrad deutlich an. Eine Korrelation der HITS-Prävalenz bzw. -Rate würde eine klinische Relevanz von HITS bei Karotispatienten weiter erhärten. Babikian et al. (1994) berichten nur die Prävalenzdaten für ihre bei einem Stenosegrad von 50 % dichotomisierten ICA-Stenosen (symptomatische *und* asymptomatische Stenosen). Signifikant mehr MCAs über einer höhergradigen ICA-Stenose zeigten HITS (22,7 %) als über einer geringgradigen Stenose (3,7 %). Patienten mit möglichen anderen Emboliequellen wurden von diesem Vergleich ausgeschlossen. Georgiadis et al. (1994b) verglichen bei ihren gemischt symptomatischen und asymptomatischen Patienten die HITS-Raten bei mittel- (30-70 %) und hochgradigen (> 70 %) ICA-Stenosen bezüglich der HITS-Rate. Für beide Gruppen ergab sich eine mittlere HITS-Rate von 14/Stunde. Im Gegensatz zu der Studie von Babikian et al. hatten aber bei Georgiadis et al. fast alle Patienten HITS-positive Befunde. Es ist daher schwierig, aus beiden Studien ein gemeinsames Resumée zu ziehen. Untersuchungen an größeren Patientenserien mit einer feineren Stenoseeinteilung und zusätzlicher Differenzierung der ICA-Stenosen in symptomatische und asymptomatische Gefäßprozesse sind für die Bestimmung aussagekräftiger Korrelationen zwischen HITS-Befunden und Stenosegrad zu fordern.

HITS bei symptomatischen und asymptomatischen Stenosen

Eindeutigere Ergebnisse liegen vor für den Vergleich zwischen symptomatischen und asymptomatischen Stenosen. HITS wurden in deutlich mehr MCAs ipsilateral zu einer symptomatischen als ipsilateral zu einer asymptomatischen ICA-Stenose gefunden. Die entsprechenden Prävalenzangaben sind 27% vs. 3% bei Babikian et al. (1994), 82% vs. 16% bei Siebler et al. (1994a) und 19% vs. 0% bei Ries et al. (1995). Die bereits oben diskutierten methodischen Besonderheiten der einzelnen Arbeiten dürften die Unterschiede in den absoluten Prävalenzwerten erklären. Die HITS-positiven symptomatischen Patienten hatten ferner auch höhere HITS-Raten (17/Stunde) als die asymptomatischen Patienten mit HITS (2/Stunde; neuberechnete Werte aus den mitgeteilten Daten von Siebler et al. 1994a). Beide Patientengruppen unterschieden sich nicht im Stenosegrad. Damit scheinen HITS bei Patienten mit Karotiserkrankungen einen signifikanten Marker für eine symptomatische ICA-Stenose darzustellen.

Prospektive Befunde

Die bislang einzige prospektive Studie über HITS bei Patienten mit ICA-Stenosen wurde von Siebler et al. (1995) an 64 asymptomatischen Patienten mit 70-90prozentigen Karotisstenosen durchgeführt. Die Patienten wurden mit wiederholten TCD-Messungen über ein mittleres „follow-up" von 72 Wochen verfolgt. Während des Beobachtungsintervalls erlitten insgesamt fünf Patienten einen Schlaganfall oder eine TIA passend zur Seite der Karotisstenose. Bezogen auf diejenige Verlaufsuntersuchung mit der höchsten HITS-Rate hatten von diesen symptomatisch gewordenen Patienten signifikant mehr eine Frequenz von ≥ 2 HITS/Stunde (drei von fünf Patienten, 60%) als die weiterhin asymptomatischen Patienten (fünf von 59 Patienten, 8,5%) ($p=0,005$).

HITS nach therapeutischer Intervention

■ **Medikation.** In allen referierten Studien zur Emboliedetektion bei Karotispatienten standen fast alle Patienten unter Medikation mit Antikoagulantien oder Thrombozytenaggregationshemmern. Eine systematische Studie zum Einfluß dieser Medikamente auf die HITS liegt bislang noch nicht vor. Siebler et al. (1994b) beschreiben anekdotisch den Fall einer Patientin nach Anteriorinfarkt, die in der Emboliedetektion HITS ausschließlich in der ipsilateralen ACA zeigte (allerdings ohne dopplersonographischen oder angiographischen Nachweis einer Emboliequelle). Diese Patientin wurde intermittierend mit i.v.-Heparin behandelt; während dieser Tage zeigte sich eine deutlich niedrigere HITS-Rate als an den Tagen ohne Heparin.

■ **Karotisdesobliteration.** Überzeugend wurde in zwei Patientenserien ein günstiger Einfluß einer Karotisendarteriektomie (TEA) auf die HITS-Prävalenz und -Rate nachgewiesen. Bei Siebler et al. (1993) zeigten alle der 14 Patienten präoperativ HITS; nach dem Eingriff konnten HITS nur noch bei drei der 14 Patienten (21%) nachgewiesen werden. Diese drei Patienten hatten postoperativ eine deutlich erniedrigte HITS-Rate. In der Serie von Georgiadis et al. (1994b) hatten 12 von 13 Patienten präoperativ HITS. Bei keinem der Patienten konnten nach der TEA noch HITS gefunden werden.

Zusammenfassend legen die referierten Befunde nahe, daß HITS im Versorgungsgebiet einer stenosierten ICA auf eine potentiell emboligene und schlaganfallverdächtige Stenose hinweisen. Maßnahmen, die das Schlaganfallrisiko senken (TEA), führen auch zu einer deutlichen Reduktion der HITS-Prävalenz und -Rate. Aufgrund der fehlenden prospektiven Studien zum Insultrisiko in Abhängigkeit vom HITS-Befund mit ausreichend hohen Fallzahlen können derzeit aber noch keine verbindlichen Empfehlungen über die therapeutischen Konsequenzen gegeben werden.

7.4 TCD-Studien zur Migräne

7.4.1 Hintergrund

Seit dem Beginn der systematischen Migräneforschung wurde eine Mitbeteiligung des zerebrovaskulären Systems am Migräneschmerz und an der Migräneaura diskutiert.

■ **Gefäßtheorie.** Noch heute findet die Vasokonstriktions- und Vasodilatationstheorie zur Erklärung des Migräneprozesses häufig Anwendung. Danach soll es vor Beginn des Kopfschmerzes zunächst zu einer intrakraniellen Vasokonstriktion kommen. Dadurch können lokal zerebrale Ischämien auftreten, die sich in Form einer Migräneaura manifestieren (z. B. Flimmerskotom, homonyme Gesichtsfeldausfälle). Anschließend soll sich eine Gefäßdilatation entwickeln. Die Aurasymptome verschwinden dabei, und durch die Reizung von Nocizeptoren in der Gefäßwand während der Dilatation soll der Migränekopfschmerz ausgelöst werden. Diese simple Migränetheorie kann heute als überholt gelten, obwohl die Migräneforschung weit von einer alternativen schlüssigen pathophysiologischen Erklärung des Migräneprozesses entfernt ist.

■ **„Cortical spreading depression“.** In jüngerer Zeit wird zur Erklärung der Aura die „cortical spreading depression“ (CSD) Theorie favorisiert. Danach soll es während der Aura zu einer langsamen Ausbreitung einer neuronalen Hemmung im Kortex kommen (Lauritzen 1987a; Lauritzen 1987b; Lauritzen 1994). Diese führe sekundär zu einer Vasokonstriktion der zerebralen Widerstandsgefäße mit entsprechendem Abfall im zerebralen Blutfluß (CBF). Diese Theorie ist insbesondere geeignet, um das typische Aurasymptom des sich vom Gesichtsfeldzentrum in die Peripherie ausbreitenden Flimmerskotoms zu erklären.

■ **Sterile Entzündung.** Für den Migränekopfschmerz wird heute ein trigeminal vermittelter *neuro-inflammatorischer Prozeß* an den Gefäßwänden der basalen Hirnarte-

! rien verantwortlich gemacht (Moskowitz 1984). Eine wichtige Rolle soll dabei dem Neuropeptid „calcitonin gene related peptide" (CGRP) und dem serotonergen System (Nucleus raphe dorsalis) zukommen (Moskowitz 1984; Goadsby et al. 1990; Edvinsson und Goadsby 1994). CGRP ist zugleich ein hochpotenter Dilatator zerebraler Arterien; eine CGRP-vermittelte Vasodilatation während der Kopfschmerzphase könnte daher parallel zur nocizeptiven Wirkung auftreten.

Nach diesen nur kurz skizzierten neueren Vorstellungen zur Pathophysiologie der Migräne ist es vorstellbar, daß die TCD während der Migräneattacke Flußgeschwindigkeitsveränderungen aufdecken könnte. So ist es denkbar, daß es während der *Aura* im Versorgungsgebiet der lokalisatorisch passenden Hirnarterie (z. B. der kontralateralen PCA bei halbseitigem Flimmerskotom) zu einer Flußgeschwindigkeitsverlangsamung oder zu reduzierter Antwort bei funktioneller Aktivierung (z. B. visuelle Stimulation) kommt. In der *Kopfschmerzphase* sollte eine Verlangsamung der Strömungsgeschwindigkeiten (CBFV) registriert werden, wenn die Vasodilatation im Bereich der basalen Arterien stattfindet (Ableitestelle), oder eine Beschleunigung, wenn die Dilatation distal von der Ableitestelle erfolgt. In Abhängigkeit davon, ob die pathophysiologischen Vorgänge an den Hirngefäßen auch mit der Metabolismus-Durchblutungs-Kopplung interferieren, sollte es auch zu Veränderungen der TCD-Reaktionen bei Aktivierungsparadigmen kommen.

Naturgemäß ist es schwierig, einen Migränepatienten während einer Attacke dazu zu motivieren, ins Krankenhaus zu fahren und sich einer TCD-Messung zu unterziehen. Viele systematische TCD-Untersuchungen zur Migräne wurden deshalb im kopfschmerzfreien („interiktalen") Intervall durchgeführt. Arbeiten, in denen auch TCD-Befunde während der Attacke berichtet werden, weisen meist nur geringe Fallzahlen auf. Inzwischen liegen aber auch Studien zum Einfluß von Migränetherapeutika (vor allem Sumatriptan) auf die CBFV während der Attacke vor.

7.4.2
Interiktales Intervall

Mittlere Flußgeschwindigkeit und Pulsatilität

Eine der ersten Untersuchungen an einem größeren Patientenkollektiv wurde von Thie et al. (1990a) vorgestellt. Die Autoren bestimmten die mittlere CBFV und den PI in allen großen intrakraniellen Arterien (MCA, ACA, PCA und BA) sowie in der extrakraniellen ICA bei 100 Patienten mit gewöhnlicher oder klassischer Migräne (nach heutiger Nomenklatur: Migräne *ohne* oder *mit Aura*) im kopfschmerzfreien Intervall. Bei den Migränikern zeigten sich in allen abgeleiteten Gefäßen außer der ICA signifikant höhere CBFV-Werte als bei einer alterskorrelierten Kontrollgruppe. Der Pulsatilitäts-Index (PI) war bei den Patienten in allen Gefäßen einschließlich der ICA signifikant reduziert. Da aus SPECT-Studien bekannt ist, daß bei Migränikern interiktal keine globalen CBF-Veränderungen vorliegen (z. B. Lagreze et al. 1988), vermuten Thie et al. (1990a), daß ihre Ergebnisse durch einen erhöhten Vasotonus der großen basalen Hirnarterien und möglicherweise eine kompensatorische Reduktion des zerebrovaskulären Widerstandes (CVR) erklärt werden können. Die erhöhten Flußgeschwindigkeiten ergäben sich demzufolge aus der Gefäßengstellung an der Ableitestelle und die PI-Reduktion daraus, daß das Verhältnis vom CVR zum charakteristischen Widerstand (R_c) kleiner wird (vgl. Gleichung 8.4.7 im Anhang, Kapitel 8.4). Erhöhte CBFV-Werte bei Migränikern konnten von anderen Autoren bestätigt werden (Abernathy et al. 1994). Reduzierte Pulsatiliäts-Indizes konnten von Fiermonte et al. (1995) für Migränepatienten ohne Aura, nicht aber für solche mit Aura bestätigt werden. Andere Autorengruppen fanden keinerlei Unterschiede im PI oder in der CBFV zwischen Migränikern (ob mit oder ohne Aura) in der interiktalen Phase und Kontrollprobanden (Haring und Aichner 1992; Silvestrini et al. 1995).

Soweit in den zitierten Arbeiten signifikante Unterschiede bei den Migränikern gefunden wurden, waren diese aber quantitativ meist nur gering ausgeprägt. Im Einzelfall wird daher die Nativuntersuchung mit der TCD im Kopfschmerzintervall kaum hilfreiche Zusatzinformationen für die Migränediagnostik geben können.

Vasomotorenreaktivität

Ausgehend von der interessanten Hypothese, daß der Migränedisposition eine veränderte Reaktivität auf gefäßaktive Stimuli zugrunde liegen könnte, wurden im interiktalen Intervall auch Untersuchungen mit der CO_2-Stimulation („Vasomotorenreaktivität", VMR) oder mit funktionellen Aktivierungsparadigmen durchgeführt. Harer und v. Kummer (1991) bestimmten bei 30 unbehandelten Migränikern (Patienten mit und ohne Aura) die VMR nach Inhalation eines Gasgemisches mit einem 5prozentigen CO_2-Anteil. Die VMR wurde vergleichbar zur Gleichung 4.1.1 (Kapitel 4.1) für die systolischen und die diastolischen Spitzenfrequenzen in der MCA berechnet. Die Gefäße wurden eingeteilt in solche auf einer zuvor symptomatischen Seite und in solche kontralateral zur betroffenen Seite. In die zweite Gruppe gingen 18 Patienten mit konsistent unilateralen Kopfschmerzen ein. In der MCA ipsilateral zur Kopfschmerzseite fanden sich durchschnittlich doppelt so hohe VMR-Werte (systolisch und diastolisch) als in einer alters- und geschlechtskorrelierten Kontrollgruppe. Über die Hälfte der Migräniker lagen mit ihrer VMR oberhalb des Normbereiches. Die VMR der ipsilateralen MCA war auch signifikant gegenüber der VMR auf der kontralateralen Seite erhöht. Die Autoren vermuten, daß erhöhte CO_2-Reaktivität ein Merkmal der Migräne darstellt. Fiermonte et al. (1995) verglichen jeweils 15 Migräniker mit Aura bzw. ohne Aura mit einem Kontrollkollektiv. Die VMR wurde analog zur Gleichung 4.1.1 (Kapitel 4.1) für die *Flußabnahme* nach 3minütiger Hyperventilation (Hypokapnie) bestimmt. Es wurden jeweils Mittelwerte über beide MCAs gebildet. Signifikant erhöhte VMRs (ca. 50 % über den Werten der Kontrollgruppe) ergaben sich nur für die Gruppe der Migräniker *mit* Aura, nicht aber für die Patienten ohne Aura. Silvestrini et al. (1995) untersuchten eine homogene Gruppe von 16 Migränikern ohne Aura und konsistent unilateralen Kopfschmerzen. Die CO_2-Reaktivität wurde nach dem in Kapitel 4.2 beschriebenen Apnoe-Test bestimmt und als „breath-holding index" (BHI) quantifiziert. Beschallt wurden die ACA, die MCA und die PCA auf beiden Seiten. Für keines der untersuchten Gefäße ergaben sich im interiktalen Intervall signifikante Differenzen zur Kontrollgruppe. Damit besteht offenbar eine erhöhte CO_2-Reaktivität der Hirngefäße nur bei Migränepatienten *mit* Aura.

Die zitierten Befunde lenken das pathophysiologische Augenmerk zumindest bei der Patientengruppe der Migräniker mit Aura auf die kleinen zerebralen Widerstandsgefäße, die für die CO_2-Abhängigkeit des CBF verantwortlich gemacht werden. Sicherlich wäre es aber voreilig, hieraus einen Zusammenhang mit dem Aura-Phänomen zu konstruieren.

Hirnaktivierung

Thie et al. (1992) untersuchten im interiktalen Intervall eine gemischte Gruppe von Migränikern mit oder ohne Aura mit verschiedenen zerebralen Aktivierungsparadigmen (Schreiben, motorische Aktivität, visuelle Stimulation). Während der Schreibaufgabe und der motorischen Aktionen wurde die linke MCA gemessen, während der visuellen Reizung die linke PCA. Der prozentuale Anstieg von der Ruhephase zur maximalen CBFV während der Stimulation wurde als abhängige Variable berechnet. Die Migräniker zeigten signifikant erhöhte visuelle Flußantworten im Vergleich mit einer alterskorrelierten Kontrollstichprobe. Grenzwertig erhöht war bei den Patienten die beim Schreiben evozierte CBFV-Veränderung. Keine Unterschiede fanden sich für die motorischen Aufgaben. Die Patientengruppe von Thie et al. war bei nur 11 Migränikern sehr klein. Die Arbeit liefert damit nur vorsichtige Hinweise für eine erhöhte Vasoreaktivität bei Migränepatienten auch bezüglich der Metabolismus-Durchblutungs-Kopplung. Für künftige Studien dieser Art wäre eine Differenzierung in Migränepatienten mit oder ohne Aura wünschenswert. Weiterhin deuten die Ergebnisse von Harer und v. Kummer (1991; s.o.) darauf hin, daß zumindest bei Patienten mit konsistent einseitiger Migräne Gefäße ipsi- und kontralateral zur Kopfschmerzseite unterschieden werden sollten.

7.4.3 Migräneattacke

Aufschlußreicher für die mögliche Bedeutung der zerebralen Gefäße beim Migränekopfschmerz sind TCD-Messungen *während* einer Kopfschmerzattacke. Bei den im folgenden referierten Arbeiten wurden jeweils Ausgangswerte im Intervall gemessen und relativ hierzu Veränderungen der TCD-Parameter in der Attacke bestimmt. Leider sind die Ergebnisse der verschiedenen Autoren noch uneinheitlicher als die Daten zum interiktalen Intervall, und es fällt schwer, aus der vorliegenden Literatur allgemeingültige Schlüsse zu ziehen.

Mittlere Flußgeschwindigkeit und Pulsatilität

Thie et al. (1990b) fanden während der Attacke Flußgeschwindigkeitsanstiege und Reduktionen im PI der basalen intrakraniellen Gefäße bei fünf Patienten mit klassischer Migräne (mit Aura) und das umgekehrte Muster bei 13 Patienten mit gewöhnlicher Migräne (ohne Aura). Es zeigten sich keine Unterschiede dieser TCD-Veränderungen hinsichtlich der abgeleiteten Seite (ipsi- oder kontralateral zum Kopfschmerz). Die Ergebnisse von Thie et al. konnten von anderen Gruppen nicht bestätigt werden. Zanette et al. (1992) entdeckten bei Migränikern mit Aura Verlangsamungen der CBFV sowie PI-Anstiege und bei Patienten ohne Aura Flußgeschwindigkeitszunahmen und PI-Abnahmen. Für beide Gruppen ergaben sich deutlichere

Effekte auf der symptomatischen Seite. Totaro et al. (1992) fanden während der Kopfschmerzphase von Migräneattacken mit Aura bei 44 Patienten signifikante CBFV-Reduktionen und eine leichte Tendenz für einen PI-Anstieg in den ACAs und MCAs beider Seiten. Andere Studien ergaben keinerlei signifikante TCD-Veränderungen auf beiden Seiten bei der Migräne mit Aura (Haring und Aichner 1992; Zwetsloot et al. 1993) bzw. bei der Migräne ohne Aura (Haring und Aichner 1992; Zwetsloot et al. 1992; Zwetsloot et al. 1993; Silvestrini et al. 1995).

Vasomotorenreaktivität

In drei Arbeiten wurde die VMR während der Attacke bei Migränikern ohne Aura untersucht. In den Studien von Zwetsloot et al. (1991 und 1992) wurde Hypokapnie durch Hyperventilation induziert. Die TCD-Ableitungen erfolgten von der MCA und BA bzw. von der VA. Bei Migränikern ergab sich in der VMR aller Gefäße – interiktal oder während der Attacke – kein Unterschied zu einem Kontrollkollektiv. Silvestrini et al. (1995) dagegen fanden mit dem Apnoe-Test (BHI) bei 16 Migränikern während der Attacke deutlich reduzierte Vasoreaktivitäten in allen abgeleiteten Gefäßen (ACA, MCA und PCA beider Seiten). Gefäße der symptomatischen Seite waren nicht stärker betroffen als Gefäße der kontralateralen Seite. Möglicherweise ist die Diskrepanz zu den Arbeiten von Zwetsloot et al. methodisch bedingt. Diese Autoren stimulierten mit Hypokapnie während bei Silvestrini et al. Hyperkapnie induziert wurde. In jedem Falle bedarf die Studie von Silvestrini et al. zur Sicherung des Zusammenhanges zwischen Migräneattacke ohne Aura und reduzierter Vasoreaktivität auf Hyperkapnie weiterer Bestätigung.

Visuelle Stimulation

Eine interessante funktionsdopplersonographische Arbeit zur Migräneattacke wurde von Anzola et al. (1993) vorgelegt. Bei Verwendung eines visuellen Stimulationsparadigmas wurden bei neun Migränepatienten (davon fünf mit Aura) die PCAs beider Seiten während der Attacke beschallt. Ipsilateral zum Kopfschmerz wurden fast doppelt so hohe Flußantworten ausgelöst als kontralateral. Nach subkutaner Applikation von Sumatriptan glich sich die evozierte Flußantwort auf der Kopfschmerzseite wieder der Gegenseite an. Die Autoren vermuten, daß diese Ergebnisse auf eine Hypersensitivität der PCA auf der Migräneseite für vasodilatatorische Reize hinweisen, und sehen darin ein mögliches pathophysiologisches Korrelat des Phänomens der Photophobie.

7.4.4
Migräne mit prolongierter Aura (komplizierte Migräne)

Wenn die Symptome einer Migräneaura länger als 30 Minuten andauern bzw. wenn die Symptome während oder nach der Kopfschmerzphase andauern, spricht man von einer prolongierten Aura (frühere Terminologie: komplizierte Migräne). Typische Defizite während der prolongierten Aura sind Aphasien, Hemiplegie, Hemiataxie oder hemianop konfigurierte Gesichtsfeldstörungen. Ähnlich wie bei der normalen Migräneaura gibt es noch keinen Konsens darüber, ob die Defizite primär durch eine neuronale Irritation (z. B. „cortical spreading depression" [CSD]) oder durch fokale Ischämien bei Vasokonstriktion ausgelöst werden.

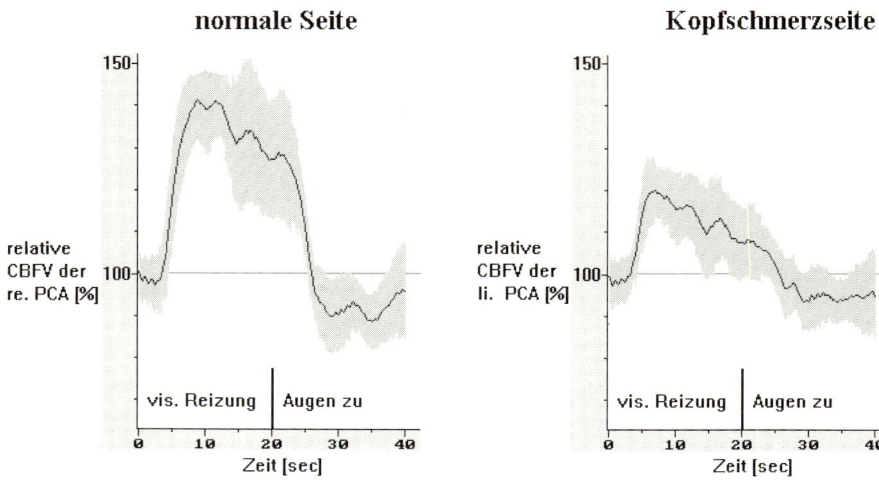

Abb. 7.4.1: Visuell evozierte Flußantworten (Averages über fünf Stimulationsphasen) bei einer 19jährigen Migräne-Patientin ca. vier Stunden nach dem Abklingen einer linksseitigen Kopfschmerzattacke und ca. zwei Stunden nach der Rückbildung einer begleitenden homonymen Hemianopsie nach rechts. Pathologische Blutflußgeschwindigkeits (CBFV)-Antwort der linken PCA (Kopfschmerzseite, Maximalamplitude = 19 %) bei normwertiger Antwort der rechten PCA (normale Seite, Maximalamplitude = 40 %).

Es liegen nur wenige Berichte über TCD-Befunde bei Patienten mit prolongierten Migräneauren vor. Diehl et al. (1993a) haben zwei Patientinnen, die wenige Tage zuvor mehrstündige komplette homonyme Hemianopsien in Zusammenhang mit Migräneattacken erlitten hatten, mit einem visuellen Stimulationsparadigma unter Ableitung der PCA untersucht. Obwohl bei beiden Patientinnen zum Zeitpunkt der Untersuchung kein Gesichtsfelddefekt mehr nachweisbar war, ergaben sich für die PCAs auf der betroffenen Seite pathologische Flußantworten. Eine der Patientinnen wurde nach weiteren fünf Tagen nachuntersucht und zeigte jetzt eine normale Flußantwort. Diese Ergebnisse konnten wir inzwischen an drei weiteren Patienten mit prolongierter visueller Aura bestätigen (unveröffentliche Daten, Abb. 7.4.1). Diehl et al. (1993a) interpretieren diese Beobachtungen im Sinne der CSD-Theorie der Migräneaura (s.o.). Wie im Tiermodell der CSD nachgewiesen wurde, kommt es nach der neuronalen Irritation zu einer transitorischen Entkopplung von metabolischer Hirnaktivität und zerebralem Blutfluß (Lauritzen und Diemer 1986), wodurch die reduzierte CBFV-Antwort bei wieder intaktem Gesichtsfeld erklärt werden könnte.

7.4.5 Sumatriptan-Therapie

Wirkung

Sumatriptan ist ein selektiver Serotoninagonist für den Untertyp des 5-HT_{1d}-Rezeptors. In verschiedenen Therapiestudien der letzten Jahre konnte die Behandlung des ! akuten Migränekopfschmerzes mit 6 mg Sumtriptan (s.c.) als eine der wirksamsten Methoden der Attackenkupierung etabliert werden. Etwa 85 % der Patienten zeigen innerhalb von zwei Stunden eine signifikante Schmerzreduktion (Plosker und McTavish 1994). An isolierten zerebralen Arterien (Humphrey et al. 1989) und an Hirnarterien in vitro (Perren et al. 1989) konnte eine vasokonstriktorische Wirkung von Sumatriptan nachgewiesen werden. Unklar ist allerdings, ob dieser Sumatriptan-Effekt ursächlich für die analgetische Wirkung ist. Im Tierversuch konnte gezeigt werden, daß Sumatriptan auch die synaptische Freisetzung von CGRP aus den perivaskulären trigeminovaskulären Nervenendigungen blockiert (Goadsby und Edvinsson 1993). Damit könnte Sumatriptan auch einen günstigen Einfluß auf den putativen, durch Neuropeptide vermittelten neuro-inflammatorischen Prozeß an den Gefäßwänden haben.

CBF- und CBFV-Messungen

Durch SPECT-Untersuchungen bei Migränikern während der Attacke konnte demonstriert werden, daß sich der CBF durch die Gabe von Sumatriptan nicht verändert (Friberg et al. 1991; Ferrari et al. 1995). Flußgeschwindigkeitsveränderungen in der TCD nach Sumatriptan-Medikation würden demnach auf Lumenvariationen im Bereich der basalen Hirngefäße hinweisen, durch die zwar die CBFV nicht aber der CBF beeinflußt wird. In einer Gruppe von sechs Migränikern ohne Aura fanden Diener et al. (1991) keine signifikanten CBFV-Veränderungen während der Attacke nach Gabe von Sumatriptan (4 mg s.c.). Dagegen fanden Friberg et al. (1991) bei zehn Patienten (gemischte Gruppe mit und ohne Aura), die während einer unilateralen Kopfschmerzattacke deutliche CBFV-Abfälle in der ipsilateralen MCA aufwiesen, eine Normalisierung der Flußgeschwindigkeiten nach Sumatriptan (2 mg i.v.). Die CBFV auf der kontralateralen Seite blieb unbeeinflußt durch Sumatriptan. Caekebeke et al. (1992) testeten den Einfluß von zwei verschiedenen Sumatriptan-Dosierungen (3 mg und 6 mg s.c.) gegen ein Placebo auf die CBFV. Während der Attacke ergab sich bei insgesamt 67 Migränikern (gemischte Gruppe) nach Sumatriptan-Injektion ein signifikanter und dosisabhängiger Anstieg der Flußgeschwindigkeiten bilateral in der ICA und in der MCA, nicht aber nach Placebo-Medikation. Dieser Effekt ließ sich bei Sumatriptan-Respondern und bei Non-Respondern nachweisen.

Die Befunde von Friberg et al. (1991) und von Caekebeke et al. (1992) legen nahe, daß Sumatriptan während einer Attacke eine Vasokonstriktion der Hirngefäße im Bereich der Ableitestelle verursacht. Da dieser Effekt auch bei Patienten ohne bedeutsame Schmerzreduktion durch Sumatriptan nachweisbar war, ist es fraglich, ob die vasokonstriktorische Wirkung von Sumatriptan auch die analgetische Wirkung erklären kann.

7.4.6 Zusammenfassung

Zusammenfassend liegen zu fast allen Fragestellungen zur Beziehung zwischen Migräne und TCD-Befunden sehr heterogene Ergebnisse vor. Dies gilt für Unterschiede zwischen Migränikern mit und ohne Aura, Unterschiede zwischen Intervall und Attacke, Unterschiede zwischen der Kopfschmerzseite und der asymptomatischen Seite, Unterschiede zwischen unbehandelten Attacken und nach Gabe von Sumatriptan. Die folgende Tabelle 7.4.1 gibt eine zusammenfassende Übersicht über sol-

Tabelle 7.4.1: Zusammenfassung der wichtigsten TCD-Ergebnisse bei Migränikern.

	Migräne ohne Aura	Migräne mit Aura	gemischte Migräniker
Intervall			
CBFV	– keine eindeutigen Ergebnisse –		
PI	– keine eindeutigen Ergebnisse –		
VMR	normal	erhöht	erhöht
funkt. Akt.	–	–	erhöht
Attacke			
CBFV	–	reduziert	–
PI	–	erhöht	–
VMR	reduziert?	–	–
funkt. Akt.	–	–	erhöht in der PCA
Sumatriptan-Effekt in Attacke			
CBFV	–	–	normalisiert bei reduz. Ausgangswerten
funkt. Akt.	–	–	normalisiert bei reduz. Ausgangswerten

che Untersuchungsergebnisse, die relativ konsistent erscheinen. Danach unterscheiden sich Migräniker im *interiktalen Intervall* nicht sicher von Kontrollpersonen bezüglich der nativen Parameter (CBFV und PI). Während *funktioneller Aktivierung* (undifferenzierte Stichprobe) und nach *CO_2-Stimulation* (bei Patienten mit Aura) kommt es zu *erhöhten Flußantworten*. Dies könnte auf eine erhöhte Sensitivität der kleinen Hirngefäße für vasodilatorische Reize hinweisen. *Während der Attacke* kommt es bei einem Teil der Patienten zu einem *CBFV-Abfall*, der unilateral (Kopfschmerzseite) oder bilateral lokalisiert ist. Bei fehlender Veränderung im CBF während der Attacke (Friberg et al. 1991, Ferrari et al. 1995) deutet dieser Befund auf eine Vasodilatation der proximalen Hirngefäße hin. Nach therapeutischer *Sumatriptan-Gabe* kommt es zu einem *relativen CBFV-Anstieg*, der im Sinne einer proximalen Vasokonstriktion interpretiert werden kann. ! Es bleibt weiterhin unklar, ob die TCD-Befunde unmittelbar den der Nocizeption zugrundeliegenden pathophysiologischen Prozeß widerspiegeln.

7.5 TCD-Studien zu arteriovenösen Malformationen

7.5.1 Hintergrund

Ein Angiom oder eine zerebrale arteriovenöse Malformation (AVM) ist eine entwicklungsbedingte Mißbildung, die aus einem Gefäßkonvolut variabler Größe (Nidus) besteht, das von zerebralen Arterien gespeist und von großen oberflächlichen oder tiefen Venen drainiert wird. Kennzeichnend für den Nidus ist das Fehlen eines zwischen Arterien und Venen geschalteten Arteriolen-, Kapillar- und Venolennetzes. Während im Normalfall der zerebrovaskuläre Widerstand (CVR) und dessen Regulation durch das Arteriolensystem bestimmt wird und der Hauptdruckabfall in den kleinen Widerstandsgefäßen stattfindet, kommt es bei AVMs nicht zu einem stufenförmigen Druckabfall vor der venösen Drainage. Der Druck fällt vielmehr bei sehr niedrigem CVR kontinuierlich über die vorgeschalteten großen Hirnarterien ab, und der zerebrale Blutfluß (CBF) durch diese Gefäße ist entsprechend erhöht. Außerdem kann aufgrund des fehlenden Arteriolensystems der Blutfluß durch die angiomversorgenden Gefäße nicht autoreguliert werden.

Hämodynamische Veränderungen sind aber nicht nur in solchen proximalen Hirnarterien zu erwarten, die unmittelbar an der Blutversorgung des Nidus beteiligt sind (Feeder), sondern theoretisch auch in solchen Gefäßen, die ausschließlich gesundes Gehirnparenchym versorgen (Non-Feeder). Bei Patienten mit komplettem Circulus Willisii kann es nämlich auf der Ebene dieses Kollateralsystems zu einem Druckausgleich zwischen den Feedern (z.B. einer A. cerebri media [MCA]) und den ipsilateralen Non-Feedern (z.B. A. cerebri posterior und anterior [PCA, ACA]) oder den kontralateralen Non-Feedern (gegenseitige MCA und ACA) kommen. Ein solcher Druckausgleich ist mit einem sogenannten hämodynamischen „steal" verbunden: Den Non-Feedern wird durch die Sogwirkung des Niederdrucks in den Feedern Blut entzogen, und es kommt zu einem entsprechend erhöhten Fluß durch die A. communicans anterior (AcomA) oder A. communicans posterior (PcomA) in Richtung auf die angiomversorgenden Arterien. Im Versorgungsgebiet der Non-Feeder reagieren die Widerstandsgefäße mit einer kompensatorischen Dilatation. Hierdurch könnte die Vasomotorenreaktivität (VMR) oder die Autoregulation dieser Gefäße beeinträchtigt werden. !

Aufgrund dieser theoretischen Vorüberlegungen zur zerebralen Hämodynamik bei AVM-Patienten können die folgenden Vorhersagen über TCD-Befunde gemacht werden (unter der Voraussetzung normaler Gefäßkaliber an der Beschallungsstelle). Für Feeder-Arterien sollte gelten:

- die *zerebrale Blutflußgeschwindigkeit* (CBFV) ist erhöht,
- der *Pulsatilitäts-Index* (PI) ist reduziert (wegen des reduzierten Verhältnisses von zerebrovaskulärem Widerstand [CVR] und charakteristischem Widerstand [R_c]; vgl. Gleichung 8.4.7 im Anhang, Kapitel 8.4),
- die *Vasomotorenreaktivität* (VMR) und die *Autoregulation* sind reduziert.

Je nach Ausprägung des hämodynamischen „steals" sollten sich bei Non-Feedern folgende Beziehungen finden:

- die *CBFV* ist bei insuffizienter Kompensation durch periphere Vasodilatation reduziert,
- der *PI* ist reduziert (aus demselben Grund wie bei Feedern),
- die *VMR* und die *Autoregulation* sind bei starker Dilatation der Widerstandsgefäße reduziert.

Alle vorhergesagten Effekte sollten mit wachsendem Volumen des AVM-Nidus zunehmen.

In den folgenden Abschnitten werden zunächst empirische Befunde zu den einzelnen TCD-Parametern bei Angiompatienten vorgestellt. Danach werden Untersuchungen zum Zusammenhang zwischen TCD-Befunden und der klinischen Präsentation von Angiomen referiert. Hierbei interessiert vor allem die Frage, ob ein erhöhtes Blutungsrisiko durch die TCD bestimmt werden kann. Schließlich werden Änderungen der TCD-Ergebnisse bei stufenweiser Embolisation oder Resektion von AVMs referiert.

7.5.2 AVM-Feeder

Blutflußgeschwindigkeit und Pulsatilität

Das augenfälligste Merkmal bei der TCD-Untersuchung von Angiompatienten sind deutlich erhöhte Flußgeschwindigkeiten in den angiomversorgenden Gefäßen. Im Unterschied zu TCD-Ableitungen bei intrakraniellen Stenosen, die CBFV-Erhöhungen nur an umschriebenen Segmenten der beschallten Arterie zeigen, läßt sich die Flußgeschwindigkeitsbeschleunigung bei AVM-Feedern über den gesamten Gefäßverlauf feststellen. Die Geschwindigkeiten erreichen teilweise systolische Spitzenwerte von über 300 cm/s. Dabei ist die pulsatile Modulation des Geschwindigkeitssignals erheblich verringert (Abb. 7.5.1). In Tabelle 7.5.1 sind die CBFV-Werte (V_{mean} und V_s) und die PIs von verschiedenen Gefäßen bei insgesamt 114 AVM-Patienten aus der Studie von Mast et al. 1995a im Vergleich mit Kontrollprobanden aufgeführt. Die Daten sind repräsentativ für andere TCD-Studien bei AVM-Patienten (Lindegaard et al. 1986b; Hassler und Steinmetz 1987; Petty et al. 1990; Manchola et al. 1993; Kader et al. 1994; Diehl et al. 1994). Studien, in denen die TCD-Ergebnisse in Abhängigkeit von der angiographisch bestimmten Angiomgröße zusammengestellt wurden, ergaben signifikante Korrelationen dieser CBFV-Veränderungen mit dem AVM-Durchmesser. Tabelle 7.5.2 zeigt die über alle Gefäße gemittelten Daten von Mast et al. (1995a) in Abhängigkeit vom Angiomdurchmesser (klein: 2,5 cm; mittel: 2,6 bis 5 cm; groß: >5 cm). Während die TCD-Befunde bei kleinen AVMs oft normal sind, kommt es bei Patienten mit mittleren oder großen Malformationen fast immer zu pathologischen TCD-Ergebnissen.

Vasomotorenreaktivität und Autoregulation

Noch sensitiver als die absoluten CBFV-Werte oder die PIs in der TCD-Diagnostik bei AVMs sind Untersuchungen zur VMR oder zur dynamischen Autoregulation. Die VMR ist bei AVM-Feedern meist stark reduziert (Abb. 7.5.2) und kann sogar negative Werte erreichen. Bei Lindegaard et al. (1986b), die durch Hyperventilation Hypokapnie induzierten, ergaben sich bei 15 Feedern VMR-Werte zwischen -0,6 und

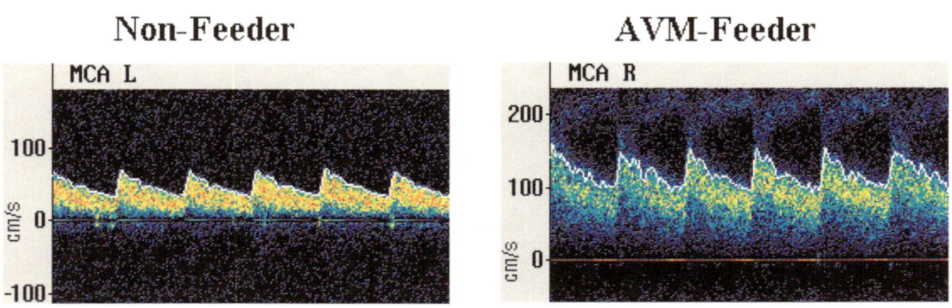

Abb. 7.5.1: TCD-Spektren beider MCAs eines 51jährigen Patienten mit einer primär aus der MCA gespeisten rechts-parietalen arteriovenösen Malformation (AVM). Rechts: Angiom-Feeder (rechte MCA) mit deutlich erhöhter Flußgeschwindigkeit (V_s = 162 cm/s, V_{mean} = 131 cm/s, V_d = 109 cm/s) und reduzierter Pulsatilität (PI = 0,40). Links: Im Vergleich normales TCD-Spektrum der linken MCA (V_s = 68 cm/s, V_{mean} = 47 cm/s, V_d = 33 cm/s, PI = 0,74).

Tabelle 7.5.1: Mittelwerte (± SD) zu den einzelnen TCD-Parametern bei 114 AVM-Feedern im Vergleich mit Normalgefäßen (nach Mast et al. 1995a).

Parameter	Gefäße	Feeder	Gefäße von Kontrollprobanden
[a]V_{mean} (cm/s)			
	MCA	115 ± 40	67 ± 7
	ACA	115 ± 33	47 ± 14
	PCA	108 ± 29	44 ± 11
[b]V_s (cm/s)			
	MCA	161 ± 45	104 ± 14
	ACA	159 ± 40	76 ± 17
	PCA	146 ± 36	60 ± 13
PI			
	MCA	0,6 ± 0,2	0,8 ± 0,2
	ACA	0,5 ± 0,2	0,8 ± 0,2
	PCA	0,5 ± 0,1	0,9 ± 0,2

[a] mittlere CBFV; [b] systolische CBFV

Tabelle 7.5.2: Mittelwerte (± SD) zu den einzelnen TCD-Parametern bei 114 AVM-Feedern in Abhängigkeit vom AVM-Durchmesser (nach Mast et al. 1995a).

Parameter	AVM-Größe	Feeder
[a]V_{mean} (cm/s)	groß	134 ± 28
	mittel	111 ± 35
	klein	71 ± 29
[b]Vs (cm/s)		
	groß	180 ± 34
	mittel	155 ± 41
	klein	108 ± 33
PI		
	groß	0,5 ± 0,1
	mittel	0,6 ± 0,2
	klein	0,7 ± 0,2

[a] mittlere CBFV; [b] systolische CBFV

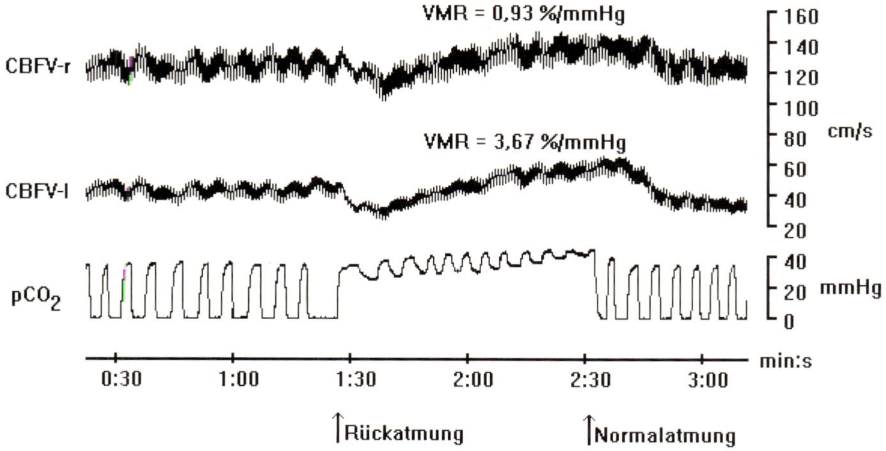

Abb. 7.5.2: CO_2-Test mittels Rückatmung und Bestimmung der Vasomotorenreaktivität (VMR) bei dem Angiom-Patienten aus Abb. 7.5.1. Reduzierter CO_2-Effekt mit VMR = 0,93 %/mmHg im Angiom-Feeder (rechte MCA, CBFV-r) bei normaler VMR (3,67 %/mmHg) der kontralateralen MCA (CBFV-l). Die untere Kurve zeigt den Anstieg im endexspiratorischen CO_2-Partialdruck (pCO_2) während der Rückatmung.

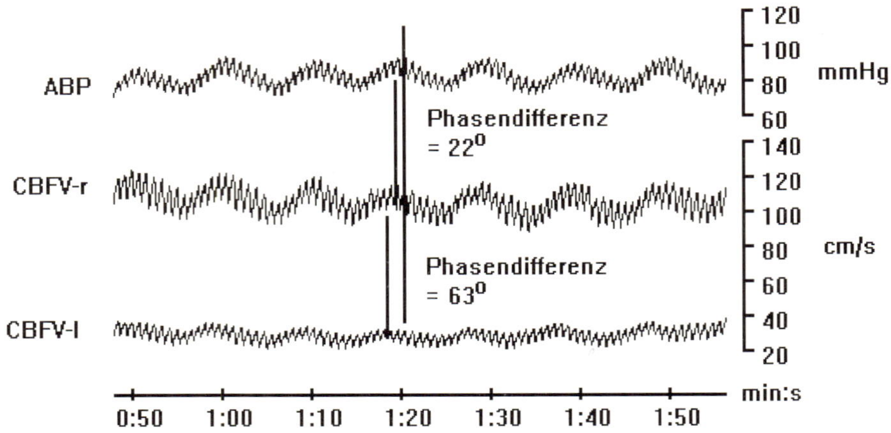

Abb. 7.5.3: Autoregulations-Test mit forcierter Atmung (6 Zyklen pro Minute) und Bestimmung der Phasendifferenzen zwischen den Blutflußgeschwindigkeits- (CBFV) und Blutdruck(ABP)-Oszillationen bei dem Angiom-Patienten aus Abb. 7.5.1. Reduzierte Phasendifferenz (22°) im Angiom-Feeder (rechte MCA, CBFV-r) bei normaler Phasendifferenz (63°) der kontralateralen MCA (CBFV-l). Das Ergebnis entspricht dem Befund im CO_2-Test (Abb. 7.5.2).

2,4 %/mmHg bei einem Normbereich von 3,4 ± 0,4 %/mmHg (Mittelwert ± SD). Diehl et al. (1994) fanden mit dem in Kapitel 4.1 beschriebenen Rückatmungsverfahren bei 33 AVM-Feedern VMR-Werte um 1,2 %/mmHg. Bei einem unteren normalen Grenzwert von 2,04 %/mmHg wiesen 73 % der Feeder pathologische VMRs auf. Vergleichbare Ergebnisse werden auch von Massaro et al. (1994) berichtet.

Erstmals untersuchten Diehl et al. (1995) bei Angiompatienten die *dynamische Autoregulation* mit dem forcierten Atmungstest (Kapitel 4.4). Bei zehn Feedern ergab sich eine mittlere Phasendifferenz (CBFV-Oszillation gegen Blutdruckoszillation) von 26,8 ± 13,5° verglichen mit 70,5 ± 29,8° bei Normalprobanden ($p<0{,}001$) als Ausdruck für eine ausgeprägte Autoregulationsstörung (Abb. 7.5.3).

7.5.3 Non-Feeder

Blutflußgeschwindigkeit und Pulsatilität

Die Blutflußgeschwindigkeiten und PI-Werte in basalen Hirngefäßen ipsi- und kontralateral zur AVM, die keine direkten Angiomversorgung leisten, sind in der Regel unauffällig (Lindegaard et al. 1986b; Hassler und Steinmetz 1987; Manchola et al. 1993; Diehl et al. 1994). Bei Angiomen, die primär nur aus einer MCA gespeist werden, zeigen sich aber häufig deutlich erhöhte Flußgeschwindigkeiten in der kontralateralen ACA, in der AcomA sowie in der ipsilateralen ACA (retrograder Fluß), PCA (P1-Segment) und PcomA (Fluß in Richtung ICA) (Manchola et al. 1993; Diehl et al. 1994). In diesen Gefäßabschnitten kommt es also aufgrund des Druckgefälles innerhalb des Circulus Willisii zu einem Fluß in das M1-Segment der MCA, also in den Feeder. Solche Gefäße können deshalb als indirekte oder sekundäre Feeder gelten. Manche Patienten weisen eine deutliche Beschleunigung im kontralateralen A1-Segment der ACA auf und zeigen ebenfalls hohe Flußgeschwindigkeiten – diesmal in orthograder Richtung – in der ipsilateralen ACA. Ein solcher Befund zeigt an, daß die ipsilaterale ACA ein direkter Angiomfeeder ist.

Vasomotorenreaktivität und Autoregulation

In den Serien von Lindegaard et al. (1986b) und von Hassler und Steinmetz (1987) zeigten sich normwertige VMRs in nicht angiomversorgenden Arterien. Dagegen fanden Diehl et al. (1994) bei 18 AVM-Patienten mit bilateraler VMR-Bestimmung für die MCA, die ACA und die PCA in 53 % der Non-Feeder ipsilateral und in 31 % der Gefäße kontralateral zum Angiom pathologische VMR-Werte. Pathologische Ergebnisse zeigten sich vor allem in ipsilateralen ACAs und in kontralateralen ACAs und MCAs. Mit dem Autoregulationstest wiesen Diehl et al. (1995) einen signifikant reduzierten Phasenwinkel zwischen CBFV und Blutdruck von durchschnittlich 40 ± 26,6° für MCAs kontralateral zur Angiomseite nach. Obwohl in den zitierten Arbeiten Korrelationen zwischen angiographisch verifizierten Flußverhältnissen im Circulus Willisii und den TCD-Ergebnissen nicht analysiert wurden, kann vermutet werden, daß die Blutversorgung der kontralateralen MCA und ACA beeinträchtigt wird, wenn den AVM-Feedern Blut durch das kontralaterale A1-Segment zugeführt wird. Angiome zeigen also offensichtlich eine hämodynamische Fernwirkung, die durch VMR-Bestimmung oder Autoregulationstestung sensitiv erfaßt werden kann. Im folgenden Abschnitt befassen wir uns mit der möglichen klinischen Bedeutung dieses Phänomens. !

7.5.4 TCD-Befunde und klinische Präsentation von Angiomen

AVMs manifestieren sich am häufigsten in der Form von intrakraniellen Blutungen (ICB), epileptischen Anfällen, Kopfschmerzen oder progressiven neurologischen Defiziten (PND). Inzwischen liegen einige TCD-Studien zur Differenzierung von Patienten mit und ohne ICB bzw. mit und ohne PND vor.

Intrakranielle Blutungen

Unter der Annahme, daß hoher Druck im AVM-Nidus einen wichtigen Risikofaktor für die Entwicklung von ICBs darstellt, lassen sich theoretisch folgende Zusammenhänge konstruieren:

- Feeder von AVMs mit hohem Druck zeigen entsprechend einen geringeren Druckabfall über die vorgeschalteten Gefäße und weisen damit geringere Flußbeschleunigungen auf als Feeder von „Niederdruck"-AVMs,
- aufgrund des hohen Drucks in den Feedern von „Hochdruck"-AVMs können rein parenchymversorgende Äste der Feederarterie besser das Hirngewebe versorgen; die VMR und die Autoregulation sollte daher nicht so stark reduziert sein wie bei Feedern mit niedrigem Druck,
- aus demselben Grunde sollte auch eine schwächere Fernwirkung der AVM auf Non-Feeder vorliegen.

Tatsächlich haben zwei Arbeitsgruppen, welche intravaskuläre Druckmessungen in Feedern von Angiomen bei Patienten mit und ohne ICB in der Vorgeschichte vorgenommen haben, höhere Druckwerte bei den ICB-Patienten gefunden (Spetzler et al. 1992; Kader et al. 1994). Dieser Zusammenhang konnte von Fleischer et al. (1993) allerdings nicht bestätigt werden. In dieser Studie konnte jedoch die oben vermutete negative Korrelation zwischen dem Druck in den Feedern und der CBFV verifiziert werden. Die CBFV differenzierte allerdings nicht – wie auch der Feederdruck – zwischen Patienten mit und ohne ICB-Anamnese. Von vier weiteren Studien, die AVM-Patienten mit und ohne ICB bezüglich der CBFV in den Feedern verglichen, fanden sich in drei Untersuchungen signifikant niedrigere Flußgeschwindigkeitswerte in der ICB-Gruppe (Manchola et al. 1993; Kader et al. 1994; Diehl et al. 1994) und in einer Untersuchung keine solchen Differenzen (Mast et al. 1995a).

Diehl et al. (1994) verglichen darüber hinaus die VMR aller Gefäße ipsilateral zum Angiom zwischen Patienten mit und ohne ICB. In der ICB-Gruppe war die VMR signifikant höher als bei den anderen Patienten ($2{,}10 \pm 1{,}66$ vs. $1{,}12 \pm 1{,}48$ %/mmHg; $p < 0{,}05$). Signifikant weniger Gefäße von ICB-Patienten erreichten pathologische VMR-Werte als von Patienten ohne Blutung (52 vs. 80 %; $p < 0{,}05$). Beide Gruppen unterschieden sich nicht in der VMR der kontralateralen Arterien.

Zusammenfassend legen die meisten der zitierten Arbeiten nahe, daß Patienten, die früher eine Angiomblutung erlitten haben, „normalere" Ergebnisse in der TCD zeigen und offenbar geringere hämodynamische Auswirkungen durch das Angiom aufweisen. Diese Ergebnisse sind gut vereinbar mit der Vorstellung, daß die AVMs dieser Patienten höheren Drücken ausgesetzt sind, die einerseits zu relativ normalen TCD-Befunden führen, andererseits ein höheres Blutungsrisiko bedingen.

Progressive neurologische Defizite (PND)

Bei einem Prozentsatz von etwa 15 % aller Angiompatienten wird die AVM durch die langsame Entwicklung von neurologischen Defiziten wie Halbseitensymptomatik, Aphasie oder mnestische Defizite symptomatisch (Mast et al. 1995b). Seit langem wird kontrovers diskutiert, ob der in der Einleitung beschriebene hämodynamische „steal" die pathophysiologische Grundlage der PND darstellt. Danach soll es durch die Sogwirkung des Angioms zu einer chronischen Ischämie in den vom „steal" betroffenen Hirnarealen kommen (Nornes und Grip 1980). Tatsächlich wurden Fallbeispiele von Patienten mit PND beschrieben, deren Symptome sich nach erfolgreicher AVM-Resektion oder -Embolisation zurückbildeten (z. B. Sugita et al. 1993).

! Allerdings verschwinden die neurologischen Defizite nach der Angiombehandlung bei den meisten Patienten nicht. Vermutlich kommt es bei vielen Patienten mit einer regionalen chronischen Minderperfusion schließlich zu einem Zelluntergang in den betroffenen Arealen. Passend zu dieser Vorstellung fand Fink (1992) mit PET-Studien eine proportionale Minderung von CBF und Metabolismus im AVM-benachbarten Hirngewebe.

Wenn hämodynamischer „steal" und zerebrale Ischämie (mit oder ohne Zelluntergang) die verantwortlichen Mechanismen für die Entwicklung eines PND darstellen, könnte erwartet werden, daß die hämodynamischen Veränderungen in der TCD bei Patienten mit AVM und PND besonders ausgeprägt sind. Diese Patientengruppe könnte man sich dann als den hämodynamischen Gegenpol der ICB-Patienten vorstellen: Im AVM-Nidus sollte sehr niedriger Druck vorherrschen mit besonders hohen CBFV-Messungen und niedrigem PI sowie stark verminderter VMR in den Feedern und möglicherweise reduzierter CBFV und VMR in den Non-Feedern.

Manchola et al. (1993) untersuchten bei 59 AVM-Patienten die Flußgeschwindigkeiten der intrakraniellen Gefäße. Unter Berücksichtigung der angiographisch ermittelten proximalen Gefäßdurchmesser berechneten die Autoren aus den CBFV-Werten den Volumenfluß durch die einzelnen Gefäße in ml/min. Zehn Patienten mit PND hatten einen signifikant höheren Volumenfluß durch die AVM-Feeder (Mittelwert ± SD: 1359 ± 718 ml/min) als 16 Patienten nach ICB (624 ± 468 ml/min). Patienten mit Kopfschmerzen oder Anfällen als führenden Symptomen zeigten Volumenflüsse zwischen diesen beiden Extremen. In einer Gruppe von zehn AVM-Patienten ohne ICB wurden von Diehl et al. (1994) die CBFV und die VMR der zum Angiom ipsi- und kontralateralen Gefäße zwischen Patienten mit und ohne PND verglichen. Während sich für den Parameter CBFV keinerlei signifikante Differenzen fanden, hatten die PND-Patienten deutlich reduzierte VMR-Werte sowohl in den ipsilateralen Arterien (0,45 ± 0,68 vs. 1,57 ± 1,71 %/mmHg; $p < 0{,}05$) als auch kontralateral (1,90 ± 1,63 vs. 4,05 ± 2,46 %/mmHg; $p < 0{,}01$). In zwei größeren Serien verglichen Mast et al. (1995a; 1995b) CBFV und PI von AVM-Feedern bei Patienten mit und ohne fokale neurologische Symptome, die nicht auf eine ICB zurückzuführen waren. Es ergaben sich keine signifikanten Unterschiede für diese Parameter. Ferner zeigten die symptomatischen Patienten identische Druckwerte in den Feedern wie die asymptomatischen Patienten (jeweils 39 ± 16 mmHg) (Mast et al. 1995b). Die Autoren schließen aus ihren Ergebnissen, daß das Konzept des hämodynamischen „steal“ zur Erklärung von PNDs nicht tauglich ist.

Eine abschließende Beurteilung der TCD-Veränderungen bei Patienten mit AVMs und progredienten neurologischen Defiziten ist bei diesen heterogenen Befunden noch nicht möglich. Insbesondere bedarf die Beobachtung von Diehl et al. (1994), daß PND-Patienten vor allem durch stark reduzierte oder erschöpfte Vasomotorenreaktivitäten in allen Hirngefäßen charakterisiert sind, der Bestätigung durch höhere Fallzahlen. In Verbindung mit den Befunden von Mast et al. (1995b) über vergleichbare Feederdrücke bei PND-Patienten und anderen AVM-Patienten (bestätigt von Norbash et al. 1994) könnten die VMR-Auffälligkeiten bei Patienten mit PND darauf hinweisen, daß sich „steal“-Symptome vor allem bei solchen Patienten einstellen, deren Autoregulationsfähigkeit auch unabhängig vom AVM-Einfluß vermindert ist. !

7.5.5 Embolisation und AVM-Resektion

In Abhängigkeit von Größe, Lokalisation und arterieller Versorgung eines Angioms kommen als Therapieverfahren der Wahl die Embolisation, die mikrochirurgische Resektion, die sogenannte Radiochirurgie oder eine Kombination dieser Methoden in Frage (Berlit et al. 1994). Nach radiochirurgischer AVM-Therapie kommt es zu einer sich sehr langsam entwickelnden Reduktion des Nidus (über ein bis zwei Jahre), und es steht ausreichend Zeit für die Adaptation der übrigen zerebralen Vaskulatur an die veränderten hämodynamischen Verhältnisse zur Verfügung. Demgegenüber vollzieht sich die Verkleinerung des Shuntvolumens durch Embolisation der Feeder und mehr noch durch neurochirurgische Resektion des Angioms relativ rasch. Da es bei Anwendung dieser Methoden gelegentlich zu Komplikationen im Sinne von akut auftretenden neurologischen Defiziten durch Ödembildung oder ICBs kommt, entwickelten Spetzler et al. (1978) die Theorie des sogenannten „normal perfusion pressure breakthrough" (NPPB).

„Normal perfusion pressure breakthrough"

Nach dieser Theorie soll es nach Ausschaltung des Angioms durch die plötzliche Normalisierung der zerebrovaskulären Druckverhältnisse zu einer Hyperämie im Bereich der Arteriolen des gesunden Hirnparenchyms kommen. Diese sollen in Gegenregulation zu dem bisher vorherrschenden Unterdruck chronisch dilatiert und vasomotorisch paralysiert sein, wodurch zunächst eine autoregulatorische Kompensation gegen die relativ erhöhten Drücke nicht möglich ist. Da unter dieser Bedingung nur ein mäßiggradiger Druckabfall über den arteriolären Abschnitt erfolgt, sind die Kapillaren und Venen plötzlich stark erhöhten Drücken ausgesetzt mit der möglichen Folge eines „Durchbruches" der Perfusion in Form von Ödemen oder Blutungen. Theoretisch sollten sich diese Effekte in parenchymversorgenden Ästen der ehemaligen Feeder, die vor der AVM-Behandlung besonders niedrige Druckwerte aufwiesen, am deutlichsten zeigen.

Aus der NPPB-Theorie lassen sich folgende Vorhersagen über TCD-Veränderungen nach AVM-Resektion oder -Embolisation treffen: Non-Feeder oder hirnversorgende Seitenäste von Feedern, die durch das Angiom stark hämodynamisch beeinträchtigt waren (CBFV-Reduktion, PI-Reduktion, verminderte Autoregulation oder VMR) sollten unmittelbar nach der AVM-Ausschaltung und der Normalisierung der Druckverhältnisse über das normale Maß hinaus erhöhte CBFV-Werte (Hyperämie) bei weiterhin reduziertem PI (niedriger CVR) und herabgesetzter VMR (Autoregulationsstörung) zeigen.

TCD-Befunde

Hassler und Steinmetz (1987) untersuchten mit einer intraoperativen Dopplertechnik die Flußgeschwindigkeiten und CO2-Reaktivitäten in Feedern und Non-Feedern vor und nach der AVM-Resektion bei sechs Patienten. Weiterhin bestimmten sie die intravaskulären Drücke. Letztere waren in den Feedern vor der Operation auf Werte zwischen 45,1 und 61,8 % des systemischen Blutdrucks vermindert und erreichten normale Maße um 90 % nach der Resektion. Die vormaligen AVM-Feeder zeigten nach der Operation bei proximaler Ableitung eine erhebliche Abnahme der Flußgeschwindigkeit und eine Zunahme der Pulsatilität. Bei hirnversorgenden Ästen der Feeder, die vor der Resektion reduzierte PIs und VMRs aufwiesen, ließen sich nach dem Eingriff erhöhte PIs registrieren, und die VMR war z.T. über das normale Maß erhöht. Die mittlere CBFV dieser Gefäße zeigte keine übermäßige Beschleunigung. In den Non-Feedern, die bei den untersuchten Patienten bereits präoperativ normale CBFVs und VMRs gezeigt hatten, veränderten sich die TCD-Befunde nach der AVM-Ausschaltung nicht. Obwohl die angiomnahen Gefäße vor der Operation die typischen Zeichen einer chronischen Dilatation der Widerstandsgefäße aufwiesen, normalisierte sich das Widerstandsprofil unmittelbar nach der AVM-Resektion und Drucknormalisierung, es kam zu keiner Hyperämie, und die Gefäße zeigten wieder eine normale CO_2-Reaktivität. Diese Daten sprechen also gegen eine Vasoparalyse dieser Gefäße, und die Autoren sehen durch ihre Daten die NPPB-Theorie in Frage gestellt.

!

Petty et al. (1990) studierte TCD-Veränderungen (V_{mean} und PI) in 19 Feederarterien von 15 Patienten vor und nach Embolisations- oder Resektionsbehandlung. Die V_{mean} fiel nach Behandlungsabschluß durchschnittlich um 38,1% ab und der PI stieg im Mittel um 54,7% an und erreichte in den meisten Fällen normale Werte. Bei Non-Feedern zeigte sich eine leichte Tendenz zu CBFV-Anstiegen bei fehlender PI-Änderung. Im Unterschied zur intraoperativen Dopplersonographie ist es mittels der TCD in der Regel nicht möglich, parenchymversorgende Äste von Feedern isoliert darzustellen. Ableitungen an proximalen Feedersegmenten geben vor der Embolisation oder Resektion ein gemischtes Bild der Hämodynamik im Nidus und im versorgten Hirngewebe wieder. Nach kompletter AVM-Ausschaltung spiegelt die TCD die Durchblutung in den funktionellen Anteilen der ehemaligen Feeder wider. Die TCD erlaubt daher bezogen auf die parenchymversorgenden Feederäste keine klare Aussage zur *Veränderung* der einzelnen TCD-Parameter durch die Behandlung. Die überwiegend normalen PI-Werte der Feeder nach der Behandlung sprechen aber auch in der Studie von Petty et al. (1990) gegen eine Vasoparalyse im Bereich der hirnversorgenden Feederäste.

Ungeachtet der fehlenden empirischen Basis hat die NPPB-Theorie die neurochirurgische Praxis der AVM-Resektion insbesondere sehr großer Mißbildungen deutlich beeinflußt. Zur Vermeidung von abrupten starken Druckanstiegen werden große Angiome oft schrittweise reseziert mit Intervallen von Tagen bis Wochen zwischen den einzelnen Behandlungsschritten. Auch AVM-Embolisationen werden in der Regel zeitlich disseminiert in bis zu 15 Sitzungen durchgeführt. Wiederholte TCD-Ableitungen zwischen zwei Behandlungsschritten ermöglichen bei diesen Fällen die Aufdeckung von hämodynamischen Anpassungsprozessen in Feedern und Non-Feedern. Kader et al. (1993) beschallten bei drei Patienten, deren große AVMs (> 6 cm Durchmesser) in zwei neurochirurgischen Schritten entfernt wurden, insgesamt viermal (jeweils einen Tag vor und nach einem Eingriff) verschiedene Feeder- und Non-Feeder-Arterien. Feeder waren jeweils die ipsilaterale MCA und ACA sowie die kontralaterale ACA (via AcomA). V_{mean}, PI und VMR wurden erhoben. Während der ersten Operation wurde jeweils die Versorgung durch die ACAs ausgeschaltet und die MCA-Zuflüsse wurden nur partiell unterbunden, so daß die MCAs zum Hauptfeedergefäß wurden. Nach dem ersten Behandlungsschritt kam es in den Feedern zu einer deutlichen Abnahme von V_{mean} und Zunahme vom PI. Die vorher stark pathologischen VMR-Werte (-0,7 ± 0,5%/mmHg; Mittelwert ± SD) verbesserten sich leicht (0,9 ± 0,5%/mmHg) (intraoperative CO_2-Stimulation während der ersten und zweiten Behandlung). Interessanterweise glichen sich V_{mean} und PI der ipsilateralen MCA bis zur zweiten Behandlung wieder den präoperativen pathologischen Werten an.

Kader et al. (1993) vermuten, daß es aufgrund der Druckerhöhung in den Feedern nach der ersten Behandlung zu einer passiven Dehnung der verbleibenden nidusversorgenden Feederäste kommt mit dem Effekt einer erneuten Widerstandsabnahme und Flußzunahme in den proximalen Feedersegmenten. Erst nach kompletter Ausschaltung aller Feederäste sollte sich eine normalisierte und zeitlich stabile Hämodynamik im proximalen Feederanteil zeigen.

7.5.6 Zusammenfassung

Die TCD zeigt bei den meisten Patienten mit zerebralen AVMs pathologische Befunde. In der Regel lassen sich an den der TCD zugänglichen Gefäßsegmenten der Feeder deutlich erhöhte Flußgeschwindigkeiten sowie reduzierte PI- und VMR-Werte nachweisen. Im Unterschied zu intrakraniellen Stenosen sind die Veränderungen über den gesamten Arterienverlauf zu verfolgen. Häufig können auch im kontralateralen A1-Segment der ACA ähnliche pathologische Veränderungen wie in den direkten Feedern registriert werden, worin sich ein „cross flow" zur AVM ausdrückt. Andere Arterien ohne direkte Verbindung zum Angiom (Non-Feeder) weisen seltener hämodynamische Auffälligkeiten auf. Für diese Gefäße stellen die VMR-Bestimmung und die Autoregulationsmessung sensitive Verfahren zur Aufdeckung einer möglichen Fernwirkung des Angioms dar.

Bei Patienten, deren AVM durch eine ICB symptomatisch geworden ist, zeigen die AVM-Feeder weniger pathologische CBFV-Beschleunigungen und VMR-Reduktionen als bei anderen AVM-Patienten. Diese Ergebnisse bestätigen die Theorie, daß der zerebrale Perfusionsdruck bei AVM-Patienten mit einer Blutungsdisposition vergleichsweise hoch ist. Umgekehrt erlauben die zitierten Untersuchungen bei Patienten mit progressiven neurologischen Defiziten nicht den Schluß, daß hämodynamischer „steal" den verantwortlichen Mechanismus für nicht blutungsbedingte neurologische Symptome darstellt.

Nach mikrochirurgischer oder interventionell-neuroradiologischer Ausschaltung von AVMs normalisieren sich die TCD-Parameter wieder rasch. Insbesondere konnte die Theorie des „normal perfusion pressure breakthrough" durch TCD-Studien nicht bestätigt werden. Bei einer schrittweisen Angiomreduktion kann es zwischen den Behandlungsschritten zu Flußumverteilungen in den verbleibenden Feedern kommen.

7.6 TCD-Studien zum patenten Foramen ovale

Obwohl die Möglichkeit einer paradoxen Embolisation von venösen Thromben durch ein offenes (patentes) Foramen ovale (PFO) schon 1877 in einem Einzelfall von Cohnheim berichtet worden war und bis 1950 über 40 weitere autoptisch gesicherte Einzelfälle von Hirninfarktpatienten mit PFO und thrombotischem Material im rechten Vorhof publiziert worden waren (Übersicht: Johnson 1951), war in den großen Schlaganfalldatenbanken bis Ende der 80er Jahre die ätiologische Kategorie „paradoxe Embolie bei PFO" nicht vorgesehen. Neben den drei Hauptkategorien „arterio-arterielle Embolie", „lakunärer Infarkt", „kardiale Embolie" wurden große Restkategorien wie „Infarkt ungeklärter Ursache" (z. B. „Stroke Data Bank"; Sacco et al. 1989) gebildet, denen bis zu 40 % aller Schlaganfallpatienten zugeordnet werden mußten.

Tabelle 7.6.1: Prävalenz eines PFO bei Patienten mit kryptogenem Schlaganfall und bei Patienten mit geklärter Schlaganfallursache (alle Altersklassen).

Referenz	PFO-Prävalenz kryptogen	PFO-Prävalenz gekl. Ätiologie	Methode
Di Tullio et al. 1992	19/45 (42,2 %)	7/101 (6,9 %)	TTE
Klötzsch et al. 1994	31/40 (77,5 %)	19/71 (26,8 %)	TEE+TCD
Homma et al. 1994	16/36 (44,4 %)	7/38 (18,4 %)	TEE
Itoh et al. 1994	15/30 (50,0 %)	2/11 (18,2 %)	TTE+TCD
Schminke et al. 1995	33/60 (55,0 %)	8/40 (20,0 %)	TEE+TCD

Tabelle 7.6.2: PFO-Prävalenz bei jüngeren Schlaganfallpatienten und bei altersentsprechenden Kontrollprobanden.

Referenz	PFO-Prävalenz Alle Schlaganf.	PFO-Prävalenz kryptogen	PFO-Prävalenz Kontrollen	Methode
Lechat et al. 1988[a]	24/60 (40,0 %)	14/26 (53,8 %)	10/100 (10 %)	TTE
Webster et al. 1988[b]	20/40 (50,0 %)	-	6/40 (15 %)	TTE
Jeanrenaud et al. (1991)[c]	12/25 (48,0 %)	11/16 (61,1 %)	-	TTE
Di Tullio et al. 1992[a]	11/45 (24,4 %)	10/21 (47,6 %)	-	TTE
Cabanes et al. 1993[a]	43/100 (43,0 %)	36/64 (56,3 %)	9/50 (18 %)	TEE
Ranoux et al. 1993[a]	32/68 (47,1 %)	31/54 (57,4 %)	-	TEE
Klötzsch et al. 1994[c]	11/24 (45,8 %)	11/16 (68,8 %)	-	TEE+TCD
Schminke et al. 1995[c]	18/43 (41,9 %)	-	-	TEE+TCD

[a] Alter < 55 Jahre; [b] Alter < 40 Jahre; [c] Alter ≤ 50 Jahre

7.6.1 Befunde zur PFO-Prävalenz bei Schlaganfallpatienten

Seitdem durch Kontrastmittel-Untersuchungen mittels transthorakaler Echokardiographie (TTE) oder transösophagealer Echokardiographie (TEE) oder durch die Kontrast-TCD (vgl. Kapitel 5.2) ein PFO ohne erheblichen Aufwand semi-invasiv identifiziert werden konnte, wurde die Gruppe der ungeklärten Schlaganfälle von mehreren Forschergruppen einer PFO-Detektion unterzogen. Patienten mit geklärter Schlaganfallätiologie dienten dabei als Kontrollgruppen. Tabelle 7.6.1 gibt einen Überblick über die wichtigsten Studien.

In allen aufgeführten Studien war die PFO-Prävalenz beim kryptogenen Schlaganfall mehr als doppelt so hoch als beim Schlaganfall mit bekannter Ätiologie und lag durchschnittlich bei etwa 50 %. Der Anteil der PFO-positiven Patienten mit kryptogenem Schlaganfall lag sogar in den meisten Studien über 50 %, wenn nur jüngere Altersgruppen untersucht werden (Tabelle 7.6.2). Betrachtet man *alle* jüngeren Schlaganfallpatienten, so liegt die PFO-Prävalenz immerhin bei 40–50 %. Dabei ist zu berücksichtigen, daß der Anteil der kryptogenen Schlaganfälle bei jüngeren Patienten höher ist als bei älteren.

7.6.2 Ätiologische Bedeutung des PFOs für den Schlaganfall

CAVE

Insgesamt zeigen diese Ergebnisse deutlich, daß ein enger Zusammenhang zwischen einem ungeklärten Schlaganfallgeschehen und dem Vorliegen eines PFO besteht. Dieser Zusammenhang bedeutet natürlich nicht automatisch auch eine kausale Verknüpfung zwischen den beiden Faktoren. Theoretisch wäre es denkbar, daß die Existenz eines PFO häufig mit einem anderen schlaganfallauslösenden Mechanismus (z. B. emboligene kardiale Strukturveränderung wie das Vorhofseptumaneurysma) gekoppelt ist, so daß die Korrelation PFO-Schlaganfall gar nicht durch paradoxe Embolien vermittelt werden muß.

Venenthrombosen

So wurden z. B. von Autoren, die bei PFO-positiven kryptogenen Schlaganfallpatienten systematisch nach Thromben im venösen System oder im rechten Atrium gesucht haben, kaum Hinweise für eine erhöhte Thromboseprävalenz gefunden (Ranoux et al. 1993; Klötzsch et al. 1994). Allerdings läßt sich duplexsonographisch oder phlebographisch auch nach einer Lungenembolie bei ca. 20 % der Patienten keine venöse Emboliequelle identifizieren (Hirsh 1990). Hinzu kommt, daß die putativen venösen Thromben bei der paradoxen Embolie vermutlich noch kleiner als bei der Lungenembolie sind. Ein PFO hat nämlich durchschnittlich nur einen Durchmesser von 5 mm (Hagen et al. 1984). Es verwundert daher nicht, daß bei PFO-positiven Schlaganfallpatienten nur selten tiefe Bein- oder Beckenvenenthrombosen darstellbar sind.

PFO-Durchmesser

Neben der erhöhten PFO-Prävalenz beim kryptogenen Schlaganfall sprechen auch Befunde zum Durchmesser des PFO für die Bedeutung von paradoxen Embolien beim kryptogenen Schlaganfall. In der in Tabelle 7.6.2 aufgeführten Arbeit von Webster et al. (1988) wurde die Anzahl der echokardiographisch identifizierten Kontrastbubbles im linken Atrium als Maß für die Größe des PFO erhoben. Die PFO-positiven jungen Schlaganfallpatienten zeigten dabei während der Ruheableitung und nach Valsalva einen signifikant höheren Kontrastmittelübertritt als die PFO-positiven Normalprobanden. In der Studie von Homma et al. (1994; s. Tabelle 7.6.1) wurden durch eine geeignete Beschallungsebene die PFOs mittels TEE direkt visualisiert und deren Durchmesser ausgemessen. Die PFOs bei Patienten mit geklärter Schlaganfallätiologie hatten einen Durchmesser von $0{,}57 \pm 0{,}78$ mm (Mittelwert ± SD), während die PFOs der Patienten mit ungeklärter Schlaganfallursache deutlich größer waren ($2{,}1 \pm 1{,}7$ mm). Diese Ergebnisse legen es nahe, daß der Übertritt von zerebrovaskulär kritischen Embolien erst ab einem bestimmten PFO-Durchmesser möglich ist. Es fällt allerdings auf, daß die angegebenen PFO-Durchmesser deutlich kleiner sind als die autoptisch ausgemessenen Durchmesser in der oben zitierten Studie von Hagen et al. (1984). Vermutlich reicht das räumliche Auflösungsvermögen der TEE nicht aus, um valide Angaben über die Größe von Strukturen im Millimeterbereich machen zu können.

Nach unserem Wissen liegen bislang noch keine Untersuchungen vor, in denen die transkraniell nachgewiesene Kontrastmittelmenge (z. B. semiquantitativ skaliert wie in Tabelle 5.2.1, Kapitel 5.2) mit der ätiologischen Zuordnung des Schlaganfalles (geklärt/ungeklärt) korreliert wurde.

Die klinische Erfahrung mit der Kontrast-TCD zeigt aber, daß ein deutlicher oder massiver Kontrastmittelnachweis vornehmlich bei solchen Schlaganfallpatienten vorkommt, bei denen keine andere Emboliequelle identifiziert werden konnte.

Statistische Überlegungen

Geht man von der bislang noch nicht endgültig bewiesenen Annahme aus, daß die paradoxe Embolie der entscheidende Pathomechanismus für die Erklärung der hohen PFO-Prävalenz beim kryptogenen Schlaganfall ist (ca. 50 % bei allen und ca. 60 % bei den jüngeren kryptogenen Schlaganfallpatienten), und geht man ferner davon aus, daß die PFO-Prävalenz unter den Patienten mit kryptogenem Schlaganfall ohne paradoxe Embolie identisch ist mit der PFO-Prävalenz der Patienten mit geklärter Ätiologie (ca. 20 %), so kommt man durch die Anwendung einfacher stochastischer Regeln zu folgendem Ergebnis: Bei etwa 38 % der kryptogenen Schlaganfälle (alle Altersgruppen) bzw. bei etwa 50 % (jüngere Patienten) wird der Hirninsult durch eine paradoxe Embolie verursacht. D.h., daß bei einem Prozentsatz von ca. 30 % ungeklärter Schlaganfälle etwa 10-15 % *aller* Hirninsulte einen solchen Pathomechanismus aufweisen. Der Anteil paradoxer Embolien bei jüngeren Schlaganfallpatienten ist sogar noch deutlich höher. Diese Zahlen, die die Bedeutung der paradoxen Embolie in die Nähe der wichtigsten Embolieformen beim Schlaganfall („orthodoxe" kardiale Embolien, arterio-arterielle Embolien) rücken, weisen der Kontrast-TCD (bzw. Kontrast-TEE) einen hohen Stellenwert bei der Schlaganfallabklärung zu. !

7.7 TCD-Studien zur orthostatischen Hypotension

7.7.1 Hintergrund

Kritische Blutdruck-Abfälle nach dem Hinstellen können vielfältige Ursachen haben. Von besonderer Bedeutung in der Neurologie sind Störungen des autonomen Nervensystems, die v.a. über eine Dysfunktion des *Sympathikus* das Regelsystem der Blutdruckkontrolle beeinträchtigen (vgl. auch Anhang, Kapitel 8.3). Die Grunderkrankungen können das *periphere Nervensystem* betreffen (entweder unmittelbar den peripheren Sympathikusnerven oder die afferenten Nerven des Baroreflexes; z. B. Diabetes mellitus, Guillain-Barré-Syndrom mit Pandysautonomie) oder die *zentralen sympathischen Bahnen* (z. B. Parkinson-Syndrom, Multiple Sklerose, Multisystem-Degeneration [MSD]). In beiden Fällen kann der Sympathikus bei orthostatisch bedingten Volumenumverteilungen des Blutes in die Beine nicht mehr ausreichend über eine periphere Vasokonstriktion der Hypotension entgegenwirken (*hypoadrenerge orthostatische Hypotension)*. Typischerweise findet man bei solchen Patienten während des Blutdruckmonitorings unter Orthostase (Schellong-Test) oder auf dem Kipptisch ein rasches Absinken des systolischen Blutdruckes (ABP) auf mehr als

30 mmHg unter den Ausgangswert bei fehlender oder nur sehr langsamer Erholung im Verlauf. Manche Patienten tolerieren eine orthostatische Hypotension (OH) ohne subjektive Beschwerden, während andere schnell über Schwindel, Benommenheitsgefühl, Schwarzwerden vor den Augen oder drohende Bewußtlosigkeit klagen und rasch wieder hingelegt werden müssen. Diese Erfahrungen weisen darauf hin, daß als Folge einer OH nicht notwendigerweise eine Beeinträchtigung der zerebralen Perfusion (CBF) auftreten muß. Wie im Anhang (Kapitel 8.2) dargestellt wird, ist die zerebrale Zirkulation als eigenständiger Regelkreis organisiert („Autoregulation"), der darauf ausgerichtet ist, bei Variationen im ABP den CBF konstant zu halten. Offenbar unterscheiden sich Patienten mit symptomatischer und asymptomatischer OH in ihrer Fähigkeit, bei ausgeprägten ABP-Abfällen die notwendige Autoregulation zu leisten.

Die TCD ist als nichtinvasive Methode zur Messung der CBF-proportionalen zerebralen Blutflußgeschwindigkeit (CBFV) zum Studium der zerebrovaskulären Regulationsprozesse unter Orthostase hervorragend geeignet. Im folgenden werden einige wichtige TCD-Studien zur *hypoadrenergen OH* und zur *neurokardiogenen Synkope* (NKS) referiert.

7.7.2 Hypoadrenerge orthostatische Hypotension

TCD-Befunde auf dem Kipptisch

Daffertshofer et al. (1991) untersuchten mittles ABP- und TCD-Monitoring (von der MCA) auf dem Kipptisch Normalprobanden, Diabetiker und Patienten mit Pandysautonomie. Vergleichbar mit unseren in Kapitel 4.1 aufgeführten Normwerten zeigten die gesunden Kontrollen allenfalls geringfügige Reduktionen in den TCD-Parametern V_s, V_{mean} und V_d bei konstantem Pulsatilitäts-Index (PI) und fehlenden ausgeprägten Blutdruck-Abfällen. Die Diabetiker zeigten im Stehen z.T. fehlende Anstiege in der Herzrate (HR), jedoch keine deutlichen orthostatischen Hypotensionen. Die TCD-Parameter waren vergleichbar mit den Kontrollwerten. Vier Patienten mit einer akuten Pandysautonomie bei Guillain-Barré-Syndrom litten unter orthostatischen Synkopen und zeigten auch auf dem Kipptisch pathologische Blutdruck-Abfälle mit proportionalen V_{mean}-Reduktionen auf unter 70 % des Ausgangsniveaus. In den TCD-Kurven fielen die diastolischen Geschwindigkeiten deutlich stärker ab als die systolischen Geschwindigkeiten, so daß es unter Orthostase zu einer PI-Zunahme auf 170 % des Ausgangswertes kam. Daffertshofer et al. schlossen aus ihren Ergebnissen auf intakte Autoregulation bei Diabetikern und auf eine Autoregulationsstörung bei Pandysautonomie-Patienten. Kritisch anzumerken ist allerdings, daß es bei den Diabetikern im Mittel zu keinen bedeutsamen Hypotensionen kam, so daß bei diesen Patienten die zerebrovaskuläre Regulation eigentlich nicht beurteilt werden konnte.

In der Studie von Diehl et al. (1991) wurden 102 Patienten mit verschiedenen neurologischen Grunderkrankungen (MSD, Pandysautonomie, Polyneuropathie, Schlaganfall u. a.) und orthostatischen Beschwerden in der Vorgeschichte auf dem Kipptisch untersucht. Bei 29 Patienten konnten orthostatische Beschwerden auf dem Kipptisch ausgelöst werden. Diese zeigten signifikant stärkere CBFV-Abfälle (über 20 %) als die Patienten ohne Symptome (um 10 %). Obwohl der TCD-Befund auch signifikant mit der orthostatischen Blutdruck-Reduktion korrelierte, ergab sich ein engerer Zusammenhang zwischen dem TCD-Ergebnis und dem Auftreten orthostatischer Symptome als zwischen der ABP-Reaktion und den Symptomen. Bei einigen Patienten mit Schwindelsymptomatik während der Testung ergab sich sogar ein isolierter CBFV-Abfall ohne begleitende Hypotension. Eine systematische Analyse der CBFV-Pulsatilität wurde in dieser Studie nicht durchgeführt.

Brooks et al. (1989) verglichen die orthostatischen Veränderungen im CBF (mit der ^{133}Xe-Technik) und in der CBFV (TCD der MCA) bei vier Patienten mit „pure autonomic failure" (PAF) und bei vier MSD-Patienten. Die Patienten wurden auf dem Kipptisch nur so weit gekippt, daß zwar im Durchschnitt der ABP um 20 % abfiel, aber noch keine synkopalen Symptome induziert wurden. Die V_{mean} wurde dabei durchschnittlich um 16 % reduziert, der CBF blieb aber konstant. Die Autoren schließen aus diesen Daten, daß bei autonomen Störungen die Autoregulation intakt bleibt. Der TCD-Effekt wird durch eine kompensatorische Vasodilatation der proximalen intrakraniellen Gefäßabschnitte erklärt (daher CBFV-Abfall bei konstantem CBF).

Yonehara et al. (1994) studierten auf dem Kipptisch mittels extrakranieller Duplex-Sonographie die Flußgeschwindigkeiten der A. carotis communis (CCA) und der A. vertebralis (VA). Von insgesamt 12 Patienten mit familiärer Amyloid-Polyneuropathie, Shy-Drager-Syndrom, oder „seniler" OH erlitten fünf Patienten unter Orthostase Schwindelzustände oder Synkopen. Diese Patienten zeigten dabei in der CCA und VA eine charakteristische spätdiastolische Flußumkehr, die normalerweise nur in peripheren Arterien registriert werden kann, und Normalisierung des Flußprofils nach dem Hinlegen. Bei erneuter Testung während Noradrenalin-Infusion wurden zwei zuvor symptomatische Patienten auf dem Kipptisch beschwerdefrei; bei diesen Patienten ließ sich jetzt eine normale Dopplerkurve ohne Flußumkehr ableiten. Das typische Strömungsprofil mit enddiastolischer Flußumkehr fand sich bei keinem der asymptomatischen Patienten.

Die zitierten Arbeiten stimmen darin überein, daß es auf dem Kipptisch bei Patienten mit orthostatischen Beschwerden zu einer Abnahme der dopplersonographisch gemessenen zerebralen Flußgeschwindigkeiten kommt. Ein CBFV-Abfall um 20 % (Diehl et al. 1991) oder die Entwicklung eines Widerstandsprofils mit erheblicher Minderung der enddiastolischen Geschwindigkeiten und PI-Anstieg in der MCA (Daffertshofer et al. 1991) oder sogar mit einem diastolischen Rückfluß-Phänomen in der CCA und VA (Yonehara et al. 1994) korreliert eng mit dem Auftreten von orthostatischen Symptomen.

Ob diese Befunde jedoch tatsächlich eine zerebrale Autoregulationsstörung bei den betroffenen Patienten anzeigen, bleibt fraglich. In der Studie von Brooks et al. spiegelte die TCD offenbar nicht korrekt den unabhängig gemessenen CBF wider, so daß die Autoren auf die Inkonstanz des proximalen MCA-Durchmessers schließen mußten.

Zerebrale Mechanismen

Zu der Frage, ob eine „zerebrovaskuläre Dysautoregulation" ein Teilsymptom einer autonomen Störung darstellen kann, geben auch klinische Arbeiten mit verschiedenen Methoden zur CBF-Messung diskrepante Antworten. Bei Patienten mit MSD (oder Shy-Drager-Syndrom) fanden Gotoh et al. (1971) und Meyer et al. (1973) ausgeprägte Autoregulationsstörungen, während Caronna und Plum (1973) und Brooks et al. (1989) für diese Patienten eine intakte Autoregulation beschrieben. Bei Patienten mit Störungen des peripheren Sympathikusnervs (PAF) zeigte sich bei Coronna und Plum (1973) eine Dysautoregulation, während Thomas und Bannister (1980) und Brooks et al. (1989) auch bei PAF-Patienten keine Beeinträchtigung der Autoregulation entdecken konnten.

Normalerweise spielt das sympathische Nervensystem bei zerebrovaskulären Regulationsprozessen keine bedeutende Rolle, wie in tierexperimentellen und pharmakologischen Studien gezeigt werden konnte (Skinhoj 1972; Fitch et al. 1975). Vermutlich werden deshalb die Autoregulation und die metabolische Kopplung, die wahrscheinlich hauptsächlich durch lokale metabolische Prozesse gesteuert werden (vgl. Kapitel 2.3), durch Erkrankungen des autonomen Nervensystems auch nicht direkt beeinträchtigt. Möglicherweise variiert die untere Blutdruckgrenze für den autoregulatorischen Bereich bei verschiedenen Personen: So können einige Patienten mit OH bei ausgeprägten Blutdruckabfällen noch gut autoregulieren, und sie zeigen keine deutlichen TCD-Veränderungen, während bei anderen Patienten die natürliche untere autoregulatorische Grenze vielleicht schon bei einer Minderung des mittleren ABP um 20 mmHg erreicht wird, und signifikante CBFV-Abfälle die Folge sind.

Vorerst bleibt noch unklar, warum sich bei Patienten mit symptomatischer OH auf dem Kipptisch die CBFV-Minderung deutlicher in der *diastolischen* als in der mittleren oder systolischen Geschwindigkeit zeigt (bei entsprechendem Anstieg im Pulsatilitäts-Index). Der PI korreliert im allgemeinen positiv mit dem zerebrovaskulären Widerstand (Arteriolen) und negativ mit dem charakteristischen Widerstand (Hauptäste der Gefäße; vgl. Anhang, Kapitel 8.4). Die TCD-Befunde könnten sich also z. B. – wie auch durch die Arbeit von Brooks et al. (1989) nahegelegt wird – durch eine Dilatation der proximalen Hirngefäße erklären lassen.

Noch eindrucksvollere TCD-Veränderungen können während einer *neurokardiogenen Synkope* abgeleitet werden. Bei dieser Unterform der OH sind aber andere Mechanismen als bei der hypoadrenergen OH für die Kreislaufdepression und vermutlich auch für die zerebrovaskuläre Dysregulation verantwortlich.

7.7.3 Neurokardiogene Synkope

Klinische Merkmale

Die neurokardiogene Synkope (NKS, früher vasovagale Synkope) unterscheidet sich vor allem in vier Punkten von anderen Unterformen einer OH.:

1. Die Kreislaufdepression entwickelt sich in der Regel erst *nach einer längeren Standphase* und nicht unmittelbar nach dem Hinstellen,
2. der orthostatische ABP-Abfall wird von einer *Bradykardie* begleitet,
3. die Synkopen können nicht nur durch orthostatische Belastung ausgelöst werden (periphere Synkopeninduktion) sondern auch durch *extreme Affekte* (v.a. Ekel, zentrale Synkopeninduktion),
4. neurologische oder internistische *Grunderkrankungen fehlen* häufig, und zwischen den Synkopen lassen sich meistens *keine autonomen Fehlfunktionen* nachweisen.

Personen beiderlei Geschlechts und aller Altersklassen können betroffen sein. Die Attackenfrequenz variiert zwischen nur wenigen Synkopen innerhalb von Jahrzehnten bis hin zu wöchentlichen oder gar täglichen Anfällen. Manchmal kommt es nur zur *Präsynkope* mit Schwindel und Verschwommensehen, wenn die komplette Synkope durch rasches Hinlegen vermieden werden kann. Meistens kommt es aber zur *vollständigen Bewußtlosigkeit* (Synkope) für Minuten. Die Bradykardie kann so extrem ausgeprägt sein, daß *Asystolien* bis zu einer Dauer von 30 Sekunden auftreten können (Diehl und Berlit 1995). Nicht selten entwickelt sich während der Synkope ein *generalisierter Krampfanfall* mit tonisch-klonischen Entäußerungen (konvulsive Synkope), der sich durch die Senkung der Krampfschwelle nach längerer zerebraler Ischämie erklären läßt, und in der Praxis oft zur Fehldiagnose eines epileptischen Anfallsleidens Anlaß gibt. !

Pathomechanismus

Die Mechanismen der NKS sind eingehend untersucht worden (van Lieshout et al. 1991). Der auslösende Reiz bei der Synkopeninduktion unter Orthostase ist vermutlich eine Überstimulation der linksventrikulären Mechanorezeptoren bei verstärkter kardialer Kontraktibilität, die unter Orthostase in Kompensation zu dem reduzierten venösen Rückstrom auftritt. Über afferente C-Fasern im Vagusnerv wird der Erregungszustand der Mechanorezeptoren dem medullären Kreislaufzentrum mitgeteilt. Wird eine kritische Erregungsschwelle überschritten, reagiert das Kreislaufzentrum mit einer „Notfall-Reaktion“: Durch eine *Sympathikushemmung* wird eine periphere Vasodilatation mit konsekutiver *Kreislaufdepression* und durch eine *Vagusaktivierung* eine *Kardioinhibition* mit Bradykardie evoziert. Sekundär kommt es dann zu einer zerebralen Mangeldurchblutung mit zunehmender synkopaler Entgleisung. Das Ziel dieses „Notfall-Reflexes“ besteht offenbar darin, die orthostatisch bedingte kardiale Überlastung durch eine „erzwungene“ liegende Position abzuwenden. Dabei handelt es sich wahrscheinlich um einen *physiologischen Reflex*, der unter geeigneten Bedingungen bei fast jeder Person ausgelöst werden kann (z. B. Kipptisch-Test mit Sattelunterstützung, künstlich herbeigeführter Unterdruck an den unteren Extremitäten [„lower body negative pressure“]) (Fitzpatrick et al. 1991; Levine et al. 1994). Pathologisch zu werten ist allerdings die erleichterte Auslösbarkeit dieses Reflexes bei manchen Patienten, bei denen dann ein neurokardiogenes Synkopenleiden diagnostiziert werden muß. !

TCD-Befunde auf dem Kipptisch

Bisher wurden nur wenige TCD-Arbeiten über kipptischinduzierte NKS bei Patienten mit bekanntem Synkopenleiden publiziert (Grubb et al. 1991; Diehl und Berlit 1995; Diehl et al. 1996). Bei *allen* Patienten zeigte sich in der CBFV während der Präsynkope oder Synkope ein identisches Muster: Trotz der erheblichen Blutdruckabfälle wurde die systolische Spitzengeschwindigkeit (V_s) in der MCA kaum reduziert, während die mittlere (V_{mean}) deutlich und die diastolische Geschwindigkeit (V_d) erheblich reduziert wurde. Entsprechend kam es während der Synkope zu beträchtlichen Anstiegen im PI: bei 30 Patienten (Grubb et al. 1991) von im Mittel 0,8 auf 2,7; bei 10 Patienten (Diehl et al. 1996) von 0,93 auf 2,01. Ähnliche TCD-Veränderungen zeigten sich auch bei Normalprobanden, bei denen durch „lower body negative pressure“ Präsynkopen oder Synkopen ausgelöst werden konnten (Levine et al. 1994; Bondar et al. 1995).

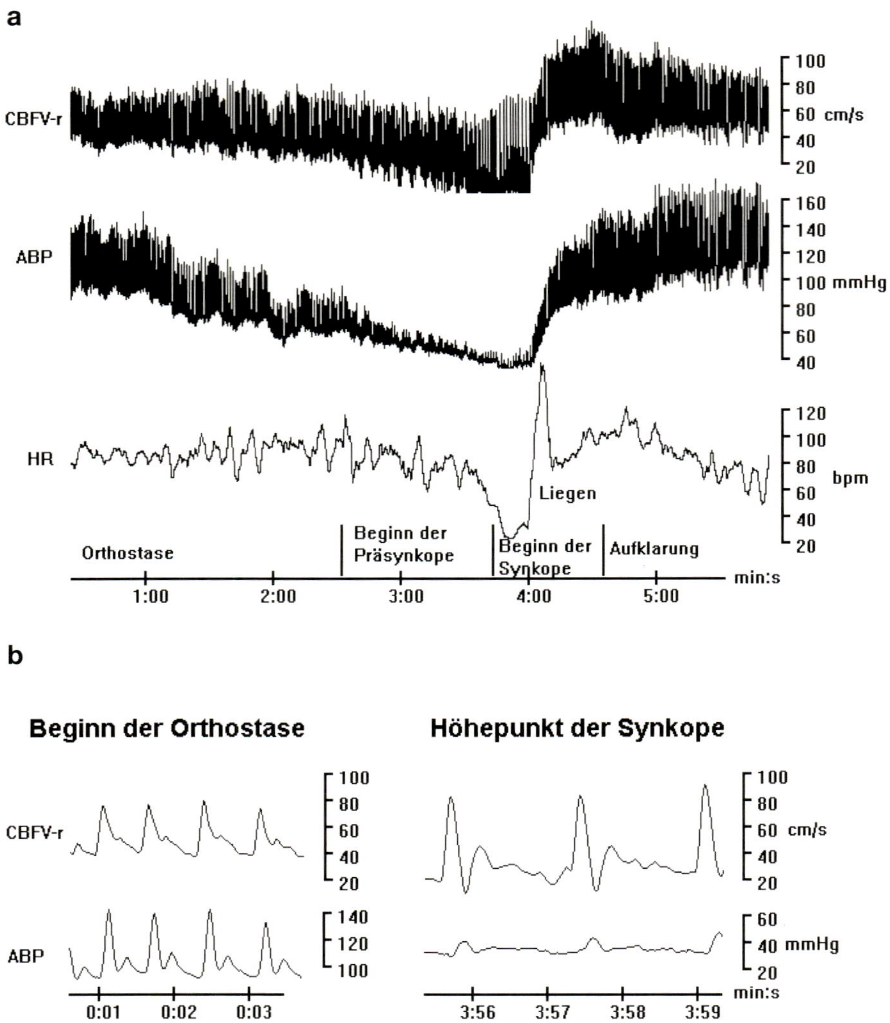

Abb. 7.7.1: (a) Typischer Verlauf von Blutdruck (ABP), Herzrate (HR) und zerebraler Blutflußgeschwindigkeit (CBFV) bei einer neurokardiogenen Synkope. (b) Strömungsprofil der rechten MCA (CBFV) und Blutdruckkurve (ABP) am Beginn der Orthostase und auf dem Höhepunkt der Synkope mit Zunahme der Pulsatilität in der CBFV und Abnahme der Pulsatilität im ABP.

Grubb et al. (1991) und Diehl und Berlit (1995) interpretieren diese TCD-Befunde im Sinne einer aktiv herbeigeführten Widerstandszunahme der zerebralen Arteriolen, die möglicherweise als *zerebrovaskuläre Depression* die dritte Komponente der neurokardiogenen Reaktion neben der Kreislaufdepression und der Kardioinhibition darstellt.

Kreislaufphysiologische Interpretation

Diehl et al. (1996) haben in ihre Interpretation auch die Veränderungen in der kontinuierlich abgeleiteten Blutdruckkurve miteinbezogen. Interessanterweise geht nämlich der PI-Anstieg in der CBFV (PI_{CBFV}) mit einer PI-Minderung im ABP (PI_{ABP}) einher (von 0,55 auf 0,33; s. Abb. 7.7.1). Nach der im Anhang (Kapitel 8.4) entwickelten Formel zum Zusammenhang zwischen dem PI_{CBFV} und dem PI_{ABP}

$$PI_{CBFV} \approx PI_{ABP} \cdot \frac{\overline{CVR}}{R_c}, \qquad \text{(Gleichung 8.4.7)}$$

wobei CVR für den peripheren, zerebrovaskulären Widerstand und R_c für den proximalen, charakteristischen Widerstand steht, läßt sich diese gegenläufige Entwicklung der PI-Werte in beiden Parametern z. B. durch eine erhebliche *Zunahme* im CVR oder *Abnahme* im R_c erklären. In beiden Fällen sollte aber auch eine deutliche Minderung der V_s in der TCD zu beobachten sein, entweder als kombinierter Effekt des ABP-Abfalles und der CVR-Erhöhung oder in Kombination der Blutdrucksenkung mit proximaler Vasodilatation an der TCD-Ableitestelle (Abnahme des R_c). Zur Erklärung der Veränderungen in den CBFV- und den ABP-Kurven postulieren Diehl et al. (1996) daher, daß es während der NKS zu einer leichteren Vasokonstriktion in den proximalen Gefäßabschnitten kommt (leichte Zunahme vom R_c) und zu einer ausgeprägteren peripheren Vasokonstriktion (stärkere Zunahme vom CVR). Damit können sowohl nach Gleichung 8.4.7 die PI-Befunde erklärt werden als auch die Tatsache, daß sich V_s nicht wesentlich verändert (Vasokonstriktion an der Ableitestelle). !

Rune Aaslid (pers. Mitteilung) präferiert eine andere Erklärung dieser TCD-Befunde. Er vermutet, daß es während der NKS durch einen noch unbekannten Mechanismus zu einer Erhöhung des *Hirndruckes* (ICP) kommt. Wie im Anhang (Kapitel 8.5) dargestellt wird, steigt der PI_{CBFV} bei ICP-Erhöhungen an. Vergleichbar zu den TCD-Veränderungen bei der NKS bleibt die V_s dabei trotz einer deutlichen V_d-Minderung konstant, was durch eine druckbedingte Kompression der Hauptstämme der zerebralen Arterien erklärt werden kann.

7.8 TCD-Korrelate der funktionellen Hemisphärenasymmetrie

7.8.1 Hintergrund

Hemisphärische Lateralisation

Aus der klinischen Neuropsychologie ist bekannt, daß die kortikalen und subkortikalen Repräsentationsgebiete der meisten kognitiven Funktionen eine klare Hemisphärendominanz aufweisen. Die Verarbeitung sprachlicher Informationen (Sprachmotorik, Sprachrezeption, Lesen, Schreiben, Verbalgedächtnis, Knüpfen von semantischen Assoziationen usw.) und die Planung motorischer Verhaltensmuster (Praxie) erfolgt bei den meisten Rechtshändern überwiegend in linkshemisphärischen Zentren, während räumlich-perzeptive Prozesse (visuelle Raumanalyse und Raumoperationen, Figuralgedächtnis usw.) hauptsächlich rechtshemisphärisch gesteuert werden.

Andere kognitive Operationen (z. B. Kopfrechnen, Musikwahrnehmung, räumlich-konstruktive Leistungen) werden interaktiv von beiden Hirnhälften durchgeführt. Bei wenigen Rechtshändern und etwa einem Drittel der Linkshänder sind die kortikalen Repräsentationsareale einiger oder aller basaler kognitiver Funktionen kontralateral zu dem vorherrschenden Muster angelegt.

Bedeutung für neurochirurgische/neuroradiologische Interventionen

! Die genaue Kenntnis der Lateralisation vor allem der Sprachfunktionen ist von großer Bedeutung, wenn in der Nähe der mutmaßlichen Rindenfelder der entsprechenden Funktionen Interventionen (z. B. Tumorneurochirurgie, Epilepsiechirurgie, Angiom-Embolisation) geplant sind. Die Sprachzentren stellen sogenannte „eloquente" Hirnareale dar, die bei dem Eingriff nicht geschädigt werden dürfen. Zur Identifikation der sprachdominanten Hemisphäre stehen nichtinvasive psychophysikalische (z. B. der dichotische Hörtest; Kimura 1967) oder elektrophysiologische (Altenmüller 1989) Methoden zur Verfügung, deren diagnostische Reliabilität jedoch für therapeutische Entscheidungen zu gering ist. Diesbezüglich geeigneter ist die Lateralisationsanalyse durch die Darstellung der regionalen Verteilung des zerebralen Blutflusses (CBF) oder des Glucosestoffwechsels während kognitiver Aktivität durch die Positronenemissionstomographie (PET) (Raichle 1990). Diese Methode ist jedoch mit einer Strahlenbelastung und hohem apparativen Aufwand verbunden. Als „gold standard" der Lateralisationsmessung und als verläßlichste Methode gilt immer noch der Wada-Test (Wada und Rasmussen 1960). Hierbei wird angiographisch ein Narkotikum (Natrium-Amytal) in eine Karotisarterie injiziert, wodurch eine vorübergehende Betäubung der ipsilateralen Hemisphäre unter Aussparung des Posteriorstromgebietes erreicht wird. Handelt es sich um die sprachdominante Hirnhälfte, dann entwickelt sich während der Testung rasch eine reversible globale Aphasie. Bei Patienten mit bilateraler Sprachrepräsentation (ein Teil der Links- oder Beidhänder) können leichtere Sprachstörungen (Paraphasien, Benennungs- und Sprachverständnisstörungen) bei Narkotisierung beider Hemisphären auftreten. Der Wada-Test kann in jedem Angiographielabor durchgeführt werden und ist mit dem üblichen Angiographierisiko verbunden.

7.8.2
Lateralisationsmessung mittels TCD

Auf diesem Hintergrund wurde seit Ende der 80er Jahre große Hoffnung in die Entwicklung eines nichtinvasiven Hemisphärendominanztests mittels der TCD gesetzt. Aufgrund der Metabolismus-Durchblutungs-Kopplung kommt es bei funktioneller Aktivierung von Hirnarealen zu einem regionalen CBF-Anstieg, (vgl. Kapitel 2.3), der sich entsprechend dem Anteil der aktivierten Gebiete am Gesamtversorgungsgebiet der vorgeschalteten großen Hirnarterie auf die Strömungsgeschwindigkeit (CBFV) dieser Arterie auswirkt. Wird z. B. der regionale CBF im motorischen Kortex, der etwa 20 % des Mediastromgebietes ausmacht, durch motorische Aktivität um 60 % gesteigert, kann eine CBFV-Erhöhung im M1-Abschnitt der MCA um 12 % erwartet werden (60 % von 20 %). Aus Untersuchungen zu CBF-Veränderungen bei ! kognitiver Stimulation mittels PET oder SPECT ist bekannt, daß es in der Regel bihemisphärisch zu regionalen Flußanstiegen kommt, wobei allerdings stärkere und extensivere Flußzunahmen in der für die jeweilige kognitive Funktion dominanten Hirnhälfte registriert werden können. Damit sind auch in der TCD durch kognitive Aktivierung bilateral evozierbare CBFV-Antworten zu erwarten mit größeren Amplituden in der jeweils dominanten Hemisphäre.

Wie bereits im Kapitel 4.6 zur Methodik der TCD-Analyse bei Hirnaktivierung beschrieben wurde, sind kognitive CBFV-Antworten durch einen initialen „peak", der innerhalb von wenigen Sekunden nach Beginn der Aufgabe erreicht wird, sowie einen „steady state", der sich nach etwa 30 bis 50 Sekunden einstellt, charakterisiert. Vor und/oder nach der Stimulation wird der Proband einer Ruhephase ausgesetzt. Üblicherweise werden die CBFV-Kurven transformiert in relative oder prozentuale Werte, wobei als Referenzwert entweder die am Ende der Ruhephase erreichte mittlere CBFV (V_{mean}) oder die V_{mean} über den kompletten Aktivitäts-Ruhe-Zyklus herangezogen wird. Als abhängige Variablen werden die relativen oder prozentualen Amplituden des „peaks" oder des „steady states" berechnet. Differenzen oder Verhältnisse dieser Maße zwischen der linken und rechten MCA können als Lateralisationskoeffizienten bestimmt werden.

Lateralisation bei sprachlichen Aufgaben

Die erste systematische TCD-Studie zu kognitiv induzierbaren CBFV-Antworten in der MCA wurde von Droste et al. (1989) an 46 Rechtshändern und 24 Linkshändern durchgeführt. Die Probanden mußten für 90 Sekunden eine kognitive Aufgabe durchführen, gefolgt von einer 42sekündigen Ruhephase mit geschlossenen Augen. Als TCD-Parameter wurde der relative Anstieg der MCA-Blutflußgeschwindigkeit beider Seiten während des „steady state" unter Aktivierung, bezogen auf die Werte am Ende der Ruhephase, ermittelt. Sprachabhängige Tests waren „Lautes Lesen", „Wortgenerierung" und „Multiplizieren". Alle Tests führten zu seitengleichen CBFV-Anstiegen in den MCAs (um 10 % beim Lesen [Abb. 7.8.1 a] und um 2-3 % bei den beiden anderen Aufgaben. Keine signifikanten Effekte ergaben sich für die Händigkeit.

Diehl et al. (1990) untersuchten ebenfalls den Einfluß von lautem Lesen auf die CBFV beider MCAs. Um Stimmartefakte im TCD-Spektrum zu vermeiden, sollten die Probanden mit flüsternder Vokalisation lesen. Bei jeweils fünf Links- und Rechtshändern wurden die V_{max}-Kurven über drei Zyklen mit jeweils 60 Sekunden „Lesen" und 60 Sekunden „Ruhe" gemittelt und die Amplituden in Prozent vom Gesamt-V_{mean} angegeben. Wiederum ergaben sich keine Seitendifferenzen oder Unterschiede bezüglich der Händigkeit. Die „peak"-Amplitude betrug im Durchschnitt 20 % und der „steady state" nach 60 Sekunden Lesen lag 8 % *unter* und der „steady state" am Ende der Ruhephase 6 % *über* dem Gesamt-V_{mean}. (Abb. 7.8.1 b). Relative CBFV-Abfälle im „steady state" der Aktivierungsphase wurden bei anderen kognitiven Paradigmen nie beobachtet und zeigten sich auch beim „Lauten Lesen" in der Studie von Droste et al. (1989) nicht (Abb. 7.8.1 a). Da der pCO_2 (wie bei fast allen kognitiven TCD-Studien) bei Diehl et al. (1990) nicht registriert wurde, kann der Einfluß von möglicherweise durch das flüsternde Sprechen induzierten arteriellen pCO_2-Veränderungen auf die CBFV nicht ausgeschlossen werden.

Verschiedene Folgestudien, in denen andere kognitive Aufgaben eingesetzt wurden, zeigten deutliche Seitendifferenzen für evozierte CBFV-Antworten bei sprachabhängigen Tests. Hartje et al. (1994) gaben 31 männlichen Rechtshänder im Multiple-Choice-Modus einen Satzergänzungstest, einen Test zur Bestimmung von ähnlichen

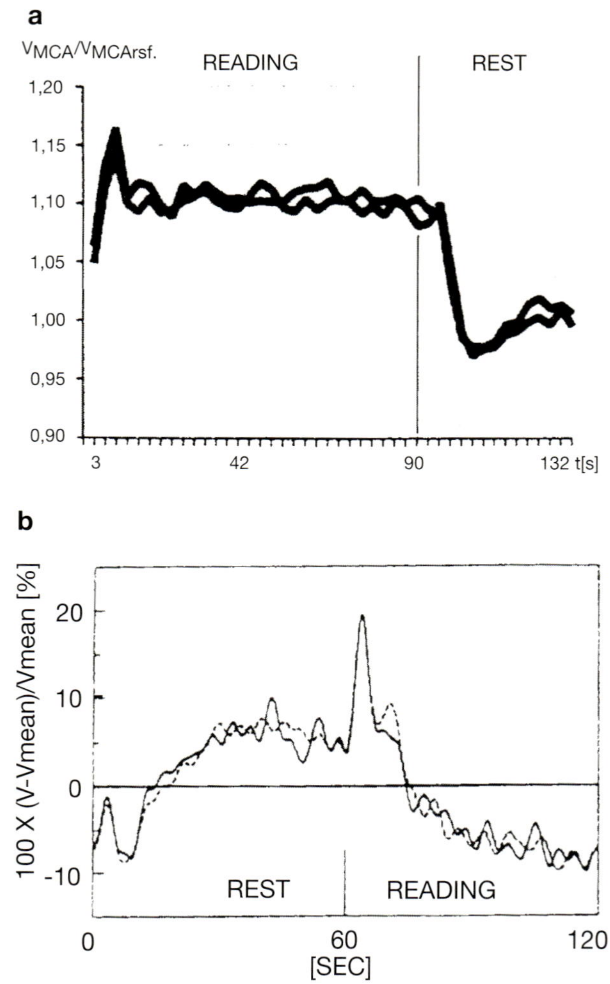

Abb. 7.8.1: (a) Relativer Anstieg der Flußgeschwindigkeit ($V_{MCA}/V_{MCAref.}$) in der rechten (gepunktet) und der linken (schwarz) MCA während des lauten Lesens (gemittelte Werte von 68 Rechtshändern; aus Droste et al. 1989). (b) Ähnliches Leseparadigma mit flüsterndem Lesen. Nach initialem „peak" nach Beginn des Lesens Abfall der prozentualen Geschwindigkeiten beider MCAs (links: durchgezogen; rechts: gepunktet) unter das Ausgangsniveau (aus Diehl et al. 1990).

oder konträren Begriffen sowie einen Test zur Auswahl von Wörtern einer gemeinsamen Kategorie vor. Für alle Aufgaben wurden nach einer 60sekündigen Ruhephase in rascher Folge mehrere Items über Diapositive präsentiert; die Probanden mußten jeweils den Buchstaben oder die Nummer der passenden Lösung angeben. Als Aktivierungsmaß wurde für beide MCAs der mittlere Anstieg der CBFV während der gesamten Stimulationsphase gegenüber der mittleren CBFV am Ende der Ruhephase in „cm/s" berechnet. Die drei verbalen Aufgaben führten zu bilateralen CBFV-Anstiegen zwischen 1,0 und 2,8 cm/s. Die linke MCA zeigte signifikant höhere Geschwindigkeitszunahmen als die rechte. Leider fehlen Angaben über den Anteil der Probanden, bei denen eine solche Asymmetrie registriert werden konnte (Maß der Sensitivität der Tests bezüglich der Hemisphärendominanz).

Signifikante Links-Rechts-Unterschiede der CBFV-Aktivierung in der MCA fanden auch Rihs et al. (1995) in zwei von drei sprachrelevanten Testverfahren. In dieser Studie bearbeiteten 14 Rechtshänder in jeweils zehn Durchgängen für 20 Sekunden Testi-

Abb. 7.8.2: Blutflußgeschwindigkeitsänderungen bei der Satzanalyse. Darstellung der V_{ratio}-Kurve, die sich aus dem Verhältnis der CBFV-Kurve der linken MCA ($V_{leftMCA}$) zur rechten MCA ($V_{rightMCA}$) berechnet. Bestimmung der V_{shift} aus der prozentualen Differenz zwischen dem „steady state" der V_{ratio} bei Aktivierung und in Ruhe (aus Rihs et al. 1995).

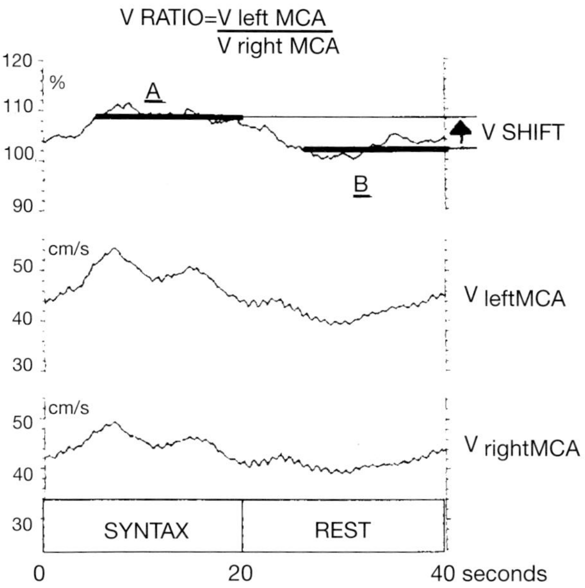

tems im Wechsel mit 20sekündigen Ruhephasen. Mit einem Averaging-Programm (vgl. Kapitel 4.5) wurden die V_{max}-Kurven über die zehn Durchgänge gemittelt und als Lateralisationsmaß das Verhältnis zwischen der linken und der rechten gemittelten V_{max}-Kurve (V_{ratio}) berechnet (Abb. 7.8.2). Die prozentuale Differenz dieser V_{ratio}-Kurve zwischen dem „steady state" unter Aktivierung und während der Ruhephase wurde als quantitative Größe der Lateralisierung (V_{shift}) bestimmt (positive Werte: linkshemisphärische Überlegenheit; negative Werte: rechtshemisphärische Überlegenheit). Signifikant positve V_{shift}-Werte (um 2 %) zeigten sich für „Lautes Lesen" und bei Aufgaben, in denen die semantische Übereinstimmung von syntaktisch unterschiedlich formulierten Sätzen beurteilt werden sollte. Nur eine Tendenz für eine positive V_{shift} ergab sich für Aufgaben zur Beurteilung des semantischen Bezuges zwischen Begriffen. In Einzelfällen wurden aber auch bei allen Aufgabentypen *negative* V_{shift}-Werte beobachtet.

Thomas et al. (1995) bestimmten den prozentualen Anstieg der V_{mean}-Kurven der MCAs zu dem innerhalb von zehn Sekunden nach Beginn der kognitiven Stimulation erreichten Maximum („peak") in Relation zur V_{mean} einer Ruhephase. 30 Rechtshänder zeigten in der CBFV-Antwort gruppenstatistisch eine signifikante Überlegenheit der linken MCA für die Aufgaben „Verbale Flüssigkeit" (Wortgenerierung mit vorgegebenen Anfangsbuchstaben), „Bilden semantischer Assoziationen" (z. B. Schule – Lehrer – Tafel ...), „Finden von Synonymen" (z. B. laufen – rennen). Der CBFV-Anstieg lag jeweils bei 10 % für die linke und bei 7 % für die rechte MCA. Nach Mittelung der Ergebnisse über die drei verbalen Aufgaben hatten 83,3 % der Rechtshänder stärkere Geschwindigkeitszunahmen in der linken MCA. Sieben Linkshänder boten gruppenstatistisch keine signifikanten Asymmetrien der CBFV-Antworten. Bei 20 weiteren Rechtshändern ergaben sich während der Durchführung von Rechenoperationen keine signifikanten Rechts-Links-Differenzen für die MCAs und die ACAs.

In den aufgeführten Arbeiten zu kognitiven evozierten CBFV-Veränderungen durch sprachabhängige Aufgaben wurden z.T. deutlich unterschiedliche Stimulations- und Analysemethoden verwendet. Alle vorgegebenen Tests hatten signifikante Einflüsse auf die Blutflußgeschwindigkeiten in beiden MCAs; „peak"-Werte von ca. 8-10 % über dem Ruheausgangswert wurde meistens innerhalb von 10 Sekunden nach Beginn der kognitiven Aktivität erreicht, und nach 30 bis 60 Sekunden stellten sich „steady state"-Werte ein, die nur noch knapp über den Ruhewerten lagen. Während sich für einzelne Stimuli (z. B. lautes Lesen, Kopfrechnen) keine durchgehenden Asymmetrien nachweisen ließen, führten andere Aufgaben (Satzergänzung, semantische Operationen, Wortgenerierung) in verschiedenen Versuchsdesigns zu einer signifikanten Überlegenheit der linken MCA. Meistens waren die Links-Rechts-Differenzen jedoch quantitativ nicht sehr ausgeprägt, und bei einigen Rechtshändern zeigten sich sogar größere CBFV-Reaktionen in der rechten MCA. Im Einzelfall wird daher durch TCD-Flußgeschwindigkeitsmessungen bei verbaler kognitiver Aktivität keine ausreichend verläßliche Hemisphärendominanzbestimmung möglich sein.

CAVE

Lateralisation bei räumlich-visuellen Tests

Passend zur rechtsseitigen Hemisphärendominanz (bei Rechtshändern) für die kognitive Verarbeitung von räumlich-figuralen Reizen sollte bei der Bearbeitung entsprechender Aufgaben ein relativ höherer CBFV-Anstieg in der *rechten* MCA zu verzeichnen sein. Die primären und sekundären visuellen Rindenfelder sind zwar im Okzipitallappen und damit im Posteriorstromgebiet lokalisiert, und visuelle Stimulation führt in der A. cerebri posterior zu erheblichen CBFV-Anstiegen ohne Rechts-Links-Asymmetrie (Sitzer et al. 1992). Eine deutliche rechtsseitige Lateralisation besteht aber nur für die tertiären oder assoziativen visuellen Areale, die für die Raumorientierung und die intermodale visuelle Reizverarbeitung zuständig sind. Diese liegen im MCA-versorgten Parietal- und Temporallappen.

Einige der im vorangegangenen Abschnitt aufgeführten Autorengruppen gaben ihren Probanden außer den verbalen Aufgaben auch räumlich-visuelle Tests vor. Die Methodik war jeweils analog zu den oben beschriebenen Test- und Analyseverfahren. Die Größenordnung der relativen CBFV-Veränderungen entsprach ungefähr derjenigen der Verbaltests. Signifikante Überlegenheiten der rechten MCA fanden Droste et al. (1989) für eine Aufgabe, in der die Entfernung von Punktwolken eingeschätzt werden sollte, für das mentale Zusammensetzen einer zweidimensional aufgefalteten räumlichen geometrischen Figur sowie für das Wiedererkennen von Gesichtern. Die Händigkeit hatte keinen Einfluß auf diese Asymmetrie.

In der Untersuchung von Hartje et al. (1994) sollten die Probanden in einer Aufgabe möglichst rasch eine zu einer Vorlage identische Figur aus einer Gruppe von ähnlichen Items herausfinden. Bei einem zweiten Aufgabentyp sollten aus jeweils fünf komplexen Figuren zwei räumlich komplementäre Figuren ausgewählt werden. Beim dritten Aufgabentyp wurde gefordert, durch mentale Rotation die Identität von zwei aus verschiedenen Perspektiven gezeigten räumlichen Gebilden zu beurteilen. Eine signifikante rechtsseitige Überlegenheit ergab sich nur für die erste Aufgabe und eine Tendenz in diese Richtung für die dritte Aufgabe.

Ein weiterer „rechtshemisphärischer Test" mit entsprechender signifikanter Seitenasymmetrie in der TCD bestand im Beurteilen der Identität von jeweils zwei geometrischen Vorlagen (Rihs et al. 1995). Die Größenordnung der Flußgeschwindigkeitsänderungen durch diese visuo-räumlichen Aufgaben entsprach bei Amplituden bis ca. 10 % derjenigen der verbalen Aufgaben; ähnlich wie bei den sprachabhängigen Tests war bei den räumlichen Paradigmen die Hemisphärenasymmetrie der TCD-Reaktionen nur ein gruppenstatistischer Effekt, der nicht bei jedem rechtshändigen Einzelprobanden nachweisbar war. !

Zusammenfassung
Kognitive Stimulation führt über die Metabolismus-Durchblutungs-Kopplung zu einem CBF-Anstieg in den aktivierten Hirnarealen. Diese liegen überwiegend bilateral im MCA-Territorium (mit einem linkshemisphärischen Schwerpunkt bei sprachlicher Aktivierung und rechtshemisphärischer Überlegenheit bei visuo-räumlicher Stimulation), und die funktionelle Aktivierung läßt sich in der TCD durch leichte CBFV-Erhöhungen in beiden MCAs nachweisen.

Durch bestimmte verbale oder räumliche Aktivierungsparadigmen kann gruppenstatistisch eine leichte links- oder rechtshemisphärische Dominanz in der CBFV-Antwort evoziert werden. Die bislang publizierten Normwerte zu solchen Testverfahren zeigen aber für den Einsatz als reliable Hemisphärendominanztests viel zu große Varianzen in den CBFV-Asymmetrien.

7.9 Sonstige TCD-Studien

■ **Hustensynkope.** Im Unterschied zur neurokardiogenen Synkope, bei der autonome Reflexmechanismen ursächlich sind, hat das TCD-Monitoring bei 3 Patienten mit Hustensynkope gezeigt, daß es während der Phase der Bewußtseinsstörung zu einem vorübergehenden zerebralen Zirkulationsstillstand aufgrund einer intrakraniellen Druckerhöhung während der Hustenattacken kommt (Mattle et al. 1995). Bei einem Kranken konnten parallel Herzfrequenz und Blutdruck gemessen werden – dabei blieb der arterielle Blutdruck normal, es zeigte sich ein leichter Anstieg der Herzfrequenz, so daß ein reflektorischer Mechanismus nicht anzunehmen ist.

■ **Kopfbewegungen.** Entgegen früheren Ansichten ist heute davon auszugehen, daß zerebrale Ischämien im hinteren Hirnkreislauf, ebenso wie Hirninfarkte im Karotisstromgebiet, überwiegend embolisch und nicht hämodynamisch bedingt sind. Trotzdem können bei Kranken, die eine relativ uniforme Symptomatik bei bestimmten Kopfpositionen schildern, hämodynamische Momente bei Vorliegen von Stenosen eine Rolle spielen. Sturzenegger et al. (1994) führten ein TCD-Monitoring der P1-Segmente der A. cerebri posterior (PCA) bilateral während definierter Kopfbewegungen durch. Insgesamt untersuchte diese Gruppe 14 Patienten mit Verdacht auf flüchtige vertebrobasiläre Ischämien sowie 10 Normalprobanden. Bei den Patienten mit stereotypen Symptomen unter bestimmten Kopfbewegungen kam es zu einem Abfall der Blutflußgeschwindigkeit (CBFV) im entsprechenden P1-Segment auf 20 ± 14,3 % des Ausgangswertes mit nachfolgender hyperämischer Reaktion. Bei den anderen Kranken und den Normalprobanden zeigte sich ein Abfall bis zu einem Wert von

! 86 % bei Rotation und 90 % bei Flexion bzw. 76 % bei Hyperextension. Offensichtlich ist die TCD geeignet um Kandidaten für eine weiterführende angiographische Diagnostik zu ermitteln. TCD-Untersuchungen zum Einfluß von Kopf-/Halsbewegungen auf die Blutflußgeschwindigkeit in der mittleren Hirnarterie (MCA) bei elongierten und geschlängelten Karotisarterien konnten dokumentieren, daß derartige anlagebedingte oder erworbene Veränderungen (n = 15) keinen hämodynamischen Effekt haben (Malek et al. 1994). Weder Kinking noch Coiling stellen eine Indikation zur Thrombendarteriektomie dar.

■ **Prä-Eklampsie/Eklampsie-Syndrom.** Das Prä-Eklampsie/Eklampsie-Syndrom ist eine Komplikation in der zweiten Schwangerschaftshälfte, die durch progressive Hypertension und neurologische Defizite charakterisiert ist. Zunker et al. (1996) führten bei zwölf Patientinnen im Verlauf ein Blutdruck- und ein TCD-Monitoring der MCA, der PCA und der A. cerebri anterior (ACA) durch. Die CBFV-Werte vier Wochen nach der Entbindung wurden als normale Referenzwerte gewählt. Auf dem Höhepunkt der Erkrankung zeigten die Patientinnen V_{mean}-Werte von 147 bis 193 % über den Referenzdaten. Die V_{mean} korrelierte dabei signifikant mit dem mittleren Blutdruck (r = 0,75). Die Pulsatilitäts-Indices waren reduziert (PI = 0,71 ± 0,11 vs. 0,95 ± 0,18). Bei den Patientinnen lagen überwiegend nur mäßig hypertensive Blutdruckwerte vor, die noch innerhalb des physiologischen autoregulatorischen Bereiches variierten. Zunker et al. (1996) erklären ihre Ergebnisse durch eine zerebrale Autoregulationsstörung mit arteriolärer Vasodilatation. Als Mechanismus vermuten sie eine Dysfunktion der Endothelzellen beim Prä-Eklampsie/Eklampsie-Syndrom.

■ **Höhenaufenthalt.** Der Einfluß des Aufenthaltes in großen Höhen (über 4500 m) wurde von Baumgartner und Mitarbeitern (1994) an 23 Probanden untersucht. Bei Patienten, die eine Höhenkrankheit entwickelten, kam es zu einem überschießenden Anstieg der CBFV in den mittleren Hirnarterien bei deutlich niedrigerem arteriellen pO_2 im Vergleich zu Gesunden ohne entsprechende Beschwerden.

■ **Sport.** Bei körperlicher sportlicher Belastung läßt sich eine signifikante Zunahme der CBFV in den mittleren Hirnarterien mittels transkranieller Dopplersonographie registrieren, wobei ein kontinuierlicher Anstieg bis zur anaeroben Belastungsschwelle erfolgt, danach nimmt die Flußgeschwindigkeit allerdings ab, hingegen nicht bis zum Ausgangswert (Moraine et al. 1993). Der Vergleich der TCD-Blutflußmessungen mit der Kety-Schmidt-Methode zur Bestimmung von globaler Hirndurchblutung und Sauerstoffrate bei 12 Probanden zeigt, daß zwar signifikant die Blutflußgeschwindigkeit in der MCA beidseits zunimmt, hingegen die globale Hirndurchblutung gleich bleibt. Als Erklärung für diesen Befund wird eine Vasokonstriktion zerebraler Gefäße unter Belastung diskutiert (Madsen et al. 1993).

■ **Alzheimer-Demenz.** Erste Untersuchungen zur Messung der Blutflußgeschwindigkeit der mittleren Hirnarterie bei Patienten mit einer Demenz vom Alzheimer-Typ zeigten eine Asymmetrie der Flußgeschwindigkeiten in Übereinstimmung mit den kognitiven Defiziten in der Frühphase der Erkrankung; so zeigten Patienten mit vorwiegend sprachlichen Problemen eine Herabsetzung der CBFV in der MCA der dominanten Hemisphäre, wohingegen Kranke mit vorwiegend visuo-spatiellem Defizit eine reduzierte Flußgeschwindigkeit der ACA der nicht dominanten Hemisphäre aufwiesen. Die TCD-Befunde stimmten gut mit der durch die Positronen-Emissionstomographie gewonnenen Ergebnissen überein (Franceschi et al. 1995).

Hirnvenen. Während die Darstellung der basalen Hirnarterien mittels der TCD zuverlässig möglich ist, bereitet aufgrund des deutlich niedrigeren Flusses und der Überlagerungsphänomene die Darstellung von Hirnvenen erhebliche Probleme. Die systematische Untersuchung von 10 Normalpersonen führte zu einer Darstellung der tiefen Hirnvenen in einer Tiefe von 40-72 mm durch das hintere temporale Fenster (Valdueza et al. 1995). Nach Aufsuchen des P2-Segmentes der PCA durch das hintere Temporalfenster in einer Tiefe von 60 mm wird nach einem venösen Signal gesucht, welches sich durch einen niedrigen Fluß von der Sonde weg mit deutlicher Änderung bei Valsalva-Manöver zeigt. Bei Untersuchung in 2-mm-Schritten lassen sich die Rosenthal'sche Vene und die tiefe mittlere Hirnvene abgrenzen. Bei Patienten mit Thrombosierung des Sinus sagittalis superior kommt es aufgrund der Kollateralisierung zu einer deutlichen Flußzunahme in den tiefen Venen (Valdueza et al. 1995, Wardlaw et al. 1994). Als Normwerte werden Flußgeschwindigkeiten von 9-20 cm/s für die inneren Hirnvenen angegeben (V_{mean}: 12,1 ± 3,5 cm/s); die venösen Flußgeschwindigkeiten bei den Patienten betrugen bis zu 146 cm/s (Valdueza et al. 1995). !

Karotis-Kavernosus-Fistel. Die Hämodynamik spontaner Karotis-Kavernosus-Fisteln läßt sich mittels transkranieller Dopplersonographie bei transorbitaler Beschallung untersuchen. In einer Tiefe von 45-55 mm zeigt sich bei Normalpersonen ausschließlich das Signal der A. ophthalmica. Bei spontanen Fisteln ist ein abnormes Signal mit höherer Blutflußgeschwindigkeit und niedrigerem Pulsatilitäts-Index zu erhalten, wobei der Fluß auf die Sonde zu oder von der Sonde weg gerichtet sein kann. Vermutlich handelt es sich hierbei um die sonographische Darstellung der arterialisierten V. ophthalmica superior (Muttaqin et al. 1992), welche in der kontrastmittelgestützten Computertomographie die Verdachtsdiagnose derartiger Fisteln rechtfertigt. Während von außen nach innen gerichtete Flüsse in der V. ophthalmica für eine ungünstige Spontanprognose mit der Indikation zum interventionell neuroradiologischen Vorgehen sprechen, kann bei einer Strömung von der Sonde weg ein beobachtendes Verhalten unter Karotiskompression gerechtfertigt sein.

Literatur

Abernathy M, Donnelly G, Kay G, Wieneke J, Morris S, Bergeson S, Ramos M, Call D, O'Rourke D (1994) Transcranial Doppler sonography in headache-free migraineurs. Headache 34: 198-203

Altenmüller E (1989) Cortical DC-potentials as electrophysiological correlates of hemispheric dominance of higher cognitive function. Int J Neurosci 47: 1-14

Anzola GP, Gasparetti R, Magoni M, Prandini F (1995) Transcranial Doppler sonography and magnetic resonance angiography in the assessment of collateral hemisheric flow in patients with carotid artery disease. Stroke 26: 214-217

Anzola GP, Magoni M, Dalla-Volta G (1993) Abnormal photoreactivity in ictal migraine: reversal by sumatriptan. Headache 33: 417-420

Babikian VL, Hyde C, Pochay V, Winter MR (1994) Clinical correlates of high-intensity transient signals detected on transcranial Doppler sonography in patients with cerebrovascular disease. Stroke 25: 1570-1573

Baumgartner RW, Bartsch P, Maggiorini M, Waber U, Oelz O (1994) Enhanced cerebral blood flow in acute mountain sickness. Aviat-Space-Environ-Med 65: 726-729

Baumgartner RW, Regard M (1994) Role of impaired CO_2 reactivity in the diagnosis of cerebral low flow infarcts. J Neurol Neurosurg Psychiatry 57: 814-817

Berlit P, Berg-Dammer E, Nahser HC, Kühne D (1994) Zerebrale arteriovenöse Malformationen (AVM). Diagnostik, Klinik und Therapie. Nervenarzt 65: 226-237

Bondar RL, Kassam MS, Stein F, Dunphy PT, Fortney S, Riedesel ML (1995) Simultaneous cerebrovascular and cardiovascular responses during presyncope. Stroke 26: 1794-1800

Brooks DH, Redmond S, Mathias CJ, Bannister R, Symon L (1989) The effect of orthostatic hypotension on cerebral blood flow and middle cerebral artery velocity in autonomic failure, with observation on the action of ephedrine. J Neurol Neurosurg Psychiatr 52: 962-966

Cabanes L, Mas JL, Cohen A, Amarenco P, Cabanes PA, Oubary P, Chedru F, Guerin F, Bousser MG, de Recondo J (1993) Atrial septal aneurysm and patent foramen ovale as risk factors for cryptogenic stroke in patients less than 55 years of age. Stroke 24: 1865-1873

Caekebeke JFV, Ferrari MD, Zwetsloot CP, Jansen J, Saxena PR (1992) Antimigraine drug sumatriptan increases blood flow velocity in large cerebral arteries during migraine attacks. Neurology 42: 1522-1526

Caronna JJ, Plum F (1973) Cerebrovascular regulation in preganglionic and postganglionic autonomic insufficiency. Stroke 4: 12-19

Daffertshofer M, Diehl RR, Ziems GU, Hennerici M (1991) Orthostatic changes of cerebral blood flow velocity in patients with autonomic dysfunction. J Neurol Sci 104: 32-38

Di Tullio M, Sacco RL, Gopal A, Mohr JP, Homma S (1992) Patent foramen ovale as a risk factor for cryptogenic stroke. Ann Intern Med 117: 461-465

Diehl RR, Berlit P (1995) Die quantitative Kipptischuntersuchung mit TCD-Monitoring: Eine reliable Methode zur Diagnose der neurokardiogenen Synkope (vasovagalen Synkope). Nervenarzt 66: 116-123

Diehl RR, Daffertshofer M, Hennerici M (1991) Cerebrovascular dysautoregulation: a new syndrome? Ann Neurol 30: 244-245 (abstract)

Diehl RR, Henkes H, Nahser HC, Kühne D, Berlit P (1994) Blood flow velocity and vasomotor reactivity in patients with arteriovenous malformations: a transcranial Doppler study. Stroke 25: 1574-1580

Diehl RR, Linden D, Berlit P, Hennerici M (1993a) Reduced visually evoked cerebral blood flow velocity responses in two cases with migraine. Cerebrovasc Dis 3: 123-124

Diehl RR, Linden D, Chalkiadaki A, Ringelstein EB, Berlit P (1996) Transcranial Doppler during neurocardiogenic syncope. Clin Auton Res 6: 71-74

Diehl RR, Linden D, Lücke D, Berlit P (1995) Phase relationship between cerebral blood flow velocity and blood pressure: a clinical test of autoregulation. Stroke 26: 1801-1804

Diehl RR, Sitzer M, Hennerici M (1990) Changes of cerebral blood flow velocity during cognitive activity. Stroke 21: 1236-1237

Diehl RR, Sliwka U, Rautenberg W, Schwartz A (1993b) Evidence for embolization from a posterior cerebral artery thrombus by transcranial Doppler monitoring. Stroke 24: 606-608

Diener HC, Peters C, Rudzio M, Noe A, Dichgans J, Haux R, Ehrmann R, Tfelt-Hansen P (1991) Ergotamine, flunarizine and sumatriptan do not change cerebral blood flow velocity in normal subjects and migraineurs. J Neurol 238: 245-250

Droste DW, Harders AG, Rastogi E (1989) A transcranial Doppler study of blood flow velocity in the middle cerebral arteries performed at rest and during mental activities. Stroke 20: 1005-1011

Edvinsson L, Goadsby PJ (1994) Neuropeptides in migraine and cluster headache. Cephalalgia 14: 320-327

Ferrari MD, Haan J, Blokland JAK, Arndt JW, Minnee P, Zwinderman AH, Pauwels EKJ, Saxena PR (1995) Cerebral blood flow during migraine attacks without aura and effect of sumatriptan. Arch Neurol 52: 135-139

Fiermonte G, Pierelli F, Pauri F, Cosentino FII, Soccorsi R, Giacomini P (1995) Cerebrovascular CO_2 reactivity in migraine with aura and without aura. A transcranial Doppler study. Acta Neurol Scand 92: 166-169

Fink GR (1992) Effects of cerebral angiomas on perifocal and remote tissue: a multivariate positron emission tomography study. Stroke 23: 1099-1105

Fitch W, Mackenzie ET, Harper AM (1975) Effects of decreasing arterial blood pressure on cerebral blood flow in the baboon. Circ Res 37: 550-557

Fitzpatrick AP, Theodorakis G, Vardas P, Sutton R (1991) Methodology of head-up tilt testing in patients with unexplained syncope. J Am Coll Cardiol 17: 125-130

Fleischer LH, Young WL, Pile-Spellman J, terPenning B, Kader A, Stein BM, Mohr JP (1993) Relationship of transcranial Doppler flow velocities and arteriovenous malformation feeding artery pressures. Stroke 24: 1897-1902

Franceschi M, Alberoni M, Bressi S, Canal N, Comi G, Fazio F, Grassi F, Perani D, Volonte MA (1995) Correlations between cognitive impairment, middle cerebral artery flow velocity and cortical glucose metabolism in the early phase of Alzheimer's disease. Dementia 6: 32-38

Friberg L, Olesen J, Iversen HK, Sperling B (1991) Migraine pain associated with middle cerebral artery dilation reversal by sumatriptan. Lancet 338: 13-17

Georgiadis D, Grosset DG, Kelman A, Faichney A, Lees KR (1994a) Prevalence and characteristics of intracranial microemboli signals in patients with different types of prosthetic cardiac valves. Stroke 25: 587-592

Georgiadis D, Grosset DG, Quin RO, Nichol JAR, Bone I, Lees KR (1994b) Detection of intracranial emboli in patients with carotid disease. Eur J Vasc Surg 8: 309-314

Georgiadis D, Mackay TG, Kelman AW, Grosset DG, Wheatley DJ, Lees KR (1994c) Differentiation between gaseous and formed embolic materials in vivo. Application in prosthetic heart valve patients. Stroke 25: 1559-1563

Goadsby PJ, Edvinsson L (1993) The trigeminovascular system and migraine: studies characterizing cerebrovascular and neuropeptide changes seen in humans and cats. Ann Neurol 33: 48-56

Goadsby PJ, Edvinsson L, Ekman R (1990) Vasoactive peptide release in the extracerebral circulation of humans during migraine headache. Ann Neurol 28: 183-187

Gotoh F, Ebihara SI, Shinohara Y (1971) Role of autonomic nervous system in autoregulation of human cerebral circulation. Eur Neurol 6: 203-207

Graf T, Fischer H, Reul H, Rau G (1991) Cavitation potential of mechanical heart valve prostheses. Int J Artif Organs 14: 169-174

Grosset DG, Georgiadis D, Abdullah I, Bone I, Lees KR (1994) Doppler emboli signals vary according to stroke subtype. Stroke 25: 382-384

Grosset DG, Georgiadis D, Kelman AW, Lees KR (1993) Quantification of ultrasound emboli signals in patients with cardiac and carotid disease. Stroke 24: 1922-1924

Grubb BP, Gerard G, Roush K, Temesy-Armos P, Montford P, Elliott L, Hahn H, Brewster P (1991) Cerebral vasoconstriction during head-upright tilt-induced vasovagal syncope. A paradoxic and unexpected response. Circulation 84: 1157-1164

Hagen PT, Scholz DG, Edwards WD (1984) Incidence and size of patent foramen ovale during the first 10 decades of life: an autopsy study of 965 normal hearts. Mayo Clin Proc 59: 17-20

Harer C, von Kummer R (1991) Cerebrovascular CO_2 reactivity in migraine: assessment by transcranial Doppler ultrasound. J Neurol 238: 23-26

Haring HP, Aichner F (1992) Hemodynamic findings in migraine patients on transcranial Doppler sonography. Wien Klin Wochenschr 104: 620-625

Hartje W, Ringelstein EB, Kistinger B, Fabianek D, Willmes K (1994) Transcranial Doppler ultrasonic assessment of middle cerebral artery blood flow velocity changes during verbal and visuaspatial cognitive tasks. Neuropsychologia 32: 1443-1452

Hassler W, Steinmetz H (1987) Cerebral hemodynamics in angioma patients: an intraoperative study. J Neurosurg 67: 822-831

Hennerici M, Rautenberg W, Schwartz A (1987) Transcranial Doppler ultrasound for the assessment of intracranial arterial flow velocity. Part II. Evaluation of intracranial arterial disease. Surg Neurology 27: 523-532

Hirsh J (1990) Diagnosis of venous thrombosis and pulmonary embolism. Am J Cardiol 65: 45-49

Homma S, di Tullio MR, Sacco RL, Mihalatos D, li Mandri G, Mohr JP (1994) Characteristics of patent foramen ovale associated with cryptogenic stroke. Stroke 25: 582-586

Humphrey PPA, Feniuk W, Perren MJ, Connor HE, Oxford AW (1989) The pharmacology of the novel $5\text{-}HT_1$-like receptor agonist, GR43175. Cephalalgia 9 (suppl 9): 23-33

Itoh T, Matsumoto M, Handa N, Maeda H, Hougaku H, Tsukamoto Y, Kondo H, Tanouchi J, Kamada T (1994) Paradoxical embolism as a cause of ischemic stroke of uncertain etiology. Stroke 25: 771-775

Jeanrenaud X, Kappenberger L (1991) Patent foramen ovale and stroke of unknown origin. Cerebrovasc Dis 1: 184-192

Johnson BI (1951) Paradoxical Embolism. J Clin Path 4: 316-332

Kader A, Young WL, Massaro AR, Cunha e Sa MJ, Hilal SK, Mohr JP, Stein BM (1993) Transcranial Doppler changes during staged surgical resection of cerebral arteriovenous malformations: a report of three cases. Surg Neurol 39: 392-398

Kader A, Young WL, Pile-Spellman J, Mast H, Sciacca RR, Mohr JP, Stein BM (1994) The influence of hemodynamic and anatomic factors on hemorrhage from cerebral arteriovenous malformations. Neurosurg 34: 801-808

Kimura D (1967) Functional asymmetry of the brain in dichotic listening. Cortex 3: 163-178

Kingsbury C, Kafesjian R, Guo G, Adlparvar P, Unger J, Quinjano RC, Graf T, Fischer H, Reul H, Rau G (1993) Cavitation threshold with respect to dP/dt: evaluation in 29 mm bileaflet, pyrolitic carbon heart valves. Int J Artif Organs 16: 515-520

Kleiser B, Krapf H, Widder B (1991b) Carbon dioxide reactivity and patterns of cerebral infarction in patients with carotid artery occlusion. J Neurol 238: 392-394

Kleiser B, Widder B (1992) Course of carotid artery occlusions with impaired cerebrovascular reactivity. Stroke 23: 171-174

Kleiser B, Widder B, Hackspacher J, Schmid P (1991a) Comparison of Doppler CO2 test, patterns of infarction in CCT, and clinical symptoms in carotid artery occlusions. Neurosurg Rev 14: 267-269

Klötzsch C, Janßen G, Berlit P (1994) Transesophageal echocardiography and contrast-TCD in the detection of a patent foramen ovale: Experiences with 111 patients. Neurology 44: 1603-1606

Lagreze HL, Dettmers C, Hartmann A (1988) Abnormalities of interictal cerebral perfusion in classic but not in common migraine. Stroke 19: 1108-1111

Lauritzen M (1987a) Cerebral blood flow in migraine and cortical spreading depression. Acta Neurol Scand 113 (suppl 76): 9-40

Lauritzen M (1987b) Cortical spreading depression as putative migraine mechanism. Trends Neurosci 10: 8-13

Lauritzen M (1994) Pathophysiology of the migraine aura: the spreading depression theory. Brain 117: 199-210

Lauritzen M, Diemer MH (1986) Uncoupling of cerebral blood flow and metabolism after single episodes of cortical spreading depression in the rat brain. Brain Res 370: 405-408

Lechat P, Mas JL, Lascault G, Loron P, Theard M, Klimczac M, Drobinski G, Thomas D, Grosgogeat Y (1988) Prevalence of patent foramen ovale in patients with stroke. N Engl J Med 318: 1148-1152

Levine BD, Giller CA, Lane LD, Buckey JC, Blomqvist CG (1994) Cerebral versus systemic hemodynamics during graded orthostatic stress in humans. Circulation 90: 298-306

Lindblom D, Lindblom U, Qvist J, Lundstrom H (1990) Long-term survival rates after heart valve replacement. J Am Coll Cardiol 15: 566-573

Lindegaard KF, Bakke SJ, Aaslid R, Nornes H (1986a) Doppler diagnosis of intracranial arterial occlusive disorders. J Neurol Neurosurg Psychiatr 49: 510-518

Lindegaard KF, Grolimund P, Aaslid R, Nornes H (1986b) Evaluation of cerebral AVMs using transcranial Doppler ultrasound. J Neurosurg 65: 335-344

Madsen PL, Sperling BK, Warming T, Schmidt JF, Secher NH, Wildschiodtz G, Holm S, Lassen NA (1993) Middle cerebral artery blood velocity and cerebral blood flow and O_2 uptake during dynamic exercise. J. Appl. Physiol. 74: 245-250

Malek AK, Hilgertner L, Szostek M (1994) The effect of internal carotid artery elongation on intracranial blood flow. Eur J Vasc Surg 8: 677-681

Manchola IF, De Salles AAF, Foo TK, Ackerman RH, Candia GT, Kjellberg RN (1993) Arteriovenous malformation hemodynamics: a transcranial Doppler study. Neurosurg 33: 556-562

Markus H, Droste DW, Brown MM (1994) Detection of asymptomatic cerebral embolic signals with doppler ultrasound. Lancet 343: 1011-1012

Martin PJ, Evans DH, Naylor AR (1995) Measurement of blood flow velocity in the basal cerebral circulation: advantages of transcranial color-coded sonography over conventional transcranial Doppler. J Clin Ultrasound 23: 21-26

Massaro AR, Young WL, Kader A, Ostapkovich N, Tatemichi TK, Stein BM, Mohr JP (1994) Characterization of arteriovenous malformation feeding vessels by carbon dioxide reactivity. Am J Neuroradiol 15: 55-61

Mast H, Mohr JP, Osipow A, Pile-Spellman J, Marshall RS, Lazar RM, Stein BM, Young WL (1995b) 'Steal' is an unestablished mechanism for the clinical presentation of cerebral arteriovenous malformations. Stroke 26: 1215-1220

Mast H, Mohr JP, Thompson JLP, Osipow A, Trocio SH, Mayer S, Young WL (1995a) Transcranial Doppler ultrasonography in cerebral arteriovenous malformations: diagnostic sensitivity and association of flow velocity with spontaneous hemorrhage and focal neurological deficit. Stroke 26: 1024-1027
Mattle H, Grolimund P, Huber P, Sturzenegger M, Zurbrügg HR (1988) Transcranial Doppler sonographic findings in middle cerebral artery disease. Arch Neurol 45: 289-295
Mattle HP, Nirkko AC, Baumgartner RW, Sturzenegger M (1995) Transient cerebral circulatory arrest coincides with fainting in cough syncope. Neurology 45: 498-501
Meyer JS, Shimazu K, Fukuuchi Y, Ohuchi T, Okamoto S, Koto A, Ericson AD (1973) Cerebral dysautoregulation in central neurogenic orthostatic hypotension (Shy-Drager syndrome). Neurology 23: 262-273
Monsein LH, Razumovsky AY, Ackerman SJ, Nauta HJ, Hanley DF (1995) Validation of transcranial Doppler ultrasound with a stereotactic neurosurgical technique. J Neurosurg 82: 972-975
Moraine JJ, Lamotte M, Berré J, Niset G, Leduc A, Naeije R (1993) Relationship of middle cerebral artery blood flow velocity to intensity during dynamic exercise in normal subjects. Eur J Appl Physiol 67: 35-38
Moskowitz MA (1984) The neurobiology of vascular head pain. Ann Neurol 16: 157-168
Müller HR, Burckhardt D, Casty M, Pfister ME, Buser MW (1994) High intensity transcranial Doppler signals (HITS) after prosthetic valve implantation. J Heart Valve Dis 3: 602-606
Müller M, Hermes M, Bruckmann H, Schimrigk K (1995) Transcranial Doppler ultrasound in the evaluation of collateral blood flow in patients with internal carotid artery occlusion: correlation with cerebral angiography. AJNR Am J Neuroradiol 16: 195-202
Muttaqin Z, Arita K, Uozumi T, Kuwabara S, Oki S, Ohba S, Kurisu K, Nakahara T, Kohno H, Satoh H (1992) Transcranial Doppler sonography in carotid-cavernous fistulas: analysis of five cases. Surg Neurol 38: 179-185
Norbash AM, Marks MP, Lane B (1994) Correlation of pressure measurements with angiographic characteristic predisposing to hemorrhage and steal in cerebral arteriovenous malformations. Am J Neurorad 15: 809-813
Nornes H, Grip A (1980) Hemodynamic aspects of cerebral arteriovenous malformations. J Neurosurg 53: 456-464
Perren MJ, Feniuk W, Humphrey PPA (1989) The selective closure of feline carotid arteriovenous anastomoses by GR43175. Cephalalgia 9 (suppl 9): 41-46
Petty GW, Massaro AR, Tatemichi TK, Mohr JP, Hilal SK, Stein BM, Solomon RA, Duterte DI, Sacco RL (1990) Transcranial Doppler ultrasonographic changes after treatment for arteriovenous malformations. Stroke 21: 260-266
Plosker GL, McTavish D (1994) Sumatriptan: A reapprisal of its pharmacology and therapeutic efficacy in the acute treatment of migraine and cluster headache. Drugs 47: 622-651
Raichle M (1990) Exploring the mind with dynamic imaging. Semin Neurosci 2: 307-315
Rams JJ, Davis DA, Lolley DM, Berger MP, Spencer M (1993) Detection of microemboli in patients with artificial heart valves using transcranial Doppler: Preliminary observations. J Heart Valve Dis 2: 37-41
Ranoux D, Cohen A, Cabanes L, Amarenco P, Bousser MG, Mas JL (1993) Patent foramen ovale: is stroke due to paradoxical embolism ? Stroke 24: 31-34
Rautenberg W, Hennerici M, Schwartz A (1987) Transkranielle Dopplersonographie. Bertelsmann, Gütersloh
Ries S, Schminke U, Daffertshofer M, Schindlmayr C, Hennerici M (1995) High intensity transient signals and carotid artery disease. Cerebrovasc Dis 5: 124-127
Rihs F, Gutbrod K, Gutbrod B, Steiger HJ, Sturzenegger M, Mattle HP (1995) Determination of cognitive hemispherric dominance by „stereo" transcranial Doppler Sonography. Stroke 26: 70-73
Ringelstein EB, Sievers C, Ecker S, Schneider PA, Otis SM (1988) Noninvasive assessment of CO_2-induced cerebral vasomotor response in normal individuals and in patients with internal carotid artery occlusions. Stroke 19: 963-969
Ringelstein EB, Zeumer H, Korbmacher G, Wulfinghoff F (1985a) Transcranielle Dopplersonographie der hirnversorgenden Arterien: Atraumatische Diagnostik von Stenosen und Verschlüssen des Carotissiphons und der A. cerebri media. Nervenarzt 56: 296-306
Ringelstein EB, Zeumer H, Schneider R (1985b) Der Beitrag der zerebralen Computertomographie zur Differentialdiagnose und Differentialtherapie des schämischen Großhirninfarktes. Fortschr Neurol Psychiatr 53: 315-336
Ringelstein EB, Zeumer K, Poeck K (1985c) Non-invasive diagnosis of intracranial lesions in the vertebrobasilar system. A comparison of Doppler sonographic and angiographic findings. Stroke 16: 848-855

Rorick MB, Nichols FT, Adams RJ (1994) Transcranial Doppler correlation with angiography in detection of intracranial stenosis. Stroke 25: 1931-1934

Sacco RL, Ellenberg JH, Mohr JP, Tatemichi TK, Hier DB, Price TR, Wolf PA (1989) Infarcts of undetermined cause: The NINCDS Stroke Data Bank. Ann Neurol 25: 382-390

Schmiedek P, Piepgras A, Leinsinger G, Kirsch CM, Einhäupl K (1994) Improvement of cerebrovascular reserve capacity by EC-IC arterial bypass surgery in patients with ICA occlusion and hemodynamic cerebral ischemia. J Neurosurg 81: 236-244

Schminke U, Ries S, Daffertshofer M, Staedt U, Hennerici M (1995) Patent foramen ovale: a potential source of embolism? Cerebrovasc Dis 5: 133-138

Schwarze JJ, Babikian V, DeWitt LD, Sloan MA, Wechsler LR, Gomez CR, Pochay V, Baker E (1994) Longitudinal monitoring of intracranial arterial stenoses with transcranial Doppler ultrasonography. J Neuroimaging 4: 182-187

Siebler M, Kleinschmidt A, Sitzer M, Steinmetz H, Freund HJ (1994a) Cerebral micorembolism in symptomatic and asymptomatic high-grade internal carotid artery stenosis. Neurology 44: 615-618

Siebler M, Nachtmann A, Sitzer M, Rose G, Kleinschmidt A, Rademacher J, Steinmetz H (1995) Cerebral microembolism and the risk if ischemia in asymptomatic high-grade internal carotid artery stenoses. Stroke 26: 2184-2186

Siebler M, Nachtmann A, Sitzer M, Steinmetz H (1994b) Anticoagulation monitoring and cerebral microemboli detection. Lancet 344: 555

Siebler M, Sitzer M, Rose G, Bendfeldt D, Steinmetz H (1993) Silent cerebral embolism caused by neurologically symptomatic high-grade carotid stenosis. Event rates before and after carotid endarterectomy. Brain 116: 1005-1015

Siebler M, Sitzer M, Steinmetz H (1992) Detection of intracranial emboli in patients with symptomatic extracranial carotid artery disease. Stroke 23: 1652-1654

Silvestrini M, Cupini LM, Troisi E, Matteis M, Bernadi G (1995) Estimation of cerebrovascular reactivity in migraine without aura. Stroke 26: 81-83

Sitzer M, Diehl RR, Hennerici M (1992) Visually evoked cerebral blood flow responses: normal and pathological conditions. J Neuroimag 2: 65-70

Skinhoj E (1972) The sympathetic nervous system and the regulation of cerebral blood flow in man. Stroke 3: 711-716

Sliwka U, Diehl RR, Meyer B, Schöndube F, Noth J (1995a) Transcranial Doppler „High intensity transient signals“ in the acute phase and long-term follow-up of mechanical heart valve implantation. J Stroke Cerebrovasc Dis 5: 139-146

Sliwka U, Job FP, Wissuwa D, Diehl RR, Flachskampf FA, Hanrath P, Noth J (1995b) Occurrence of transcranial Doppler high-intensity transient signals in patients with potential cardiac source of embolism. Stroke 26: 2067-2070

Spetzler RF, Hargraves RW, McCormick PW, Zabramski JM, Flom RA, Zimmermann RS (1992) Relationship of perfusion pressure and size to risk of hemorrhage from arteriovenous malformations. J Neurosurg 76: 918-923

Spetzler RF, Wilson CB, Weinstein P, Mehdorn M, Townsend J, Telles D (1978) Normal perfusion pressure breakthrough theory. Clin Neurosurg 25: 651-672

Sturzenegger M, Beer JH, Rihs F (1995) Monitoring combined antithrombotic treatments in patients with prosthetic heart valves using transcranial Doppler and coagulation markers. Stroke 26: 63-69

Sturzenegger M, Newell DW, Douville C, Byrd S, Schoonover K (1994) Dynamic transcranial Doppler assessment of positional vertebrobasilar ischemia. Stroke 25: 1776-1783

Sugita M, Takahashi A, Ogawa A, Yoshimoto T (1993) Improvement of cerebral blood flow and clinical symptoms associated with embolization of a large arteriovenous malformation: case report. Neurosurg 33: 748-752

Thie A, Carvajal-Lizano M, Schlichting U, Spitzer K, Kunze K (1992) Multimodal tests of cerebrovascular reactivity in migraine: a transcranial Doppler study. J Neurol 239: 338-342

Thie A, Fuhlendorf A, Spitzer K, Kunze K (1990a) Transcranial Doppler evaluation of common and classic migraine. Part I. Ultrasonic features during the headache-free period. Headache 30: 201-208

Thie A, Fuhlendorf A, Spitzer K, Kunze K (1990b) Transcranial Doppler evaluation of common and classic migraine. Part II. Ultrasonic features during attacks. Headache 30: 209-215

Thomas C, Harer C, Altenmüller E, Dichgans J (1995) Hemispheric lateralization of cognitive evoked blood flow velocity changes assessed by simultaneous bilateral transcranial Doppler sonography. Cerebrovasc Dis 5: 14-20

Thomas DJ, Bannister R (1980) Preservation of autoregulation of cerebral blood flow in autonomic failure. J Neurol Sci 44: 205-212

Totaro R, de Matteis G, Marini C, Prencipe M (1992) Cerebral blood flow in migraine with aura: a transcranial Doppler sonography study. Headache 32: 446-451
Valdueza JM, Schultz M, Harms L, Einhäupl KM (1995) Venous transcranial Doppler ultrasound monitoring in acute dural sinus thrombosis. Stroke 26: 1196-1199
van Lieshout JJ, Wieling W, Karemaker JM Eckberg DL (1991) The vasovagal response. Clin Sci 81: 576-586
Wada J, Rasmussen T (1960) Intra-carotid injection of sodium amytal for the lateralization of cerebral speech dominance. J Neurosurg 17: 266-282
Wardlaw JM, Vaughan GT, Steers AJW, Sellar RJ (1994) Transcranial Doppler ultrasound findings in cerebral venous sinus thrombosis. J. Neurosurg 80: 332-335
Webster MWI, Chancellor AM, Smith HJ, Swift DL, Sharpe DN, Bass NM, Glasgow GL (1988) Patent foramen ovale in young stroke patients. Lancet 2: 11-12
Wentz KU, Diehl RR, Henkes H, Blum K, Bellenberg B, Müller E (1994) The MR phase contrast method. Determination of blood flow velocity and flow profile of intracranial arteries. Radiologe 34: 212-220
Widder B (1989) The Doppler CO2-test to exclude patients not in need of extracranial/intracranial bypass surgery. J Neurol Neurosurg Psychiatry 52: 38-42
Widder B, Kleiser B, Krapf H (1994) Course of cerebrovascular reactivity in patients with carotid artery occlusions. Stroke 25: 1963-1967
Yonehara T, Ando Y, Kimura K, Uchino M, Ando M (1994) Detection of reverse flow by Duplex ultrasonography in orthostatic hypotension. Stroke 25: 2407-2411
Zanette EM, Agnoli A, Roberti C, Chiarotti F, Cerbo R, Fieschi C (1992) Transcranial Doppler in spontaneous attacks of migraine. Stroke 23: 680-685
Zanette EM, Roberti C, Mancini G, Pozzilli C, Bragoni M, Toni D (1995) Spontaneous middle cerebral artery reperfusion in ischemic stroke. A follow-up study with transcranial Doppler. Stroke 26: 430-433
Zunker P, Ley-Pozo J, Louwen F, Schuirer G, Holzgreve W, Ringelstein EB (1996) Cerebral hemodynamics in pre-eclampsia/eclampsia syndrome. Ultrasound Obstet Gynecol 6: 1-5
Zwetsloot CP, Caekebeke JF, Jansen JC, Odink J, Ferrari MD (1992) Blood flow velocities in the vertebrobasilar system during migraine attacks – a transcranial Doppler study. Cephalalgia 12: 29-32
Zwetsloot CP, Caekebeke JF, Odink J, Ferrari MD (1991) Vascular reactivity during migraine attacks: a transcranial Doppler study. Headache 31: 593-595
Zwetsloot, CP, Caekebeke JFV, Ferrari MD (1993) Lack of asymmetry of middle cerebral artery blood velocity in unilateral migraine. Stroke 24: 1335-1338

KAPITEL 8

Anhang 8

(von ROLF R. DIEHL)

8.1 Frequenzanalyse

In der transkraniellen Dopplersonographie verbindet man den Begriff der *Frequenzanalyse* oder *fast Fourier transformation* (FFT) primär mit der Zerlegung des vom Empfänger in der Meßsonde aufgenommenen Dopplersignals in seine Einzelfrequenzen, die dann entsprechend ihrer Energie farbkodiert als Dopplerspektrum angezeigt werden (vgl. Kapitel 2.1). Demgegenüber soll hier die Anwendung der Frequenzanalyse auf die *Hüllkurve* oder V_{max}*-Kurve* des TCD-Signals beschrieben werden. In der klinischen Neurophysiologie ist es schon lange üblich, Schwingungsamplituden in elektrophysiologischen Kurven oder in anderen physiologischen Parametern durch eine Frequenzanalyse zu quantifizieren (z. B. digitales EEG oder Herzfrequenz). In der TCD etabliert sich diese Methode allerdings nur langsam. Dies hängt vermutlich damit zusammen, daß sich die kybernetische Betrachtungsweise der zerebrovaskulären Regulation, bei der Modellvorhersagen für Blutflußänderungen hauptsächlich im Frequenzbereich vorgenommen werden, bislang noch nicht ausreichend durchgesetzt hat. In dem vorliegenden Buch wird erstmal der Versuch unternommen, klinisch-funktionsdopplersonographische Tests auf eine kybernetische Basis zu stellen. Zu diesem Zweck werden in den physiologischen Abschnitten dieses Buches viele im Frequenzbereich formulierte mathematische Gleichungen der Durchblutungsregulation aufgestellt, die sich direkt auf die im Methodenteil vorgestellten Testverfahren anwenden lassen. Diese Anwendung erfordert jedoch, daß eine frequenzanalytische Auswertung der Testdaten (v.a. zerebrale Blutflußgeschwindigkeit (CBFV), Blutdruck (ABP) und Herzrate (HR)) vorgenommen wird.

Wir geben hier einen Abriß über die Grundprinzipien der Frequenzanalyse, der die komplexen Zusammenhänge nur insofern wiedergibt, als sie für das Verständnis der folgenden Kapitel notwendig sind. Für eine gründlichere Darstellung der Frequenzanalyse verweisen wir auf die Spezialliteratur (z. B. Spiegel 1984; Stearns und Hush 1994)

8.1.1 Vom Zeitbereich zum Frequenzbereich

Fourier-Theorem

Nach dem sogenannten *Fourier-Theorem* läßt sich jede in einem Intervall von t = -T/2 bis t = +T/2 stetige und differenzierbare Funktion $f(t)$ als unendliche Folge von Cosinus- und Sinusschwingungen beschreiben, deren Frequenzen Vielfache der Grundfrequenz $1/T$ darstellen. Wenn mit ω die Kreisfrequenz der Grundschwingung ($\omega=2\pi/T$), mit k der Index der Oberwellenzahl, mit a_k bzw. b_k die Amplituden der Cosinus- bzw. Sinusglieder der k-ten Oberwelle und mit $\overline{F}$ („f quer") der konstante (modulationsfreie) Mittelwert oder „offset" von $f(t)$ bezeichnet werden, läßt sich das Fourier-Theorem durch Gleichung 8.1.1 formalisieren:

$$f(t) = \overline{F} + \sum_{k=1}^{\infty}\left(a_k \cos(k\omega t) + b_k \sin(k\omega t)\right). \qquad \text{(Gleichung 8.1.1)}$$

Die Cosinus- und die Sinusschwingung bei einer Frequenz $k\omega$ läßt sich nach trigonometrischen Regeln auch zu *einer* Cosinusschwingung mit der Amplitude c_k und der Phasenverschiebung φ_k zusammenfassen:

$$f(t) = \overline{F} + \sum_{k=1}^{\infty} c_k \cos(k\omega t + \varphi_k). \qquad \text{(Gleichung 8.1.2)}$$

Dabei berechnet sich die Amplitude c_k nach

$$c_k = \sqrt{a_k^2 + b_k^2} \qquad \text{(Gleichung 8.1.3)}$$

und die Phase φ_k wie folgt:

$$\varphi_k = \arctan\left(\frac{b_k}{a_k}\right). \qquad \text{(Gleichung 8.1.4)}$$

Das Ziel der Frequenzanalyse besteht darin, Amplitude und Phasenverschiebung der einzelnen Schwingungen im Signal zu ermitteln. Dies geschieht heute durch durch sehr schnelle Computeralgorithmen, die unter dem Begriff *fast Fourier transformation* (FFT) bekannt sind. Die Zeitfunktion *f(t)* mit der üblichen graphischen Darstellung der Amplitude (y-Achse) aufgetragen gegen die Zeit (x-Achse) wird auf diese Weise transformiert zum einen in eine Amplitudenfunktion $A(k\omega) = c_k$, deren Graph die Amplituden der Schwingungungen (y-Achse) gegen die Frequenz $k\omega$ (x-Achse) aufträgt, sowie in eine Phasenfunktion $\varphi\,(k\omega) = \varphi_k$, deren Graph entsprechend die Phasenverschiebungen der Schwingungen in Bezug auf den Nullpunkt des Meßintervalls (y-Achse) gegen die Frequenz $k\omega$ (x-Achse) aufträgt. Die Darstellung einer Zeitfunktion in Form einer Amplitudenfunktion (oder *Amplitudenspektrum*) $A(k\omega)$ und einer Phasenfunktion (oder *Phasenspektrum*) $\varphi(k\omega)$ nennt man auch *Frequenzbereichsdarstellung*.

Komplexe Darstellung

Für modelltheoretische Berechnungen vereinfacht man die Frequenzbereichsdarstellung, indem man diese nach den Rechenregeln für komplexe Zahlen durch *eine* komplexe Zahl $F(i\omega)$ beschreibt, die sowohl die Amplituden- als auch die Phaseninformation enthält:

$$F(i\omega) = A(\omega) \cdot \big(\cos(\varphi(\omega)) + i\sin(\varphi(\omega))\big). \qquad \text{(Gleichung 8.1.5)}$$

Diese Darstellung ist identisch mit der folgenden Schreibweise:

$$F(i\omega) = A(\omega)e^{i\varphi(\omega)}. \qquad \text{(Gleichung 8.1.6)}$$

Die Oberwellenzahl k wird im folgenden weggelassen, dafür wird jetzt ω als eine Variable behandelt, die alle Frequenzen im Spektrum annehmen kann. Mit i wird die imaginäre Zahl $i^2 = -1$ bezeichnet. Durch das i im Argument der Funktion $F(i\omega)$ wird diese als komplexe Größe gekennzeichnet. Bei der Frequenz $\omega = 0$ vereinfacht sich Gleichung 8.1.6 zu

$$F(0) = \overline{F}, \qquad \text{(Gleichung 8.1.7)}$$

bei der Frequenz Null bezeichnet also $F(i\omega)$ den zeitlichen Mittelwert der Funktion $f(t)$.

Eine komplexe Zahl ergibt sich als Summe eines realzahligen Anteiles R sowie eines mit i multiplizierten Imaginärteiles I. Nach den beiden Gleichungen

$$A(\omega) = \sqrt{R^2 + I^2} \text{ und} \qquad \text{(Gleichung 8.1.8)}$$

$$\varphi(\omega) = \arctan\left(\frac{I}{R}\right) \qquad \text{(Gleichung 8.1.9)}$$

läßt sich eine komplexe Größe wieder in ihr Amplituden- und Phasenspektrum zerlegen.

8.1.2 Übertragungsfunktion, Phasendifferenz und Gain

■ **Übertragungsfunktion.** In technischen und biologischen Systemen ergibt sich eine Outputfunktion $Y(i\omega)$ oft durch lineare Filterung aus einer Inputfunktion $X(i\omega)$. Wenn das Filter die zeitliche Charakteristik $T(i\omega)$ aufweist, läßt sich der Zusammenhang zwischen $Y(i\omega)$ und $X(i\omega)$ nach folgender Gleichung beschreiben:

$$Y(i\omega) = X(i\omega) \cdot T(i\omega)\,. \qquad \text{(Gleichung 8.1.10)}$$

Dabei wird $T(i\omega)$ auch die *Transfer-* oder *Übertragungfunktion* des Systems genannt. Wenn die Input- und die Outputfunktion bekannt sind, läßt sich $T(i\omega)$ einfach nach folgender Beziehung ermitteln:

$$T(i\omega) = \frac{Y(i\omega)}{X(i\omega)}\,. \qquad \text{(Gleichung 8.1.11)}$$

■ **Phasendifferenz und Gain.** Das Phasenspektrum $\Delta\varphi(i\omega)$ von $T(i\omega)$ gibt für jede Frequenz die *Phasendifferenz* zwischen der Output- und der Inputfunktion an. Das Amplitudenspektrum $G(i\omega)$ von $T(i\omega)$ ergibt sich aus dem Verhältnis der Amplitude der Outputfunktion zu derjenigen der Inputfunktion. Dieses Verhältnis wird auch als der Verstärkungsfaktor der Übertragungsfunktion oder als deren *Gain* bezeichnet.

8.1.3 Variationskoeffizient, Kohärenz und mittlere Phasendifferenz

■ **Variationskoeffizient.** Der Variationskoeffizient CoV (von *coefficient of variation*) ist ein Maß für die Gesamtamplitude aller Schwingungen in einem bestimmten Frequenzband zwischen einer unteren Grenzfrequenz u und einer oberen Grenzfrequenz o. Er berechnet sich nach folgender Formel aus dem Amplitudenspektrum $A(\omega)$ einer Funktion:

$$CoV = \sqrt{\sum_{\omega=u}^{o} \frac{A^2(\omega)}{2}}\,. \qquad \text{(Gleichung 8.1.12)}$$

Häufig wird anstatt des nach Gleichung 8.1.12 bestimmten Variationskoeffizienten dessen Quadrat berechnet, das die „power" oder die Gesamtleistung der Schwingungen in dem entsprechenden Frequenzband angibt. Wir bevorzugen die Bestimmung des unquadrierten *CoV*, weil dieser dieselbe physikalische Einheit wie die zugrunde liegende Zeitfunktion hat (z. B. „cm/s" beim *CoV* einer TCD-Kurve) und damit anschaulicher interpretiert werden kann als die „power".

■ **Kohärenz.** Für die Beurteilung der Synchronität der Schwingungen in einem Frequenzband zwischen zwei Funktionen $X(i\omega)$ und $Y(i\omega)$ wird aus den Amplituden- und Phasenspektren beider Funktionen die Kohärenz *Coh* ermittelt:

$$Coh = \left(\frac{\sum_{\omega=u}^{o} A_x(\omega) A_y(\omega) \cos(\varphi_y(\omega) - \varphi_x(\omega))}{\sum_{\omega=u}^{o} A_x(\omega) A_y(\omega)} \right)^2 + \left(\frac{\sum_{\omega=u}^{o} A_x(\omega) A_y(\omega) \sin(\varphi_y(\omega) - \varphi_x(\omega))}{\sum_{\omega=u}^{o} A_x(\omega) A_y(\omega)} \right)^2 .$$

(Gleichung 8.1.13)

In dieser Gleichung werden jeweils die Cosinus- bzw. Sinuswerte der Phasendifferenzen der einzelnen Schwingungen zwischen $Y(i\omega)$ und $X(i\omega)$ gewichtet durch die Amplitudenwerte aufsummiert und die quadrierten Summen addiert. *Coh* kann Werte zwischen 0 (wenn alle Phasendifferenzen zufällig zwischen 0 und 360° variieren) und 1 annehmen (wenn alle Schwingungen dieselbe Phasendifferenz aufweisen).

■ **Mittlere Phasendifferenz.** Wenn die Kohärenz ausreichend hoch ist ($Coh > 0{,}4$) läßt sich eine sinnvoll interpretierbare mittlere Phasendifferenz $\Delta\varphi$ zwischen $X(i\omega)$ und $Y(i\omega)$ berechnen:

$$\Delta\varphi = \arctan \left(\frac{\sum_{\omega=u}^{o} A_x(\omega) A_y(\omega) \sin(\varphi_y(\omega) - \varphi_x(\omega))}{\sum_{\omega=u}^{o} A_x(\omega) A_y(\omega) \cos(\varphi_y(\omega) - \varphi_x(\omega))} \right) .$$

(Gleichung 8.1.14)

Die hier aufgeführten Maße ermöglichen eine erhebliche Datenreduktion der bei einer Frequenzanalyse anfallenden Ergebnisse. Bei einigen der im Methodenteil aufgeführten klinischen Tests bilden sie das Bindeglied zwischen dem Testresultat und den in den Kapiteln 8.2 und 8.3 skizzierten kybernetischen Autoregulations- und Kreislaufmodellen.

8.2 Kybernetik der zerebrovaskulären Regulation

Mechanismen der zerebrovaskulären Regulation werden in der Regel als *Autoregulation* oder *metabolische Kopplung* bezeichnet. Diese Begriffe bezeichnen zwei verschiedene Konzepte, die auch in der Literatur zumeist unabhängig voneinander abgehandelt werden und denen unterschiedliche biophysikalische Mechanismen zugeordnet werden (z.B. Wahl und Schilling 1993). Dabei beschreibt der Begriff „Autoregulation" die Konstanthaltung des zerebralen Blutflusses bei Änderungen des systemischen Blutdrucks, während „metabolische Kopplung" für die Proportionalität von Hirndurchblutung und Hirnaktivität steht. Dessen ungeachtet neigen viele Kliniker dazu, die Grenze zwischen den beiden Konzepten zu verwischen. Sie verwenden den Begriff „Autoregulation" gerne, um alle zerebrovaskulären Regulationsprozesse zu bezeichnen. In diesem Kapitel wird ein kybernetisches Modell der zerebrovaskulären Regulation vorgestellt, das tatsächlich die Regelvorgänge bei der metabolischen Kopplung und bei der Autoregulation auf denselben Mechanismus zurückführt. Unter Berücksichtigung physiologischer Gesetzmäßigkeiten ergibt sich aus kybernetischer Sicht eindeutig, daß eine Regelschleife für die metabolische Kopplung der Hirndurchblutung zugleich auch Autoregulation leisten kann.

8.2.1 Kybernetische Vorüberlegungen

Wir wählen die Kybernetik (Regelungstheorie) als theoretische Basis, weil diese den angemessenen methodischen Rahmen zur Behandlung von Regelungsprozessen darstellt. Insbesondere stellt die Kybernetik das formale Rüstzeug zur Beschreibung (nicht Erklärung!) des interaktiven Zusammenwirkens verschiedener Variablen innerhalb eines Gesamtsystems zur Verfügung. Hier können nur kurz die wichtigsten Grundbegriffe der Regelungstheorie eingeführt werden. Für eine ausführliche Darstellung der Kybernetik verweisen wir auf die Speziallliteratur (z. B. Varju 1977).

Die wichtigsten Variablen in einem Regelkreis sind

- die *Regelgröße*, also die zu regulierende Variable (in unserem Fall der CBF), deren aktueller Zustand von einem *Fühler* gemessen und durch den *Istwert* ausgedrückt wird,
- die *Führungsgröße*, die den *Sollwert* für die Regelgröße vorgibt,
- die *Regelabweichung*, die Differenz zwischen Soll- und Istwert,
- der *Regler* verarbeitet die Regelabweichung,
- die *Stellgröße* ist der Ausgang des Reglers,
- das *Stellglied* korrigiert die Regelabweichung,
- die *Störgröße* beeinflußt ebenfalls die Regelgröße und führt zu Regelabweichungen.

Die folgende Abb. 8.2.1 zeigt im Blockschaltbild die Verknüpfung der Variablen. Hier wie auch in den folgenden Blockschaltbildern sollen mit „Führungs-" bzw. „Regelgröße" nicht nur die entsprechenden Variablen sondern auch deren aktuelle Zustände, Soll- und Istwert, bezeichnet werden. Die Symbole in den kleinen Kreisen geben an, wie die Variablen verknüpft sind. So bedeutet das Summenzeichen (Σ), daß eine *additive* Verknüpfung angenommen wird. In den Kästchen sind Übertragungsfunktionen angegeben. Diese sind bei stationärer Betrachtungsweise Konstanten, die mit ihren Eingangsgrößen *multiplikativ* verbunden werden.

Die mathematische Behandlung eines Regelkreises ist unkompliziert, wenn man von einem stationären Gleichgewichtszustand ausgeht. Unter Verwendung der Abkürzungen

- FG = Führungsgröße
- RG = Regelgröße

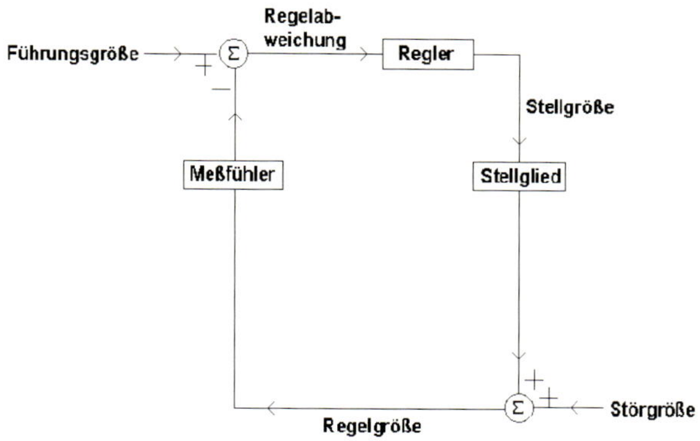

Abb. 8.2.1: Blockschaltbild eines Regelkreises.

- StöG = Störgröße
- K = Übertragungsfaktor des Reglers
- G = Übertragungsfaktor des Stellgliedes

gelangt man durch einfache Regelkreisarithmetik zu:

$$RG = (FG - RG) \cdot K \cdot G + StöG. \qquad \text{(Gleichung 8.2.1)}$$

Durch Auflösung nach *RG* resultiert:

$$RG = \frac{K \cdot G \cdot FG + StöG}{1 + K \cdot G}. \qquad \text{(Gleichung 8.2.2)}$$

Die Führungsgröße wird also um den Faktor *K·G* höher verstärkt als die Störgröße. Durch entsprechend hohe Wahl von *K·G* kann die Regelgröße beliebig nahe an der Führungsgröße gehalten werden, und der Einfluß der Störgröße kann beliebig reduziert werden. !

8.2.2 Konstruktion eines kybernetischen Modells des Hirnkreislaufes

Im Hirnkreislauf lassen sich die folgenden Zuordnungen zu den kybernetischen Begriffen vornehmen.

- Der *zerebrale Blutfluß (CBF)* kann als die *Regelgröße* des Systems interpretiert werden, die durch die metabolische Kopplung an die
- *Führungsgröße*, die *metabolische Hirnaktivität* (*MBA*) angepaßt werden soll.
- Das *Stellglied* der Hirndurchblutungsregulation wird durch die *peripheren Widerstandsgefäße* repräsentiert, die den CBF über die Veränderung des *zerebrovaskulären Widerstandes (CVR)* korrigieren. Der Übertragungsfaktor des Stellgliedes ist wieder *G*. Da mit zunehmender Regelabweichung der CVR reduziert wird, wird *G* mit einem negativen Vorzeichen versehen.
- Schließlich wird der CBF durch Blutdruckschwankungen gestört; der *Blutdruck (ABP)* soll daher die *Störgröße* des Regelkreises darstellen. Der CVR wird an der Verknüpfungsstelle vom ABP *subtrahiert*, weil mit zunehmendem CVR der CBF abfällt.

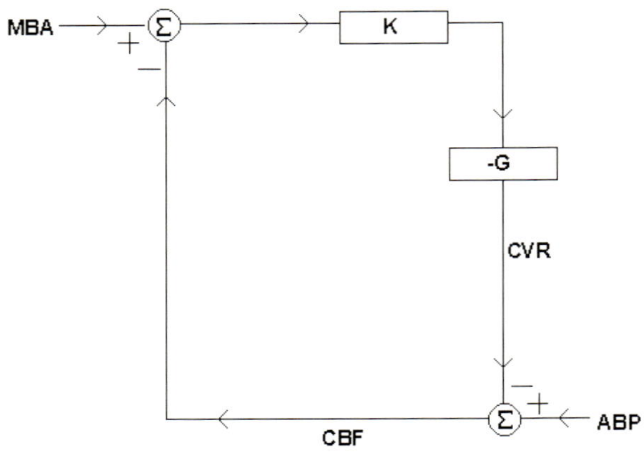

Abb. 8.2.2: Übertragung des allgemeinen Regelkreises auf den Hirnkreislauf.

- Es soll offen gelassen werden, welche Variable des Hirnkreislaufs dem *Regler* zuzuordnen ist, und der Verstärkungsfaktor des Reglers wird wieder gleich *K* gesetzt.

Damit ist ein erster Prototyp für die kybernetische Modellierung der Hirndurchblutungsregulation entstanden (Abb. 8.2.2), der vorerst allerdings noch nicht biophysikalisch fundiert ist und - physikalisch unzulässig - Größen mit unterschiedlichen Einheiten additiv miteinander verknüpft.

Berechnung für stationäre Größen

Aus der vorgenommenen Variablenzuordnung ergibt sich durch Einsetzen in Gleichung 8.2.2 nun Gleichung 8.2.3:

$$\overline{CBF} = \frac{K \cdot G \cdot \overline{MBA} + \overline{ABP}}{1 + K \cdot G} . \qquad \text{(Gleichung 8.2.3)}$$

Durch den Querstrich über den Variablen CBF, MBA und ABP werden diese als *stationäre* oder statische Größen gekennzeichnet.

Es ergibt sich ein überraschendes Ergebnis: *Das Regelkreismodell der metabolischen Kopplung bietet zugleich einen Erklärungsansatz für das Phänomen der Autoregulation.* Darüber hinaus postuliert das Modell sogar, daß mit der Güte der metabolischen Kopplung (großer Wert von $K{\cdot}G$) auch die Unabhängigkeit des CBF vom Blutdruckniveau wächst. Natürlich schließt das Modell nicht aus, daß Autoregulation zusätzlich noch über unabhängige Regelvorgänge realisiert wird.

Berechnung für dynamische Größen

Bisher wurde der Regelkreis nur im *statischen* Bereich beschrieben, d. h. der CBF beschreibt den neuen Gleichgewichtszustand im Blutfluß, der sich nach einer Mittelwertsänderung von MBA und/oder ABP einstellt. Über den *dynamischen* Verlauf dieser Gleichgewichtseinstellung kann nur eine Erweiterung des Modells, in der MBA,

ABP und CBF als dynamische Größen behandelt werden, Aufschluß geben. Die Kybernetik bedient sich dazu der sogenannten *Frequenzbereichsdarstellung* (vgl. auch Kapitel 8.1). Nach dem Fourier-Theorem läßt sich jede zweifach stetig differenzierbare Funktion als Summe eines Mittelwertes (DC-Glied) und verschiedener sinusförmiger Schwingungen (harmonische Oberwellen) darstellen. Üblich ist es, die harmonischen Oberwellen in der komplexen Zahlenebene darzustellen. Die Zeitbereichsdarstellung einer Schwingung $v(t)$ mit der Kreisfrequenz ω, der Amplitude v und der Phase φ_v

$$v(t) = v \cdot \cos(\omega t + \varphi_v) \qquad \text{(Gleichung 8.2.4)}$$

entspricht im Frequenzbereich der komplexen Funktion $V(i\omega)$:

$$V(i\omega) = A(\omega) \cdot (\cos \varphi_v + i \cdot \sin \varphi_v). \qquad \text{(Gleichung 8.2.5)}$$

Dabei entspricht $A(\omega)$ der Amplitude v und i der imaginären Zahl $\sqrt{-1}$. Eine Frequenzbereichsdarstellung im Regelkreis bedeutet, daß alle dynamischen Größen jetzt als Funktion in Abhängigkeit von $i\omega$ beschrieben werden. Der wichtigste Unterschied zur stationären Betrachtungsweise besteht darin, daß die Übertragungsfunktionen, also die in den Kästchen stehenden Größen, jetzt keine Konstanten mehr sein müssen, sondern Funktionen in Abhängigkeit von der Kreisfrequenz im Sinne von frequenzabhängigen *Filtern* darstellen.

In physikalischen und biologischen Regelkreisen spielen zwei Arten von Filtern eine besondere Rolle: das *Tiefpaßfilter* (TP) und das *Hochpaßfilter* (HP). Vereinfacht formuliert läßt das Tiefpaßfilter langsame Schwingungen gut passieren und unterdrückt schnelle Schwingungen, während das Hochpaßfilter das umgekehrte Verhalten zeigt. Mathematisch wird dies durch Gleichung 8.2.6 und 8.2.7 formuliert:

$$TP(i\omega) = \frac{1}{1 + i\omega T_t} \qquad \text{(Gleichung 8.2.6)}$$

$$HP(i\omega) = \frac{i\omega T_t}{1 + i\omega T_t} \qquad \text{(Gleichung 8.2.7)}$$

$TP(i\omega)$ und $HP(i\omega)$ stehen für Tief- bzw. Hochpaßfilter. T_t bezeichnet die Zeitkonstante. Diese gibt den Reziprokwert der Kreisfrequenz an, bei der die Filterverstärkung den Wert $\sqrt{0{,}5}$ erreicht (Eckfrequenz). Tiefpaß- und Hochpaßfilter mit derselben Zeitkonstante ergeben zusammenaddiert (Parallelschaltung) eine frequenzunabhängige Verstärkung von 1. Nach den Regeln für komplexe Zahlen berechnen sich Amplitude A und Phasenverschiebung φ für Tief- und Hochpaßfilter jeweils zu:

$$A_{TP}(\omega) = \frac{1}{\sqrt{1 + (\omega T_t)^2}}; \; \varphi_{TP}(\omega) = -\arctan(\omega T_t), \qquad \text{(Gleichung 8.2.8)}$$

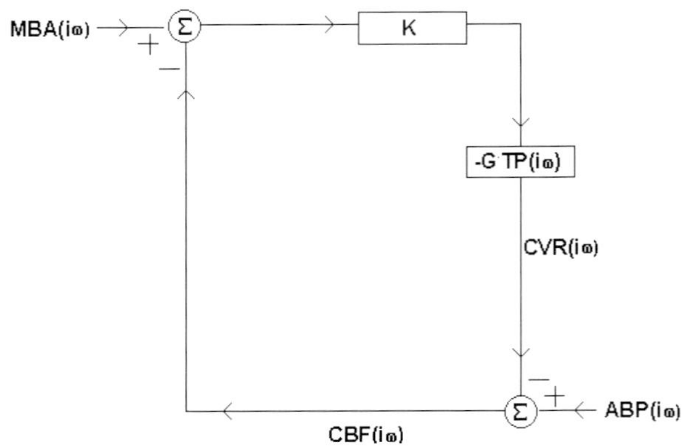

Abb. 8.2.3: Darstellung des Regelkreises für dynamische Größen. Für den Regler wurde ein Tiefpaßfilter-Mechanismus (*TP(iω)*) angenommen.

$$A_{HP}(\omega) = \frac{\omega T_t}{\sqrt{1+(\omega T_t)^2}};\ \varphi_{HP}(\omega) = \arctan(\frac{1}{\omega T_t}). \qquad \text{(Gleichung 8.2.9)}$$

Das *i* im Argument der Amplituden- und Phasenfunktionen fehlt, da in diesen Funktionen nur noch reelle Zahlen vorkommen.

In sogenannten *trägen* Regelkreisen erfolgt die Anpassung der Regelgröße an stufenförmige Veränderungen in der Führungsgröße langsam, während umgekehrt stufenförmige Änderungen der Störgröße sich zunächst voll auf die Regelgröße auswirken und dann langsam unterdrückt werden. Solche Regelkreise lassen sich gut beschreiben, wenn für den Regler oder das Stellglied ein Tiefpaßfilter-Mechanismus angenommen wird. Offenbar erfolgt auch die zerebrovaskuläre Regulation träge: Direkte Flußmessungen zeigen, daß nach einer Änderung der Hirnaktivität eine entsprechende Blutflußerhöhung einige Sekunden braucht (Lou et al. 1987), schnelle Blutdruckänderungen (z. B. die pulsatilen Schwankungen) übertragen sich dagegen gut auf den Blutfluß. Es soll daher angenommen werden, daß im Stellglied des CBF-Regelkreises der Verstärkungsfaktor *G* mit einer Tiefpaßfilterfunktion multiplikativ verknüpft ist (Abb. 8.2.3).

Analog zu Gleichung 8.2.3 für die statische Betrachtungsweise ergibt sich für die Berechnung mit dynamischen Größen Gleichung 8.2.10:

$$CBF(i\omega) = \frac{K \cdot G \cdot TP(i\omega) \cdot MBA(i\omega) + ABP(i\omega)}{1 + K \cdot G \cdot TP(i\omega)}. \qquad \text{(Gleichung 8.2.10)}$$

Durch Einsetzten von $\omega = 0$ ergibt sich als Funktionswert aller Größen deren stationäre Größe. Da die Funktion *TP(iω)* für $\omega = 0$ den Wert 1 annimmt (s. Gleichung 8.2.6), entspricht Gleichung 8.2.10 in diesem Falle der Gleichung 8.2.3 für stationäre Größen. Werden Nenner und Zähler in Gleichung 8.2.10 mit dem Term

$$\frac{1 + i\omega T_t}{1 + K \cdot G}$$

multipliziert, und wird eine Hilfsgröße *H* definiert mit

$$H = \frac{1}{1 + K \cdot G},$$ (Gleichung 8.2.11)

so ergibt sich unter Verwendung der Gleichungen 8.2.6 und 8.2.7 folgende Umformung:

$$CBF(i\omega) = MBA(i\omega) \cdot TP(i\omega) \cdot (1 - \frac{1}{H}) + ABP(i\omega) \cdot (HP(i\omega) \cdot (1 - \frac{1}{H}) + \frac{1}{H}).$$ (Gleichung 8.2.12)

Dabei entspricht die Zeitkonstante von *TP(iω)* und *HP(iω)* in Gleichung 8.2.12 derjenigen des ursprünglichen Tiefpaßfilters dividiert durch *H*. Für die Wirkungsweise des Regelkreises ergeben sich folgende Zusammenhänge: Änderungen der Hirnaktivität übertragen sich rein tiefpaßgefiltert auf den CBF. Die Gesamtverstärkung nimmt mit ansteigendem *H* zu. Blutdruckschwankungen werden dagegen hauptsächlich hochpaßgefiltert und mit dem Faktor *1/H* auch ungefiltert auf den CBF übertragen. Mit zunehmendem *H* nimmt der Einfluß des Hochpaßfilters gegenüber der ungefilterten Komponente zu. Die Regelgüte steigt also – wie auch bei der MBA-Abhängigkeit – mit größer werdendem *H* an. Nähert sich *H* jedoch dem Wert 1 an (bei sehr kleinen Übertragungsfaktoren *K* und *G*), so findet keine Regulation mehr statt, und der CBF variiert passiv mit dem ABP (Zustand der kompletten Autoregulationsstörung).

Zusammenfassend bedeutet Gleichung 8.2.12, daß mit zunehmendem *H* und abnehmender Frequenz *ω* der Einfluß von ABP-Schwankungen zunehmend aus dem CBF herausgefiltert wird, und daß sich MBA-Veränderungen immer besser auf den CBF auswirken können.

Hoch-/Tiefpaßfilterung bedeutet auch immer, daß es bei dem gefilterten Signal zu einer *Phasenverschiebung* kommt (vgl. Gleichung 8.2.8 und 8.2.9). *MBA(iω)* überträgt sich also nach Gleichung 8.2.12 bei langsamen Frequenzen mit einer Phasendifferenz nahe Null auf *CBF(iω)*, während sich mit zunehmendem *ω* die Phasenverschiebung -90° nähert. *CBF(iω)* ist dagegen bei niedrigen Frequenzen nahe +90° gegenüber *ABP(iω)* phasenverschoben, und bei hohen Frequenzen bewegt sich die Phasendifferenz gegen Null. !

Das vorgelegte kybernetische Modell der zerebrovaskulären Regulation ermöglicht also durch die berechneten Gleichungen genaue Vorhersagen über das stationäre und dynamische Verhalten des CBF in Abhängigkeit von ABP und MBA, die durch entsprechende Experimente geprüft werden können. Das Modell hat jedoch bisher die Verknüpfungen zwischen den einzelnen Variablen noch nicht biophysikalisch fundiert und muß daher entsprechend präzisiert werden.

8.2.3 Biophysikalische Präzisierung des Modells

Die Bestimmung der Regelabweichung

Entscheidend für das Funktionieren eines Regelkreises ist die Existenz von Mechanismen zur Messung des Istwertes der Regelgröße und insbesondere zur Bestimmung der Regelabweichung, also der Differenz zwischen Soll- und Istwert. Die Regelabweichung stellt ja letztlich das Signal für die Aktivierung des Reglers dar und determiniert damit, wie stark das Stellglied die Regelgröße beeinflußt. Wie sind diese Meßvorgänge bei der zerebralen Autoregulation realisiert?

Die erste Frage, der in diesem Zusammenhang nachgegangen werden muß, lautet: Wie kann der Organismus den CBF messen? Gibt es einen physiologischen „flow meter"? Ein solcher Mechanismus muß offenbar hohe regionale Spezifität aufweisen, da sowohl die metabolische Kopplung als auch die Autoregulation im engeren Sinne auch regional sehr begrenzt wirksam werden können (z. B. nur im Zeigefingerareal des motorischen Cortex bei Zeigefingerbewegungen). Es ist also zu vermuten, daß die gesuchte Flußmessung direkt „vor Ort" geschieht, also an der einzelnen Widerstandsarteriole oder im nachgeschalteten Kapillarbett.

Bislang gibt es über solche dezentralisierten Meßvorgänge keine experimentellen Erkenntnisse, wohl aber darüber, wie hirnaktivitätsbedingte extrazelluläre Metabolitenanstiege (z. B. Adenosin, Wasserstoff-Ionen, Kalium-Ionen) zu einer Vasodilatation führen (Berne et al. 1981; Siesjö 1984). Dieser Vorgang ist aber offensichtlich schon ein der CBF-Messung und der Bestimmung der Regelabweichung nachgeschalteter Schritt. Wir haben deshalb ein heuristisches Modell entwickelt, das basierend auf etablierten biophysikalischen Erkenntnissen zugleich den Prozeß der CBF-Messung und der Determinierung der Regelabweichung erklären könnte. Wir können uns dabei allerdings nicht auf tierexperimentelle Befunde stützen.

Ausgangspunkt des Modells ist die Erkenntnis, daß der Regelvorgang über die gefäßaktive Wirkung von hirnaktivitätsbezogenen Veränderungen in der Konzentration extravaskulärer Metaboliten ermöglicht wird. Dabei ist es für die Mathematik des Modells nicht von Bedeutung, welche Metaboliten im einzelnen dabei die dominierende Rolle spielen. Es wird allerdings angenommen, daß diese Metaboliten frei durch die Kapillarwand diffundieren können und in einer bestimmten Konzentration auch im Blut vorkommen (intravaskuläre Metabolitenkonzentration: $[M_i]$). Eine weitere Annahme besteht darin, daß proportional zur Stoffwechselaktivität der Neuronen diese Metaboliten in den Extrazellulärraum freigesetzt werden. Das bedeutet: Die pro Zeiteinheit freigesetzte Metabolitenmenge $\dot{M}$ ist gleich der Metabolischen Hirnaktivität MBA multipliziert mit dem Proportionalitätsfaktor K:

$$\dot{M} = K \cdot MBA. \qquad \text{(Gleichung 8.2.13)}$$

Die extrazelluläre Metabolitenkonzentration $[M_e]$ würde rasch gegen Unendlich ansteigen, wenn nicht ein Gleichgewichtszustand mit $[M_i]$ herbeigeführt würde. Hierfür ist ein Mechanismus zum Abbau oder Abtransport der extrazellulären Metaboliten erforderlich. Da angenommen wurde, daß die Metaboliten in die Arteriole diffundieren können, stellt dieser Diffusionsvorgang die Möglichkeit für den Abtransport der Metaboliten dar. Der Gleichgewichtszustand ist dadurch gekennzeichnet, daß gleich viele Metaboliten entstehen wie abtransportiert werden, so daß $\dot{M}$ also auch die Geschwindigkeit des Metabolitenabtransportes repräsentiert. Mathematisch läßt sich der Stoffaustausch zwischen Gewebe und Kapillaren durch freie Diffusion mit dem *Fick'schen Diffusionsgesetz* beschreiben. Danach wird die Diffusionsgeschwindigkeit

Abb. 8.2.4:
Illustration der Modellgleichungen zur Bestimmung der extrazellulären Metabolitenkonzentration nach dem Fickschen Gesetz. INV steht für Invertierung. Weitere Erläuterungen im Text.

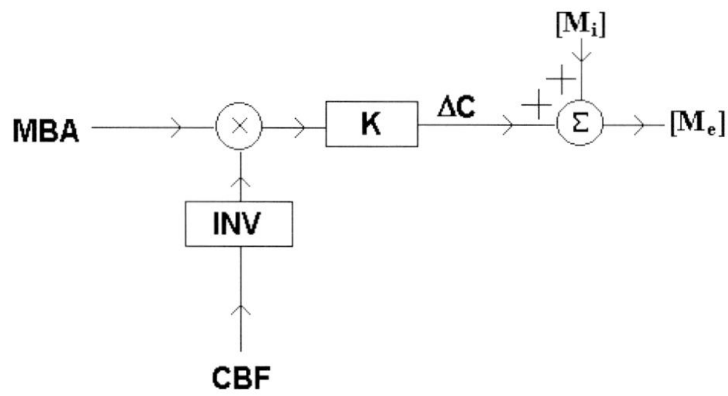

von Molekülen durch die extra-intravasale Konzentrationsdifferenz ΔC der Moleküle multipliziert mit der Durchblutungsstärke (in unserem Falle CBF) bestimmt. Also:

$$\dot{M} = CBF \cdot \Delta C. \qquad \text{(Gleichung 8.2.14)}$$

In Verbindung mit Gleichung 8.2.13 läßt sich Gleichung 8.2.14 umformen zu

$$\Delta C = K \cdot \frac{MBA}{CBF}. \qquad \text{(Gleichung 8.2.15)}$$

Da ΔC für die Differenz $[M_e]$ – $[M_i]$ steht, kann Gleichung 8.2.15 nach $[M_e]$ aufgelöst werden:

$$[M_e] = K \cdot \frac{MBA}{CBF} + [M_i]. \qquad \text{(Gleichung 8.2.16)}$$

Wird davon ausgegangen, daß die Metabolitenkonzentration im zirkulierenden Blut $[M_i]$ vernachlässigt werden kann oder eine konstante Größe darstellt, so variiert die extrazelluläre (oder extravasale) Metabolitenkonzentration $[M_e]$ vor allem mit dem Quotienten *MBA/CBF*. Die Größe $[M_e]$ stellt damit zwar kein direktes physiologisches Maß für den CBF dar, aber sie korreliert positiv mit der Regelabweichung zwischen dem zur MBA proportionalen Sollwert des CBF und dessen Istwert. Im Unterschied zu den üblichen Regelkreisen der Kybernetik wird die Regelabweichung dabei aber nicht als Differenz sondern als Quotient (*K·MBA/CBF*) ausgedrückt. Damit kann der erste Baustein des biokybernetischen Autoregulationsmodells konstruiert werden (Abb. 8.2.4). Die Eingänge dieses Teilsystems sind *CBF*, *MBA* und $[M_i]$, der Ausgang ist $[M_e]$.

Die Determinanten des zerebrovaskulären Widerstandes (CVR)

Experimentelle Publikationen zur Beziehung zwischen der Konzentration gefäßaktiver Metaboliten und dem regionalen Gefäßwiderstand (CVR) bzw. dem Gefäßdurchmesser zeigen häufig in einem mittleren Konzentrationsbereich lineare oder loglineare Zusammenhänge (Berne et al. 1981). Aus Gründen der mathematischen Überschaubarkeit des kybernetischen Modells soll hier ein linearer Zusammenhang zwischen $[M_e]$ und *CVR* angenommen werden. Diese Vereinfachung ist insofern angemessen, als auch Modellberechnungen mit anderen monotonen (z. B. log-linearen)

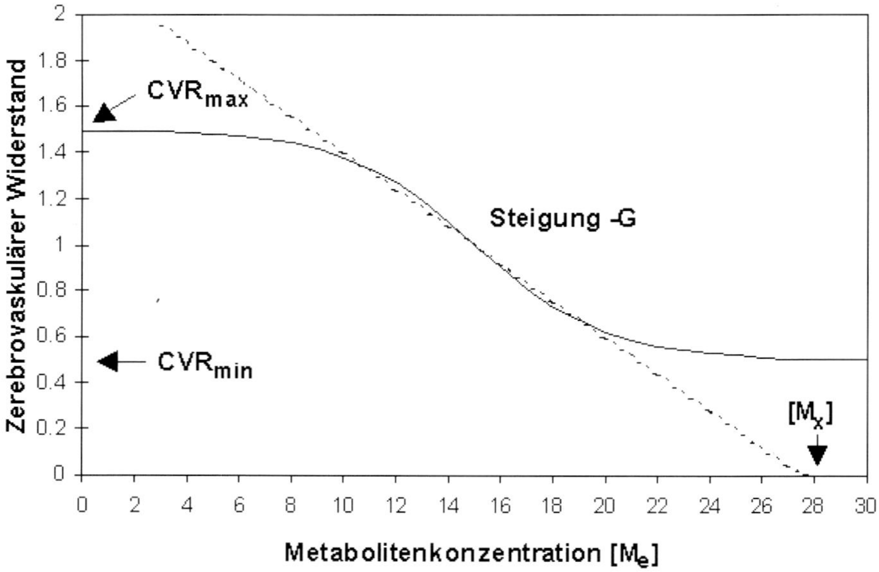

Abb. 8.2.5: Fett gezeichnete Kurve: sigmoide Beziehung zwischen dem zerebrovaskulären Widerstand und der Metabolitenkonzentration. Gestrichelte Kurve: Anpassung des mittleren Bereiches der sigmoiden Kurve durch eine Gerade. Erläuterungen im Text.

Beziehungen prinzipiell zu demselben Ergebnis wie unser Modell führen. Der negative lineare Zusammenhang zwischen *[M_e]* und *CVR* läßt sich wie folgt formalisieren:

$$CVR = -G \cdot ([M_e] - [M_x]). \qquad \text{(Gleichung 8.2.17)}$$

Dabei bezeichnet -*G* die negative Steigung (oder auch den *Gain*) der Kurve. *[M_x]* wurde als mathematische Hilfsvariable eingeführt und bezeichnet die Metabolitenkonzentration *[M_e]*, bei der die Gerade die x-Achse schneidet, also *CVR* (theoretisch) gleich Null wird. Abb. 8.2.5 illustriert diese Modellannahmen. Als fett gezeichnete Linie ist eine sigmoide Kurve eingezeichnet, die die „wahre" Beziehung zwischen *CVR* und *[M_e]* mit asymptotischem Verlauf gegen einen maximalen Widerstand (CVR_{max}) unterhalb bzw. gegen einen minimalen Widerstand (CVR_{min}) oberhalb des physiologischen Konzentrationsbereiches anzeigt, und die im mittleren Bereich mit der Geraden identisch ist.

Nach tier- und humanexperimentellen Erkenntnissen ist die metabolische Modulation des CVR ein träger Prozeß, der bis zur vollen Wirksamkeit einige Sekunden beansprucht (Kontos et al. 1978; Aaslid 1987; Aaslid et al. 1989). Dabei ist die *Latenz* bis zum Beginn der Gefäßreaktion offenbar nur sehr gering (< 1 Sekunde) und kann vernachlässigt werden. Die Trägheit ist vielmehr auf die Filtereigenschaften der Übertragungsfunktion zwischen *[M_e]* und *CVR* zurückzuführen und zeigt die typischen Eigenschaften eines Tiefpaßfilters (*$TP(i\omega)$*), der sich vor allem hochfrequenten Änderungen im Eingangssignal widersetzt. Für den dynamischen Fall ($\omega > 0$) muß daher Gleichung 8.2.17 um das Tiefpaßfilter ergänzt werden. Da *[M_x]* eine stationäre Größe ist, entfällt dieser Ausdruck in der dynamischen Gleichung:

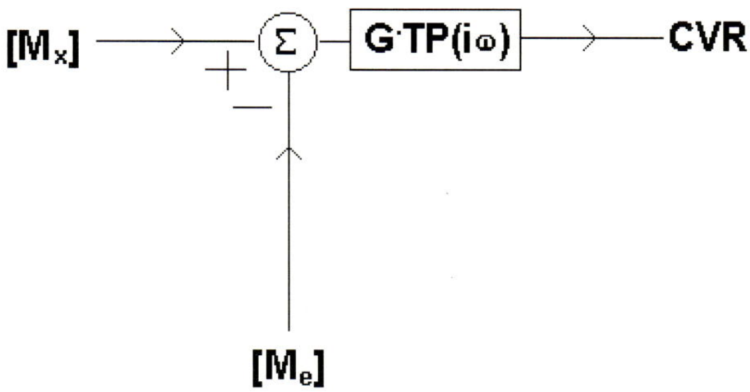

Abb. 8.2.6: Illustration der Modellgleichungen zur metabolischen Modulation des CVR. Erläuterungen im Text.

$$CVR(i\omega) = -G \cdot TP(i\omega) \cdot [M_e(i\omega)]. \qquad \text{(Gleichung 8.2.18)}$$

In Abb. 8.2.6 wird der zweite Baustein des Autoregulationsmodells zur metabolischen Modulation des CVR skizziert. *[M_x]* und *[M_e]* bilden die Eingänge und *CVR* den Ausgang des Teilsystems.

Die Relation zwischen Blutdruck (ABP) und zerebralem Blutfluß (CBF)

Der für die Hirndurchblutung relevante Druck ist der *zerebrale Perfusionsdruck (CPP)*. Dieser ergibt sich aus der Differenz zwischen ABP und intrakraniellem Druck (ICP):

$$CPP = ABP - ICP. \qquad \text{(Gleichung 8.2.19)}$$

Der ICP, der im Normalfall relativ gering ist, soll aus Gründen der Überschaubarkeit des Modells vernachlässigt werden, und es wird angenommen, daß der ABP ungefähr dem CPP entspricht:

$$ABP \approx CPP. \qquad \text{(Gleichung 8.2.20)}$$

Dadurch wird die Anwendung des Modells auf Patienten mit pathologischer Erhöhung des ICP natürlich eingeschränkt. Erst in Kapitel 8.5 wird das Modell auch auf die Situation der Hirndruckerhöhung generalisiert.

Zur Verknüpfung zwischen CBF und ABP bietet sich das bekannteste Gesetz der Hämodynamik an: das sogenannte *Ohm'sche Gesetz*:

$$CBF = \frac{ABP}{CVR}. \qquad \text{(Gleichung 8.2.21)}$$

Es wird allerdings häufig nicht berücksichtigt, daß dieses Gesetz nicht ohne weiteres auf den dynamischen Fall angewendet werden darf. Gefäßwiderstände verändern sich nämlich frequenzabhängig, wobei das Phänomen der *Wellenreflexion* eine sehr wichtige Rolle spielt.

Die Darstellung dieses Phänomens macht es erforderlich, eine kurze Exkursion in die *Hydrodynamik* und die *Kreislaufphysiologie* zu machen. Bei unseren Ausführungen richten wir uns im wesentlichen nach den Lehrbüchern von Busse (1982) und von Milnor (1989).

Zur Erläuterung der Wellenreflexion wird zunächst von einer sogenannten *homogenen Wellenleitung* ausgegangen, in deren Verlauf es zu keiner Widerstandsänderung kommt. Der Widerstand einer solchen homogenen Wellenleitung wird als *charakteristischer Widerstand* (R_c) bezeichnet. Werden zwei Teilsysteme mit unterschiedlichem charakteristischen Widerstand (R_{c1} und R_{c2}) in Serie geschaltet, so wird die Wellenleitung des Gesamtsystems *inhomogen*. Wellenreflexion findet bei einer inhomogenen Wellenleitung an den Stellen der Widerstandsänderungen statt. Im Falle einer *Widerstandszunahme* in Flußrichtung, der überwiegend auch im menschlichen Arteriensystem anzutreffen ist, wird die Druckamplitude *positiv* reflektiert, die rückläufige Druckwelle wird also zur ankommenden *hinzuaddiert*. Die Stromstärke (also der Fluß) wird dagegen *negativ reflektiert*, der rückläufige Strom wird also vom ankommenden *subtrahiert*. Druck und Stromstärke verhalten sich bei Widerstandsabnahme jeweils genau umgekehrt. Die Stärke der Wellenreflexion kann durch einen *Reflexionsfaktor k* beschrieben werden, der sich wie folgt aus den charakteristischen Einzelwiderständen berechnet:

$$k = \frac{R_{c2} - R_{c1}}{R_{c2} + R_{c1}}. \qquad \text{(Gleichung 8.2.22)}$$

Der Faktor k kann Werte zwischen -1 und +1 annehmen. Dadurch ändert sich die Beziehung zwischen Druck (P) und Stromstärke (I), die im Falle der homogenen Wellenleitung mit dem charakteristischen Widerstand $R_c = R_{c1}$

$$I = \frac{P}{R_c} \qquad \text{(Gleichung 8.2.23)}$$

lautet, zu

$$I \cdot (1 - k) = \frac{P \cdot (1 + k)}{R_i}. \qquad \text{(Gleichung 8.2.24)}$$

Dabei ist R_i der sogenannte Eingangs- oder *Inputwiderstand*, der die Druck-Stromstärke-Beziehung unter Berücksichtigung der Wellenreflexion beschreibt. Aus Gleichung 8.2.23 und 8.2.24 ergibt sich folgender Zusammenhang zwischen R_i und R_c:

$$R_i = R_c \frac{1 + k}{1 - k}. \qquad \text{(Gleichung 8.2.25)}$$

Im Falle der Wellenreflexion bei Widerstandszunahme ($k > 0$) ist also R_i immer größer als R_c. Unter Berücksichtigung von $R_c = R_{c1}$ und von Gleichung 8.2.22 kann 8.2.25 weiter vereinfacht werden zu:

$$R_i = R_{c2}. \qquad \text{(Gleichung 8.2.26)}$$

! Der Inputwiderstand im proximalen Anteil einer inhomogenen Wellenleitung entspricht also dem charakteristischen Widerstand des nachgeschalteten Teilsystems. Übertragen auf das menschliche Arteriensystem mit den relativ niedrigen Widerständen im präarteriolären Anteil und dem sehr hohen peripheren (arteriolären) Widerstand bedeutet dies, daß der Inputwiderstand im Bereich der proximalen Arterien dem charakteristischen peripheren Widerstand entspricht. Für das kybernetische Autoregulationsmodell heißt das, daß der zunächst nur als charakteristischer peripherer Widerstand konzipierte CVR auch als Inputwiderstand der proximalen Arterien gelten kann. Insofern ist es auch berechtigt, für die stationäre Modellanwendung die Gleichung 8.2.21 zur Berechnung des CBF aus Blutdruck und Eingangswiderstand heranzuziehen.

Für *dynamische* Modellbetrachtungen, also unter Berücksichtigung von oszillierenden Blutdruckänderungen, muß das Konzept des Eingangswiderstandes präzisiert werden. Im Unterschied zu R_c verändert sich R_i nämlich frequenzabhängig. Die Definition des Inputwiderstandes nach Gleichung 8.2.25 gilt nur für den stationären Fall oder für zeitlich gemittelte CVR-, ABP- und CBF-Werte, die durch einen Querstrich gekennzeichnet werden. Für sehr langsame Blutdruckschwankungen entspricht der dynamische Inputwiderstand $R_i(i\omega)$ noch dem statischen R_i, mit zunehmender Frequenz nähert sich der dynamische Inputwiderstand aber immer mehr dem charakteristischen Widerstand R_c an. Mathematisch ausgedrückt:

$$\lim_{\omega \to 0} R_i(i\omega) = R_i \qquad \text{(Gleichung 8.2.27)}$$

$$\lim_{\omega \to \infty} R_i(i\omega) = R_c. \qquad \text{(Gleichung 8.2.28)}$$

Mit zunehmender Frequenz der Druckschwankung spielt damit der periphere CVR eine immer geringere und der proximale charakteristische Widerstand eine immer größere Rolle für den dynamischen Inputwiderstand. Nach einer experimentellen Studie am menschlichen Arteriensystem geht der dynamische Eingangswiderstand bei einer Frequenz von etwa 1 bis 2 Hz in den charakteristischen Widerstand über (Murgo et al. 1981). Unseres Wissens wurden aber keine exakten Formeln entwickelt, um den dynamischen Widerstand frequenzabhängig als Funktion von R_i und R_c auszudrücken. Vermutlich ist diese Funktion auch nicht identisch für verschiedene arterielle Systeme. Für das Autoregulationsmodell bedeutet das, daß keine exakten Berechnungsvorschriften für $R_i(i\omega)$ angegeben werden können. Es soll daher eine nicht näher spezifizierte Funktion $W(i\omega)$ definiert werden, die bei $\omega = 0$ (stationärer Fall) den Wert 1 annimmt und für $\omega \to \infty$ monoton auf Null abfällt. Mit Hilfe dieser Funktion und unter Berücksichtigung der Gleichungen 8.2.27 und 8.2.28 wird $R_i(i\omega)$ nach Gleichung 8.2.29 bestimmt:

$$R_i(i\omega) = W(i\omega) \cdot R_i + (1 - W(i\omega)) \cdot R_c. \qquad \text{(Gleichung 8.2.29)}$$

Wird in Gleichung 8.2.29 für R_i die Variable $\overline{CVR}$ eingesetzt (der zeitlich gemittelte Wert des peripheren zerebrovaskulären Widerstandes), so resultiert

$$R_i(i\omega) = W(i\omega) \cdot \overline{CVR} + (1 - W(i\omega)) \cdot R_c. \qquad \text{(Gleichung 8.2.30)}$$

Durch das Argument $i\omega$ wird $W(i\omega)$ als komplexe Größe definiert, welche eine potentielle Phaseninformation beinhaltet, die sich auf die ABP/CBF-Beziehung auswirken könnte. Tatsächlich übertragen sich Blutdruckschwankungen mit einer Phasendifferenz auf die Durchblutung. Diese ist frequenzabhängig und betrifft vor allem höhere Frequenzen ab 0,5 Hz. Für die hier interessierenden langsameren Blutdruckoszillationen kann die Phasenverschiebung aber vernachlässigt werden, so daß wir bei den weiteren Berechnungen $W(i\omega)$ und damit auch $R_i(i\omega)$ als reale Größen (mit der Phase Null) behandeln können. Damit kann jetzt das Ohm'sche Gesetz der Hämodynamik (Gleichung 8.2.21) auch für dynamische Größen formuliert werden:

$$CBF(i\omega) = \frac{ABP(i\omega)}{R_i(i\omega)}. \qquad \text{(Gleichung 8.2.31)}$$

Für $\omega = 0$ geht Gleichung 8.2.31 über in das Ohm'sche Gesetz für den stationären Fall:

$$\overline{CBF} = \frac{\overline{ABP}}{\overline{\overline{CVR}}}. \qquad \text{(Gleichung 8.2.32)}$$

Mit Gleichung 8.2.30, 8.2.31 und 8.2.32 kann der dritte Baustein des Modells konstruiert werden (Abb. 8.2.7). Eingänge sind hierbei die Widerstände *CVR* und R_c sowie *ABP*. *CBF* als Ausgang dieses Teilsystems ist zugleich ein Eingang des ersten Teilsystems (Abb. 8.2.4). Damit kann der Regelkreis jetzt durch das Zusammenfügen der drei Bausteine geschlossen werden (Abb. 8.2.8).

8.2.4
Berechnung der Modellgleichungen

Der Regelkreis in Abb. 8.2.8 hat erhebliche Ähnlichkeiten mit dem noch nicht biophysikalisch fundierten Ausgangsmodell in Abb. 8.2.3. Der Hauptunterschied des neuen Modells gegenüber dem alten besteht außer in den zusätzlichen Eingängen in der multiplikativen Verknüpfung zwischen *CBF* und *MBA* einerseits und zwischen R_i und *ABP* andererseits. Dies führt zur Nichtlinearität des Systems, die zur Konsequenz hat, daß die Berechnung der Regelkreisgleichungen für dynamische Größen nicht mehr so mühelos wie für das Ausgangsmodell möglich ist. Die multiplikativen Verknüpfungen gelten nämlich nur für den Zeitbereich und können nicht auf den Frequenzbereich übertragen werden. Während bei nur additiven Verknüpfungen der Variablen die Modellgleichungen unabhängig für alle Frequenzen bestimmt werden können, kommt es bei multiplikativen Operationen zu komplexen Interaktionen zwischen den Oszillationen bei verschiedenen Frequenzen und insbesondere auch zu Interaktionen zwischen den Oszillationen und den stationären Größen, also den Mittelwerten der Variablen. Durch einen mathematischen „Kunstgriff" soll später dieses Problem gelöst werden. Zunächst können aber problemlos die Modellberechnung für die stationären Größen vorgenommen werden, da für diese kein Unterschied zwischen der Zeit- und der Frequenzbereichsbetrachtung besteht.

Berechnung für stationäre Größen

Da wir bis auf weiteres $[M_i]$ und $[M_x]$ als Konstanten ansehen, können wir die Differenz beider Konzentrationsangaben zu einer einzigen Konstanten M zusammenfassen:

Abb. 8.2.7:
Illustration der Modellgleichungen zur Bestimmung des frequenzabhängigen Inputwiderstandes R_i. INV bedeutet Invertierung. Weitere Erläuterungen im Text.

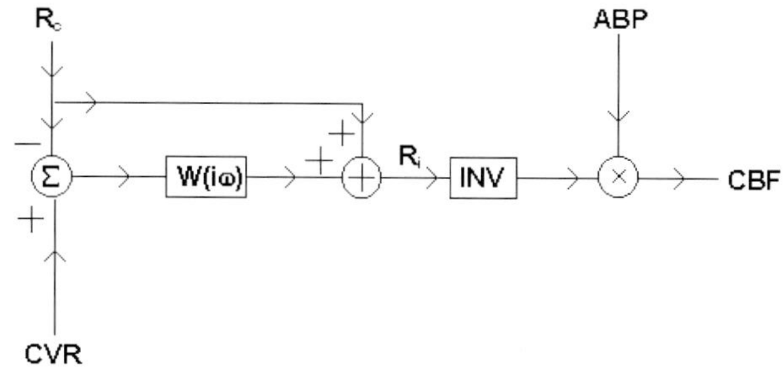

Abb. 8.2.8:
Kompletter Regelkreis der zerebralen Hämodynamik, zusammengefügt aus den drei Teilbausteinen. INV bedeutet Invertierung. Weitere Erläuterungen im Text.

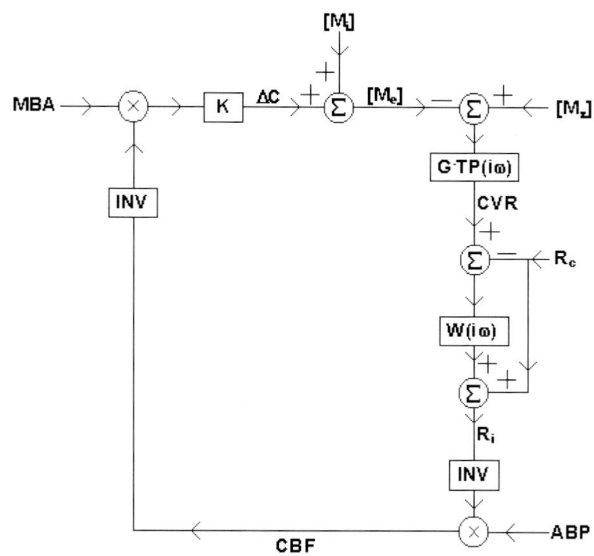

$$M = [M_x] - [M_i].$$ (Gleichung 8.2.33)

Weiterhin muß für die Berechnungen mit stationären Größen weder der Tiefpaßausdruck ($TP(0) = 1$) noch die Schleife mit dem charakteristischen Widerstand ($W(0) = 1$) berücksichtigt werden. Mit $\overline{CBF}$ als abhängiger Variable ergibt sich zunächst nach den Regeln der Regelkreisarithmetik:

$$\overline{CBF} = \frac{\overline{ABP}}{G \cdot (M - K \cdot \frac{\overline{MBA}}{\overline{CBF}})}.$$ (Gleichung 8.2.34)

Durch Auflösung dieser Gleichung nach $\overline{CBF}$ gelangt man zu:

$$\overline{CBF} = \frac{K \cdot G \cdot \overline{MBA} + \overline{ABP}}{M \cdot G}.$$ (Gleichung 8.2.35)

Diese Gleichung kann folgendermaßen interpretiert werden: Die Führungsgröße $\overline{MBA}$ wird mit dem Faktor K·G als Teilsummand des $\overline{CBF}$ stärker gewichtet als der Teilsummand der Störgröße $\overline{ABP}$. Gleichung 8.2.35 entspricht damit im wesentlichen der entsprechenden Gleichung (8.2.3) des Ausgangsmodells.

Berechnung für dynamische Größen

Zur Vereinfachung der *Berechnung der dynamischen Modellgleichungen* werden zwei Restriktionen eingeführt:

1. die Interaktionen zwischen Oszillationen verschiedener Frequenzen in der MBA oder im ABP werden vernachlässigt; nur die Interaktionen zwischen den Oszillationen und den stationären Größen werden berücksichtigt,
2. es wird davon ausgegangen, daß Schwingungen mit einer bestimmten Frequenz ω entweder nur in der MBA und nicht im ABP oder nur im ABP und nicht in der MBA vorkommen; damit kann durch zwei Modellgleichungen $CBF(i\omega)$ einmal als Funktion von $MBA(i\omega)$ für $ABP(i\omega) = 0$ und einmal als Funktion von $ABP(i\omega)$ für $MBA(i\omega) = 0$ angegeben werden.

Der mathematische Kunstgriff, der zur Bewältigung des Multiplikationsproblems im Regelkreis (s.o.) verwendet wird, besteht darin, daß die einzelnen mathematischen Operationen im Regelkreis sukzessiv abgearbeitet werden und bei den Multiplikatoren vorübergehend vom Zeit- in den Frequenzbereich gewechselt wird. Da immer nur mit einer einzigen relevanten Schwingung mit der Frequenz ω sowie mit den stationären Größen gerechnet wird, lassen sich die einzelnen Variablen $v(t)$ im Zeitbereich in der Form

$$v(t) = \overline{V} + v \cdot \cos(\omega t + \varphi_v) \qquad \text{(Gleichung 8.2.36)}$$

darstellen. Dabei entspricht $\overline{V}$ – wie bei der Frequenzbereichsbetrachtung – dem zeitlich gemittelten Wert der Variable, v ist die Amplitude und φ_v die Phase der Schwingung. Im Frequenzbereich wird die Schwingungskomponente wieder in der Form $V(i\omega)$ dargestellt.

Zur weiteren Vereinfachung der Berechnungen sollen noch die folgenden zwei Regeln angewandt werden:

1. Brüche der Form $a/(b+c\cdot cos(\alpha))$ werden nach der Approximation

$$\frac{a}{b + c \cdot \cos(a)} \approx \frac{a}{b} - \frac{a \cdot c}{b^2} \cdot \cos(a) \qquad \text{(Gleichung 8.2.37)}$$

   aufgelöst, für die $b >> c$ vorausgesetzt werden muß,
2. weiterhin sollen Produkte der Form $cos(\omega t+ \varphi_1)\cdot cos(\omega t+ \varphi_2)$, die zu Oberwellen mit der Frequenz 2ω führen, vernachlässigt werden, was in der ersten Regel bereits berücksichtigt wurde.

■ **Modellvorhersage für Blutdruckoszillationen.** Zunächst soll $CBF(i\omega)$ als Funktion von $ABP(i\omega)$ und von $CVR(i\omega)$ ausgedrückt werden. Die Abhängigkeit von $ABP(i\omega)$ ist in Gleichung 8.2.31 beschrieben. Hinzuaddiert werden muß noch jene Komponente in $CBF(i\omega)$, die durch die Wechselwirkung zwischen dem mittleren Blutdruck und dem oszillierenden CVR hervorgerufen wird. Diese zunächst noch unbekannte Teilkomponente $X(i\omega)$ kann ermittelt werden, indem der mittleren Blutdruck im Zeitbereich durch den CVR dividiert wird:

$$X(t) = \frac{\overline{ABP}}{\overline{CVR} + cvr \cdot \cos(\omega t + \varphi_{cvr})}. \qquad \text{(Gleichung 8.2.38)}$$

Der Bruch in der Zwischenfunktion $X(t)$ wird entsprechend der 1. Rechenregel (Gleichung 8.2.37) aufgelöst und in den Frequenzbereich transformiert ($X(i\omega)$ für $\omega > 0$):

$$X(i\omega) = -\frac{\overline{ABP}}{\overline{CVR}^2} \cdot CVR(i\omega). \qquad \text{(Gleichung 8.2.39)}$$

Die gesuchte Funktion für $CBF(i\omega)$ lautet dann:

$$CBF(i\omega) = \frac{ABP(i\omega)}{R_i(i\omega)} - \frac{\overline{ABP}}{\overline{CVR}^2} \cdot CVR(i\omega). \qquad \text{(Gleichung 8.2.40)}$$

Als nächster Teilschritt soll $\Delta C(i\omega)$ als Funktion von $CBF(i\omega)$ bestimmt werden. Analog zum Procedere in Gleichung 8.2.38 und 8.2.39 wird dafür $\overline{MBA}$ durch die Zeitbereichsdarstellung des CBF geteilt, nach Rechenregel 1 (Gleichung 8.2.37) vereinfacht und mit K multipliziert. Die Transformation in den Frequenzbereich führt zu $\Delta C(i\omega)$:

$$\Delta C(i\omega) = -\frac{K \cdot \overline{MBA}}{\overline{CBF}^2} \cdot CBF(i\omega). \qquad \text{(Gleichung 8.2.41)}$$

Schließlich wird noch $CVR(i\omega)$ in Abhängigkeit von $\Delta C(i\omega)$ bestimmt. Die entsprechenden Operationen können mühelos im Frequenzbereich ausgeführt werden:

$$CVR(i\omega) = -G \cdot TP(i\omega) \cdot \Delta C(i\omega). \qquad \text{(Gleichung 8.2.42)}$$

Einsetzen von Gleichung 8.2.41 in 8.2.42 und von Gleichung 8.2.42 in 8.2.40 führt unter Verwendung von Gleichung 8.2.32 und nach Auflösung nach $CBF(i\omega)$ zu:

$$CBF(i\omega) = \frac{ABP(i\omega)}{R_i(i\omega) \cdot \left(1 + K \cdot G \cdot \frac{\overline{MBA}}{\overline{ABP}} \cdot TP(i\omega)\right)}. \qquad \text{(Gleichung 8.2.43)}$$

Zur weiteren Vereinfachung wird eine Hilfsgröße H mit

$$H = 1 + K \cdot G \cdot \frac{\overline{MBA}}{\overline{ABP}} \qquad \text{(Gleichung 8.2.44)}$$

definiert, und beide Seiten des Bruchs in Gleichung 8.2.43 werden mit dem Kehrwert des Tiefpaßausdrucks dividiert durch H multipliziert ($(1 + i\omega T_t)/H$; vgl. auch das analoge Vorgehen zur Berechnung von Gleichung 8.2.12). Dies führt zu einem Teilausdruck, der die Struktur eines Hochpaßfilters aufweist (*HP(iω)*). Die Zeitkonstante dieses Filters entspricht derjenigen des ursprünglichen Tiefpaßfilters dividiert durch *H*:

$$CBF(i\omega) = ABP(i\omega) \cdot \frac{HP(i\omega) \cdot (1 - \frac{1}{H}) + \frac{1}{H}}{R_i(i\omega)}. \qquad \text{(Gleichung 8.2.45)}$$

Vergleicht man Gleichung 8.2.45 mit der entsprechenden Gleichung im Ausgangsmodell (Gleichung 8.2.12, rechter Teilsummand), so ergeben sich deutliche Analogien: In beiden Modellen übertragen sich ABP-Oszillationen primär durch eine Hochpaßfilterung auf den CBF. Die Hauptunterschiede bestehen darin, daß in Gleichung 8.2.45 durch den Nenner $R_i(i\omega)$ auch die Frequenzabhängigkeit der *Wellenreflexion* berücksichtigt wird, und daß die *stationären Größen* der Variablen (enthalten in *H* und in $R_i(i\omega)$) mit den dynamischen Komponenten interagieren. Insbesondere die Zeitkonstante der Filter ist abhängig vom Verhältnis $\overline{MBA}$ / $\overline{ABP}$.

In funktionsdopplersonographischen Tests werden meistens *relative* Veränderungen in den abgeleiteten Variablen untersucht, also die Amplitude der dynamischen Komponente dividiert durch die stationäre Größe. Gleichung 8.2.45 kann entsprechend umgeformt werden, indem beide Seiten der Gleichung durch $\overline{CBF}$ geteilt werden. Auf der rechten Seite der Gleichung wird für $R_i(i\omega)$ Gleichung 8.2.30 eingesetzt und $\overline{CBF}$ gemäß Gleichung 8.2.32 durch $\overline{ABP}$ / $\overline{CVR}$ ersetzt. Die relative CBF-Welle kann dann zur relativen ABP-Welle in Relation gebracht werden:

$$\frac{CBF(i\omega)}{\overline{CBF}} = \frac{ABP(i\omega)}{\overline{ABP}} \cdot \frac{HP(i\omega) \cdot (1 - \frac{1}{H}) + \frac{1}{H}}{W(i\omega) + (1 - W(i\omega)) \cdot \frac{R_c}{\overline{CVR}}}. \qquad \text{(Gleichung 8.2.46)}$$

■ **Modellvorhersage für Oszillationen der metabolischen Hirnaktivität.** Zur Bestimmung der Abhängigkeit der CBF-Oszillationen von MBA-Änderungen mit der Frequenz *ω* soll $ABP(i\omega) = 0$ angenommen werden. Werden unter dieser Bedingung die Modellgleichungen analog zum Vorgehen bei der Berechnung der Gleichungen 8.2.40 bis 8.2.42 bestimmt, erhält man die Gleichungen:

$$CBF(i\omega) = -\frac{\overline{ABP}}{\overline{CVR}^2} \cdot CVR(i\omega) \qquad \text{(Gleichung 8.2.47)}$$

$$\Delta C(i\omega) = \frac{K \cdot MBA(i\omega)}{\overline{CBF}} - \frac{K \cdot \overline{MBA}}{\overline{CBF}^2} \cdot CBF(i\omega) \qquad \text{(Gleichung 8.2.48)}$$

$$CVR(i\omega) = -G \cdot TP(i\omega) \cdot \Delta C(i\omega). \qquad \text{(Gleichung 8.2.49)}$$

Nur Gleichung 8.2.49 bleibt identisch mit 8.2.42. Einsetzen von Gleichung 8.2.48 in 8.2.49 und von Gleichung 8.2.49 in 8.2.47 führt nach Multiplikation beider Seiten des Bruchs mit $(1 + i\omega T_t)/H$ unter Verwendung von Gleichung 8.2.32 und 8.2.44 zu:

$$CBF(i\omega) = MBA(i\omega) \cdot TP(i\omega) \cdot \frac{K \cdot G}{H \cdot \overline{CVR}}. \qquad \text{(Gleichung 8.2.50)}$$

Hierbei ist die Zeitkonstante des Tiefpaßfilters wieder um den Faktor $1/H$ kleiner als diejenige des ursprünglichen Tiefpaßfilters. Mit Hilfe von Gleichung 8.2.32, 8.2.35 und 8.2.44 kann $\overline{CVR}$ durch die folgende Gleichung ausgedrückt werden:

$$\overline{CVR} = \frac{M \cdot G}{H}. \qquad \text{(Gleichung 8.2.51)}$$

Damit kann Gleichung 8.2.50 weiter vereinfacht werden zu

$$CBF(i\omega) = MBA(i\omega) \cdot TP(i\omega) \cdot \frac{K}{M}. \qquad \text{(Gleichung 8.2.52)}$$

Für die Verknüpfung der *relativen Wellen* analog zu Gleichung 8.2.46 ergibt sich unter Verwendung der Gleichungen 8.2.35 und 8.2.44

$$\frac{CBF(i\omega)}{\overline{CBF}} = \frac{MBA(i\omega)}{\overline{MBA}} \cdot TP(i\omega) \cdot \left(1 - \frac{1}{H}\right). \qquad \text{(Gleichung 8.2.53)}$$

Es fällt in Gleichung 8.2.53 wieder die Strukturähnlichkeit zu dem entsprechenden Teilausdruck in Gleichung 8.2.12 auf. Der wichtige Unterschied zum Ausgangsmodell besteht wie auch bei der Blutdruckabhängigkeit in der Interaktion der Schwingungen mit den stationären Größen. Diese kommt durch den Parameter H zum Ausdruck, der nicht nur von $K{\cdot}G$ – wie im Ausgangsmodell – sondern auch von $\overline{MBA}$ / $\overline{ABP}$ abhängt.

8.2.5 Pathophysiologische Implikationen

Nachdem durch das biokybernetische Modell der zerebrovaskulären Regulation die metabolische Kopplung und die Autoregulation als zwei Teilaspekte ein und desselben Regelkreises interpretiert werden können, soll jetzt der Begriff „Autoregulation" in einer weiteren Bedeutung verwendet werden und sowohl die metabolische Kopplung als auch die Konstanthaltung des CBF bei veränderten Blutdrücken umfassen. Eine Störung des Regelkreises (z. B. Unterbrechung an einer Stelle) sollte sich nämlich immer auf beide Teilfunktionen auswirken.

Interpretation der Modellparameter

■ **Der Parameter *H*.** Durch Gleichung 8.2.46 und 8.2.53 wird deutlich, daß die Güte der dynamischen Autoregulation vor allem von der Größe H (Gleichung 8.2.44) abhängt. Mit zunehmendem H wird die Zeitkonstante des Tief- bzw. Hochpaßfilters immer kleiner; damit können immer schnellere MBA-Oszillationen auf den CBF übertragen werden und immer schnellere ABP-Oszillationen aus dem CBF herausgefiltert werden. Bewegt sich *H* jedoch gegen 1, so wird die metabolische Kopplung aufgehoben, und der CBF variiert blutdruckpassiv. Daraus lassen sich die Bedingungen herleiten, die zu einer Aufhebung der Autoregulation führen können: Mindestens einer der Parameter *K*, *G* oder $\overline{MBA}$ / $\overline{ABP}$ muß dafür gleich Null werden.

Der Parameter *K*. Nach Gleichung 8.2.13 kann *K* nur unter der Bedingung gleich Null werden, daß die metabolische Hirnaktivität nicht mehr zu einer proportionalen Änderung der Geschwindigkeit der Metabolitenfreisetzung führt. Diese rein theoretische Möglichkeit soll hier jedoch nicht weiter verfolgt werden.

Der Parameter *G*. Der Parameter *G* ist der Übertragungsfaktor zwischen der extrazellulären Metabolitenkonzentration $[M_e]$ und *CVR*. *G* kann theoretisch gleich Null werden, wenn die wahrscheinlich rezeptorvermittelte Kopplung zwischen Metabolitenkonzentration und Gefäßdurchmesser aufgehoben wird, z. B. durch einen Rezeptordefekt.

Der Parameter $[M_e]$. Für die klinische Praxis ist aber eine andere Ursache für die Entkopplung zwischen $[M_e]$ und *CVR* relevanter. Gleichung 8.2.17 gilt nämlich nur für den physiologischen Variationsbereich von $[M_e]$. Nach Abb. 8.2.5 geht die $[M_e]$/*CVR*-Beziehung bei deutlich erhöhten Konzentrationswerten in eine Asymptote über; *G* nähert sich dabei der Null an, und $[M_x]$ (der Schnittpunkt der Geraden mit der x-Achse) wächst gegen Unendlich. Das Produkt der Größen *G* und $[M_x]$ (der Schnittpunkt der Steigungsgeraden mit der y-Achse, vgl. Gleichung 8.2.17) nähert sich dabei dem Grenzwert CVR_{min}, also der unteren Grenze des CVR (Abb. 8.2.9).

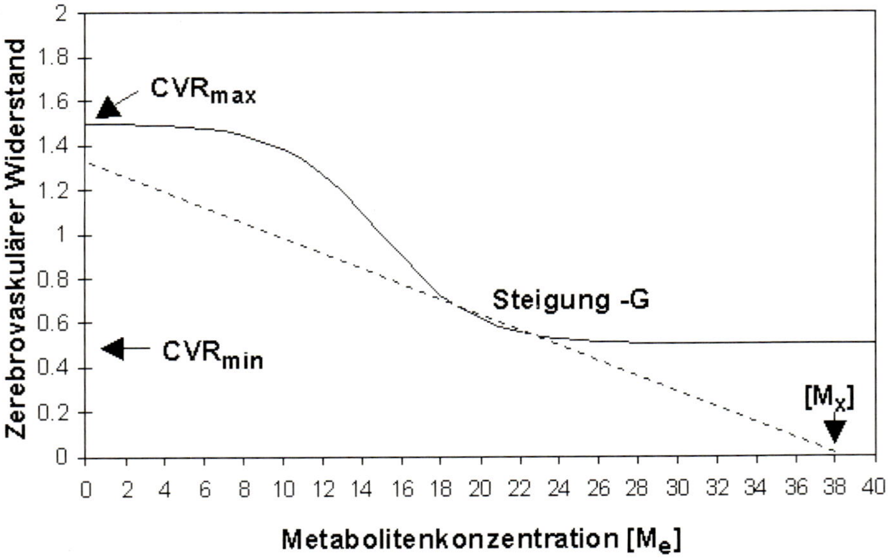

Abb. 8.2.9: Bei erhöhten Werten Metabolitenkonzentrationen von $[M_e]$ wird die Steigung -G der sigmoiden Kurve flacher, der x-Achsenschnittpunkt $[M_x]$ der Geraden größer, und der Schnittpunkt mit der y-Achse bewegt sich gegen CVR_{min}.

Nach Gleichung 8.2.16 können entsprechende Konzentrationswerte von $[M_e]$ unter drei Bedingungen erreicht werden:

1. deutliche Erhöhung der metabolischen Hirnaktivität,
2. deutlicher Abfall des zerebralen Blutflusses,
3. deutlicher Anstieg der intraarteriellen Metabolitenkonzentration $[M_i]$.

Ursachen für Autoregulationsstörungen

■ **Deutliche Erhöhung der metabolischen Hirnaktivität.** Diese Bedingung wird bei physiologischer Hirnaktivität wahrscheinlich nicht erreicht. CBF- und Glukosestoffwechseluntersuchungen mit der Positronenemissions-Tomographie (PET) und anderen nuklear-radiologischen Methoden haben beim Menschen gezeigt, daß physiologische Hirnaktivierung bis zu einer 60 %igen Zunahme des regionalen Hirnstoffwechsels führen kann (z. B. im Sehzentrum nach visueller Stimulation mit einem komplexen Reiz; Phelps et al. 1981). Vergleichbare Anstiege können dabei im CBF beobachtet werden (Fox und Raichle 1984), die metabolische Kopplung funktioniert also bei der physiologischen Hirnaktivierung gut. Während anhaltender pathologisch erhöhter Hirnaktivität, z. B. während eines epileptischen Status, wurde allerdings im Tierexperiment eine Aufhebung der Autoregulation bei stark erhöhten Konzentrationen von vasokativen und anderen Stoffwechselprodukten mit konsekutiver Hirnschädigung beschrieben (Wasterlain et al. 1993).

■ **Deutlicher Abfall des zerebralen Blutflusses.** In der Regel liegt bei Patienten mit Autoregulationsstörungen diese Bedingung vor. Die Ursache für einen pathologischen CBF-Abfall liegt dabei in einer Reduktion des zerebralen Perfusionsdruckes (CPP).

- Bei *Schädel-Hirn-Traumata* oder bei *raumfordernden intrakraniellen Prozessen* kann der CPP durch einen deutlichen Anstieg des intrakraniellen Druckes (ICP) herabgesetzt werden (vgl. Gleichung 8.2.19). Gleichung 8.2.20 und 8.2.21 gelten dann nicht mehr, und der CBF kann trotz normaler ABP-Werte erheblich abfallen.
- Weiterhin kann der CPP durch *stenosierende Prozesse der proximalen Hirnarterien* reduziert werden. So führt z. B. eine hämodynamisch relevante Karotisstenose zu einem signifikanten Druckabfall nach der Stenose; der CPP kann dabei unter eine kritische Grenze fallen.
- Weiterhin können auch große *arteriovenöse Malformationen* im Gehirn zu einem starken Abfall des proximalen CPP führen, der sich auch auf die Arterien des gesunden Hirngewebes auswirken kann.
- Schließlich kann der CPP auch durch einen systemischen *Kreislaufkollaps* (z. B. orthostatische Hypotension, neurokardiogene Synkope) pathologisch reduziert werden.

Funktionsdopplersonographische Befunde bei den verschiedenen pathologischen Zuständen werden in den Kapitel 6.3, 7.2, 7.5 und 7.7 referiert.

■ **Deutlicher Anstieg der intraarteriellen Metabolitenkonzentration.** Diese Bedingung kann beim Menschen experimentell herbeigeführt werden. Die CO_2-Konzentration bzw. die damit korrespondierende H^+-Konzentration im periarteriolären Raum gilt als hochpotenter Vasodilatator (Berne et al. 1981). Durch eine Erhöhung der arteriellen CO_2-Konzentration ($[M_i]$) kann entsprechend Gleichung 8.2.16 eine Zunahme der extravasalen CO_2-Konzentration (*[M_e]*) induziert werden, und der CBF steigt an. Ab einer kritischen Grenzkonzentration von etwa 7 vol% CO_2 kann kein weiterer Anstieg des CBF mehr ausgelöst werden (Ringelstein et al. 1988). Die verschiedenen Methoden zur Bestimmung der *Vasomotorenreserve* durch CO_2-Stimulation basieren auf diesen Zusammenhängen (vgl. Kapitel 4.1 bis 4.3).

■ **Weitere Ursachen für Autoregulationsstörungen.** Der Gain *G* kann auch dann gleich Null werden, wenn *[M_e] unter* eine kritische Grenze fällt und die sigmoide Kurve in die obere Asymptote übergeht. Voraussetzung hierfür ist nach Gleichung 8.2.16 eine entsprechende *Abnahme* von *MBA* oder *[M_i]* bzw. eine entsprechende Zunahme von *CBF*. Solche pathologischen Zustände liegen z. B.

- beim *Hirninfarkt* (regionale Abnahme der MBA),
- bei der *Hyperventilation* (Abnahme der arteriellen CO_2-Konzentration (*[M_i]*))
- oder bei der *hypertensiven Krise* (Zunahme von *CPP* und *CBF*) vor.

Mit der biasymptotischen *CVR/[M_e]*-Kurve läßt sich auch die experimentell verifizierte *CBF/ABP*-Kurve mit jeweils linearen Anstiegen bei sehr niedrigen und sehr hohen Blutdrücken und dem Plateau im mittleren Druckbereich herleiten. Wird der ABP zu niedrig, so bewegt sich die *CVR/[M_e]*-Kurve in die untere Asymptote, und der CBF variiert blutdruckpassiv bei $CVR = CVR_{min}$. Bei zu hohen ABP-Werten geht die *CVR/[M_e]*-Kurve in die obere Asymptote über, und der CBF verändert sich proportional zum ABP bei $CVR = CVR_{max}$. Im physiologischen Blutdruckbereich befindet sich die *CVR/[M_e]*-Kurve im linearen Bereich, und der Einfluß von Blutdruckschwankungen auf den CBF kann durch entsprechende CVR-Änderungen ausgeglichen werden.

Weiter oben wurde aufgeführt, daß auch die Bedingung $\overline{MBA} / \overline{ABP} = 0$ zu $H = 1$ und damit zu einer Aufhebung der Autoregulation führt. Hierfür muß $\overline{MBA}$ entweder sehr klein oder $\overline{ABP}$ sehr groß werden. Diese Fälle führen aufgrund des entsprechenden Abfalls von [M_e] zugleich auch zu $G = 0$ (s.o.) und müssen hier daher nicht noch einmal abgehandelt werden.

8.2.6 TCD-Untersuchung des zerebrovaskulären Regelkreises

Manipulation der Regelkreis-Eingänge

Im Kapitel 4 werden verschiedene TCD-Untersuchungsverfahren dargestellt, mit denen die Eigenschaften des Regelsystems der zerebralen Durchblutung studiert werden können. Prinzipiell kann ein Regelkreis analysiert werden, indem eine definierte Änderung an einem der Eingänge vorgenommen und die resultierende Änderung der Regelgröße gemessen wird. Die Regelgröße wird dopplersonographisch über die zerebrale Blutflußgeschwindigkeit gemessen, die als proportional zum CBF angesehen wird (vgl. Kapitel 2.2). Nichtinvasive Manipulationen können an drei der fünf in Abb. 8.2.8 skizzierten Eingänge vorgenommen werden:

- an der MBA durch Aktivierungsparadigmen,
- am ABP durch entsprechende Eingriffe in den Regelkreis der Blutdruckregulation (vgl. Kapitel 8.3)

- und an der intraarteriellen Metabolitenkonzentration z. B. durch CO_2-Stimulation.

Limitationen

Einer exakten Analyse der Regelkreiseigenschaften durch funktionsdopplersonographische Techniken sind allerdings Grenzen gesetzt. !

■ **Aktivierungsparadigmen.** Ohne begleitende Hirnstoffwechseluntersuchung (z. B. durch die PET) kann die Veränderung in der MBA bei Aktivierungsparadigmen nicht genau bestimmt werden. Zudem betrifft die Aktivierung immer nur umschriebene Hirnareale, die in der Regel nur einen Teil des Versorgungsgebietes der transkraniell abgeleiteten Gefäße darstellen.

■ **Blutdruckvariation.** Bei Manipulationen am ABP sind modellorientierte Analysen dadurch limitiert, daß die Funktion $W(i\omega)$ (vgl. Gleichung 8.2.30 und 8.2.46), die das Phänomen der Wellenreflexion modelliert, nicht exakt bekannt ist.

■ **CO_2-Stimulation.** Besonders kritisch ist unter modelltheoretischen Gesichtspunkten der Einsatz der CO_2-Stimulation zu bewerten: Die intraarterielle CO_2-Konzentration kann nämlich nicht ohne weiteres mit der Größe $[M_i]$ gleichgesetzt werden, da CO_2 (bzw. H^+) wahrscheinlich nur einer unter vielen gefäßaktiven Metaboliten ist.

■ **Konstanz der Gefäßkaliber.** Nicht zuletzt begrenzt auch die Möglichkeit, daß bestimmte Systemeingriffe zu einer Veränderung der proximalen Gefäßkaliber führen könnten, die Aussagekraft funktionsdopplersonographischer Untersuchungen. Die Proportionalität von CBF und zerebraler Blutflußgeschwindigkeit (CBFV) (vgl. Gleichung 2.2.4) wäre dadurch nicht mehr gegeben. CAVE

8.2.7 Zusammenfassung und Illustration

■ **Filtereigenschaften der Autoregulation.** Nach dem vorgestellten kybernetischen Modell der Autoregulation und der metabolischen Kopplung verhält sich die Blutdruckabhängigkeit des CBF wie ein *Hochpaßfilter* und die Abhängigkeit von der metabolischen Hirnaktivität im wesentlichen wie ein *Tiefpaßfilter*. Die Hochpaßfiltereigenschaft bedeutet, daß sich rasche ABP-Änderungen ungedämpft auf den CBF übertragen können, während langsame ABP-Schwankungen zu einer *Dämpfung* der entsprechenden CBF-Welle führen und eine *positive* Phasenverschiebung auslösen (die CBF-Oszillation wird bis zu 90° gegenüber der ABP-Welle nach *links* verschoben). Die Tiefpaßfilterung der MBA besagt, daß schnelle Änderungen der Hirnaktivität nur langsam von einer entsprechenden Angleichung im CBF gefolgt werden (*negative* Phasenverschiebung bis zu 90° und deutliche Amplitudenreduktion gegenüber der Oszillation in der MBA), während langsamere MBA-Schwankungen relativ ungefiltert auf den CBF übertragen werden. Diese Zusammenhänge werden jeweils für eine stufenförmige Veränderung der Ausgangsgrößen ABP bzw. MBA in Abb. 8.2.10 und für sinusförmige Schwingungen in den beiden Ausgangsgrößen in Abb. 8.2.11 illustriert (jeweils bei „Autoregulation, normal").

■ **Autoregulationsstörungen.** Die wichtigste *Ursache für Störungen der Autoregulation und metabolischen Kopplung* ist ein pathologischer Abfall des zerebralen Perfusionsdrucks (CPP). Zu diesem Zustand kommt es z. B. bei hochgradiger *systemischer Hypotension*, bei *hämodynamisch wirksamen Stenosen* der hirnversorgenden Arterien, bei großen *arteriovenösen Malformationen* und bei deutlichen *Anstiegen im Hirndruck* (ICP). Mit zunehmender Störung des zerebrovaskulären Regelkreises verhält sich der CBF zunehmend *blutdruckpassiv*, und die Phasendifferenz gegenüber den ABP-Wellen wird reduziert. MBA-Veränderungen werden zunehmend schlechter und mit zunehmend negativer Phasendifferenz (Rechtsverschiebung) auf den CBF übertragen. Die CBF-Reaktionen bei *eingeschränkter Autoregulation* und bei *aufgehobener Autoregulation* werden in den Abb. 8.2.10 und 8.2.11 veranschaulicht.

! ■ **TCD-Testung der Autoregulation.** Neben anderen Methoden hat sich die Bestimmung der *Phasendifferenz* zwischen CBFV- und ABP-Oszillationen in der Empirie als geeignetes Verfahren für die Bestimmung der Güte der Autoregulation erwiesen (Diehl et al. 1995). Auf der Bestimmung dieser Phasendifferenz beruhen auch die in den Kapiteln 4.4 und 4.7 beschriebenen Autoregulationstests.

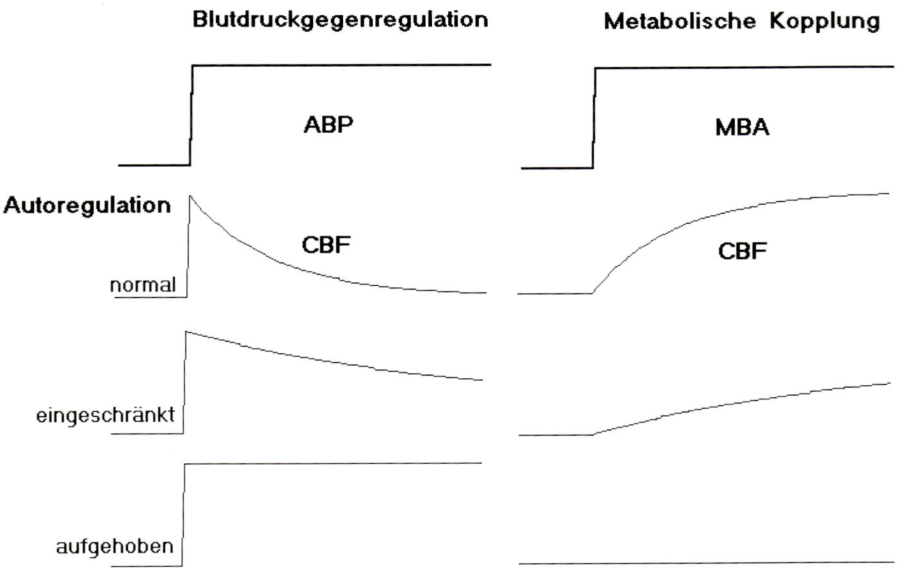

Abb. 8.2.10: Illustration der Hochpaßfilterwirkung der zerebrovaskulären Regulation bezüglich des Blutdruckes (ABP) und der Tiefpaßwirkung bezüglich der metabolischen Hirnaktivität (MBA) bei *stufenförmiger* Änderung der Ausgangsgrößen. Links: Bei normaler Autoregulation wird der CBF nur kurz durch die ABP-Stufe gestört und erreicht schnell wieder das Ausgangsniveau. Bei eingeschränkter Autoregulation ist die CBF-Regulation verlangsamt. Der CBF zeigt blutdruckpassives Verhalten bei aufgehobener Autoregulation. Rechts: Der CBF paßt sich bei intakter Autoregulation rasch der neuen MBA an. Diese Reaktion ist bei eingeschränkter Autoregulation verlangsamt und reduziert. Bei aufgehobener Autoregulation wird der CBF nicht mehr durch die MBA beeinflußt.

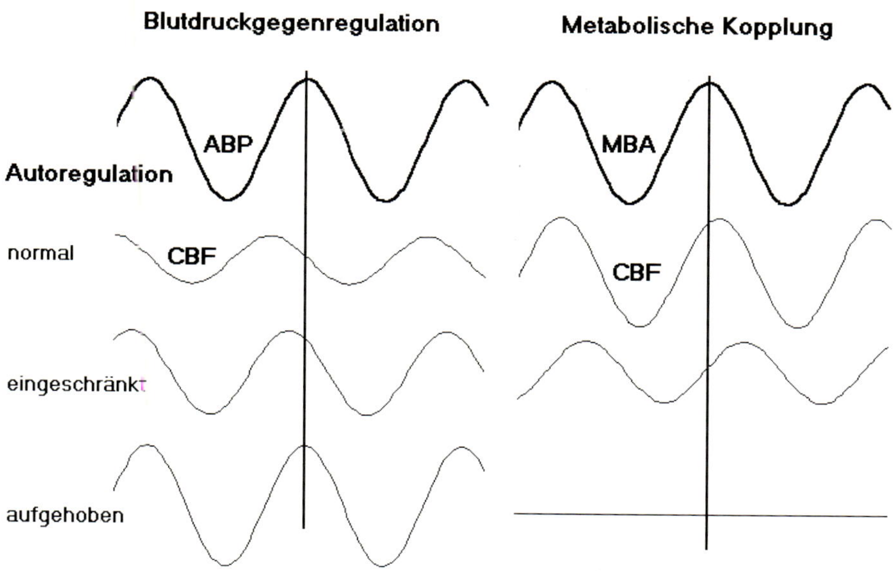

Abb. 8.2.11: Illustration der Hochpaßfilterwirkung der zerebrovaskulären Regulation bezüglich des Blutdruckes (ABP) und der Tiefpaßwirkung bezüglich der metabolischen Hirnaktivität (MBA) bei *sinusförmiger* Änderung der Ausgangsgrößen. Links: Die CBF-Wellen sind bei intakter Autoregulation gegen die ABP-Wellen um ca. 80° nach *links* verschoben. Diese Phasendifferenz wird bei eingeschränkter Autoregulation reduziert und die CBF-Amplitude erhöht. Aufgehobene Autoregulation ist durch weiteren Amplitudenanstieg im CBF und fehlende Phasenverschiebung charakterisiert. Rechts: Die sinusförmige MBA-Schwingung überträgt sich bei intakter Autoregulation mit geringer Phasenverschiebung nach *rechts* auf den CBF. Bei eingeschränkter Autoregulation nimmt die *Rechtsverschiebung* der CBF-Oszillation (70°) zu und die Amplitude ab. Bei aufgehobener Autoregulation wird der CBF nicht mehr durch die MBA beeinflußt.

8.3 Kybernetik der systemischen Kreislaufregulation

Befunde der Funktions-TCD können häufig nur auf dem Hintergrund der Gesamtreaktion des Kreislaufes auf den verwendeten Stimulus richtig interpretiert werden. Dies betrifft v.a. die unter Kapitel 4 dargestellten Verfahren zur Kipptischtestung und zum forcierten Atmen. Bei diesen Tests wird nämlich durch den Reiz primär eine Variation im systemischen Blutdruck (ABP) induziert, die einerseits auf den zerebralen Blutfluß (CBF) übertragen wird und hier nach den in Kapitel 8.2 beschriebenen Gesetzen autoreguliert wird, andererseits aber auch in den Regelkreis der peripheren Blutdruckregulation eingebunden ist.

Bei simultaner Ableitung von ABP, Herzrate (HR) und CBF-Geschwindigkeit (CBFV) kann daher nicht nur die Güte der Autoregulation beurteilt werden, sondern es sind auch Aussagen über die Stellglieder des Reflexbogens der Kreislaufregulation möglich.

8.3.1 Allgemeine Eigenschaften des Baroreflexes

Der Kreislauf-Regelkreis

Die kurzfristige Regulation des Blutdruckes auf äußere Störeinflüsse erfolgt über den sogenannten *Baroreflex*. Die Meßfühler dieses Reflexes sind Mechanorezeptoren, die im Karotissinus und im Aortenbogen lokalisiert sind. Diese Barorezeptoren feuern proportional zum arteriellen Druck und sind über Afferenzen, die mit dem N. vagus (vom Aortenbogen) bzw. mit dem N. glossopharyngeus (vom Karotissinus) verlaufen, mit dem medullären Kreislaufzentrum verbunden. *Negative* Regelabweichungen zwischen dem vom Kreislaufzentrum vorgegebenen Sollwert des ABP und dem Istwert des aktuellen ABP, also ABP-Anstiege, werden mit einer *Sympathikushemmung* und einer *Parasympathikusaktivierung* beantwortet. Blutdruckabfälle werden mit dem entgegengesetzten Reaktionsmuster beantwortet. Die wesentlichen *Stellglieder* des Reflexes stellen das *Herz* und die *peripheren Widerstandsgefäße* dar (v.a. die Arteriolen des Gastrointestinaltraktes, der Skelettmuskulatur, der Nieren und der Haut). Eine Sympathikusaktivierung erhöht über eine Stimulation der kardialen β-Rezeptoren die Schlagkraft und Schlagfrequenz des Herzens und damit auch den kardialen Output. Einen noch stärkeren Effekt auf die Erhöhung der Herzrate hat eine Inhibition der Herzvagusaktivität. Die entscheidenden Stellglieder für die Blutdruckstabilisierung sind jedoch die peripheren Widerstandsgefäße. Der Sympathikus bewirkt über eine Reizung der α-Rezeptoren eine Vasokonstriktion mit der Konsequenz eines Blutdruckanstiegs. Der Parasympathikus ist nicht an der Regulation des Gefäßwiderstandes beteiligt. Stark vereinfacht können die folgenden Zusammenhänge herausgestellt werden: Die Variation der *Herzrate* bei der Blutdruckregulation über den Baroreflex wird hauptsächlich durch den *Parasympathikus* geleistet, während durch den *Sympathikus* die entscheidende Einstellung des *peripheren Widerstandes* erfolgt (Rowell 1993).

Zeitliche Eigenschaften von Sympathikus und Parasympathikus

Für den Zeitverlauf der einzelnen Regulationsvorgänge sind die zeitlichen Eigenschaften der Aktivierung (bzw. Desaktivierung) von Sympathikus und Parasympathikus wichtig. Der Sympathikus hat eine hohe Latenzzeit und reagiert relativ träge auf eine Blutdruckänderung: Die Regulation über den Sympathikus wirkt sich erst etwa nach 10 Sekunden signifikant auf den Blutdruck aus. Dagegen hat der Parasympathikus eine sehr kurze Latenzzeit; dieser Nerv kann erhebliche Änderungen in der Herfrequenz innerhalb von wenigen Sekunden herbeiführen. In kybernetischen Begriffen ausgedrückt: Der Sympathikus hat eine lange Totzeit und eine hohe Zeitkonstante, der Parasympathikus hat eine kurze Totzeit und eine niedrige Zeitkonstante (Warner und Cox 1962; Eckberg 1980; Borst und Karemaker 1983).

Reaktionen auf plötzliche Blutdruckänderungen

Diese Zusammenhänge können durch die physiologischen Reaktionen auf einen plötzlichen (stufenförmigen) Abfall im systemischen Blutdruck veranschaulicht werden (Abb. 8.3.1). Beim raschen Wechsel von der liegenden in die stehende Position wird durch die Wirkung der Schwerkraft ein beträchtlicher Teil des zirkulierenden

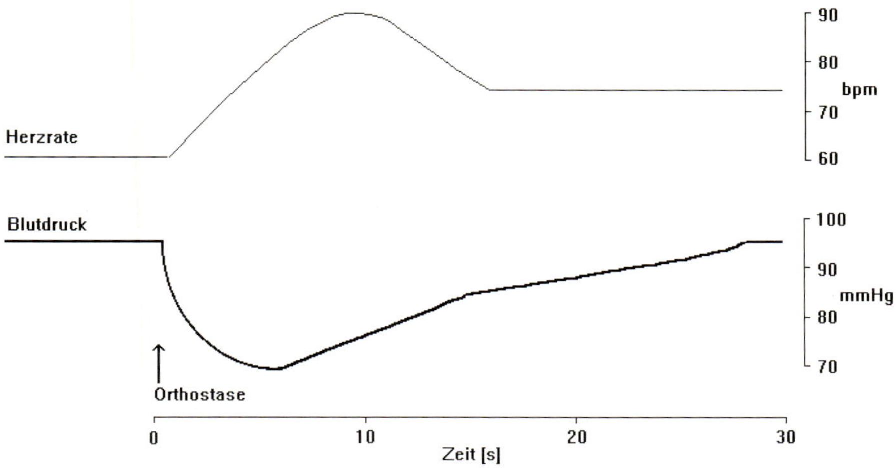

Abb. 8.3.1: Baroreflexvermittelte Reaktionen von Herzrate und Blutdruck auf orthostatisch bedingte Blutvolumenverschiebung. Weitere Erläuterungen im Text.

Blutes in den kapazitativen Gefäßen der Beine zurückgehalten, und der Blutdruck sackt zunächst deutlich ab. Der Parasympathikus reagiert darauf rasch mit einer nachlassenden Aktivität und Beschleunigung der Herzrate, die nach 10 Sekunden etwa 30 Schläge pro Minute (bpm) über dem Ausgangswert liegt. Der Blutdruck wird hierdurch allerdings kaum angehoben. Erst durch die verzögert einsetzende und nur langsam zunehmende Sympathikusaktivierung mit peripherer Widerstandszunahme beginnt der Blutdruck zu steigen und erreicht nach 15 bis 20 Sekunden wieder das Ausgangsniveau. Mit zunehmender Normalisierung im Blutdruck fällt durch wieder verstärkte Parasympathikusaktivierung die Herzrate schließlich nach etwa 15 Sekunden auf nur noch 10 bis 20 bpm über der Ausgangslage ab.

Aus diesen Ausführungen wird deutlich, daß eine isolierte Parasympathikusläsion (z. B. im Rahmen einer diabetischen Polyneuropathie) die Blutdruckregulation nicht erheblich beeinträchtigen kann. Tatsächlich geht sogar eine komplette kardiale Denervierung – etwa nach Herztransplantation – in der Regel nicht mit einer erhöhten Tendenz zur orthostatischen Hypotonie einher. Das Vorliegen einer orthostatischen Hypotonie deutet vielmehr fast immer auf eine Störung der sympathisch vermittelten vaskulären Blutdruckkontrolle hin.

Analog zur biokybernetischen Modellierung des Regelkreises der Hirndurchblutung in Kapitel 8.2 läßt sich aus den vorangegangenen Ausführungen auch für die periphere Kreislaufregulation ein mathematisches Modell konstruieren. Dies soll getrennt für die beiden Stellglieder der Blutdruckregulation erfolgen: zunächst für die Einstellung des peripheren Widerstandes, dann für die Variation der Herzrate.

8.3.2 Blutdruckregulation durch den Baroreflex

Die Regelkreisgrößen

Die Anpassung der Herzrate spielt offensichtlich nur eine untergeordnete Bedeutung bei der Blutdruckregulation. Vereinfachend soll sie daher im eigentlichen Regelkreis der Blutdruckstabilisierung nicht berücksichtigt werden. Die entscheidende Rolle spielt vielmehr die *gefäßsympathische* Efferenz. Damit können folgende Zuordnungen getroffen werden:

- Der ABP stellt die *Regelgröße* dar,
- die durch die *Meßfühler*, die Barorezeptoren im Aortenbogen und im Karotissinus,
- dem *Regler*, dem medullären Kreislaufzentrum, gemeldet werden.
- Die *Führungsgröße*, die den Sollwert des ABP vorgibt, wird dem Kreislaufzentrum vom Hypothalamus übermittel; emotionale Belastungen und körperliche Anstrengung erhöhen den Sollwert, während psychische und körperliche Entspannung ihn herabsetzen.
- Nach der Differenzbildung zwischen Soll- und Istwert des ABP (*Regelabweichung)*
- bestimmt der *Gain* des *Reglers*, der die Sensitivität des Baroreflexes bestimmt,
- die Stärke des sympathischen „outflow", der als *Stellgröße*
- den peripheren Widerstand als *Stellglied* des Systems moduliert.
- Die *Störgrößen* des Systems sind alle inneren (z. B. intrathorakale Druckschwankungen durch die Atmung oder durch Preßmanöver) oder äußeren Faktoren (z. B. schwerkraftbedingte Umverteilung des Blutvolumens bei Orthostase), die zu einer Veränderung des systemischen Blutdruckes führen können.

Berechnung der Regelkreisdynamik

Die zeitlichen Charakteristika des Regelzentrums sollen wieder durch ein *Tiefpaßfilter* $TP_s(i\omega)$ mit der Zeitkonstanten T_t beschrieben werden, da langsame Blutdruckveränderungen besser gegenreguliert werden können als schnellere. Der *Gain* der Übertragungsfunktion für den Sympathikus wird mit G_s bezeichnet. In G_s geht sowohl der Verstärkungsfaktor des Reglers als auch derjenige für die synaptische Übertragung der Sympathikusaktivität auf die glatten Gefäßmuskelzellen, also der Gain des Stellgliedes, ein (G_s ist das Produkt von K und G in Gleichung 8.2.2). Im Unterschied zum Regelkreis des CBF muß beim Baroreflex auch eine *Totzeit* T_d (Latenzzeit zwischen Beginn der ABP-Veränderung und Beginn der Gegenregulation durch das Stellglied) berücksichtigt werden. Diese wird durch die Nervenleitgeschwindigkeiten der Barorezeptorafferenzen und der sympathischen prä- und postganglionären Efferenzen sowie durch die Umschaltzeiten an den verschiedenen Synapsen des Reflexbogens bestimmt. Im Frequenzbereich ergibt sich für die gesamte Reflexschleife damit die Übertragungsfunktion $G_s \cdot TP_s(i\omega) \cdot e^{-i\omega T_d}$ ($e^{-i\omega T_d}$ beschreibt die frequenzabhängige Phasenverschiebung durch das Verzögerungsglied). Wird die Führungsgröße wieder mit $FG(i\omega)$ und die Störgröße mit $StöG(i\omega)$ bezeichnet, so ergibt sich für die Blutdruckfunktion $ABP(i\omega)$ nach den Rechenregeln für Regelkreise (vgl. Kapitel 8.2.1):

$$ABP(i\omega) = \frac{FG(i\omega) \cdot G_s \cdot TP(i\omega) \cdot e^{-i\omega T_d} + StöG(i\omega)}{1 + G_s \cdot TP(i\omega) \cdot e^{-i\omega T_d}}. \qquad \text{(Gleichung 8.3.1)}$$

Diese Gleichung kann sowohl auf den dynamischen Fall ($\omega > 0$) als auch auf den stationären Fall ($\omega = 0$) angewendet werden. Im letzteren Fall nehmen der Tiefpaßausdruck und das Verzögerungsglied den Wert 1 an.

8.3.3 Herzratenvariation durch den Baroreflex

Im nächsten Schritt wird die Herzratenvariation durch den Baroreflex formalisiert. Die Herzrate *HR(iω)* verändert sich in Abhängigkeit vom Blutdruck *ABP(iω)*, und zwar in dem Sinne, daß ein ABP-Anstieg die Herzrate (HR) senkt und ein ABP-Abfall die HR ansteigen läßt.

Berechnung für stationäre Größen

Bei konstanten Verhältnissen, also für die stationäre Betrachtungsweise, setzt sich die HR aus der vom Sinusknoten vorgegebenen autonomen Schrittmacherfrequenz $\overline{HR}_{sk}$ (beim gesunden Erwachsenen um 100 bpm; Busse 1982) sowie aus einer vom sympathischen „outflow" (O_s) abhängigen *positiven* und einer vom parasympathischen „outflow" (O_p) abhängigen *negativen* Frequenzkomponente zusammen. Die bei gesunden Personen übliche Ruheherzfrequenz um 70 bpm zeigt also eine Dominanz der vagalen Hemmung in Ruhe an. Durch die Parameter K_s bzw. K_p in Gleichung 8.3.2 wird die Amplitude der Übertragungsfunktionen zwischen sympathischem bzw. parasympathischem „outflow" und der Herzrate quantifiziert.

$$\overline{HR} = \overline{HR}_{sk} + K_s \cdot \overline{O}_s - K_p \cdot \overline{O}_p. \qquad \text{(Gleichung 8.3.2)}$$

Der „outflow" der beiden autonomen Efferenzen wird über den Baroreflex in Abhängigkeit vom aktuellen Blutdruck bestimmt. Bei einem relativen Abfall des aktuellen ABP wird der sympathische „outflow" relativ zum Ruhetonus erhöht und der vagale „outflow" reduziert. Das umgekehrte Reaktionsmuster wird durch einen ABP-Anstieg ausgelöst.

- **Sympathischer Schenkel.** Vereinfachend soll angenommen werden, daß der *sympathische* „outflow" linear mit zunehmendem Blutdruck abnimmt, die Beziehung zwischen $\overline{O}_s$ und $\overline{ABP}$ also durch eine Gerade mit einer negativen Steigung $-S_s$ und dem Ordinatenabschnitt C_s gekennzeichnet ist:

$$\overline{O}_s = -S_s \cdot \overline{ABP} + C_s. \qquad \text{(Gleichung 8.3.3)}$$

- **Vagaler Schenkel.** Analog hierzu wird für den *vagalen* „outflow" eine Blutdruckabhängigkeit mit positiver Steigung S_p und Ordinatenabschnitt C_p postuliert:

$$\overline{O}_p = S_p \cdot \overline{ABP} + C_p. \qquad \text{(Gleichung 8.3.4)}$$

Aus Gleichung 8.3.3 und 8.3.4 ergibt sich in Verbindung mit Gleichung 8.3.2:

$$\overline{HR} = \overline{HR}_{sk} + \overline{HR}_c - \overline{ABP} \cdot (G_s + G_p). \qquad \text{(Gleichung 8.3.5)}$$

Dabei ist $\overline{HR}_c$ ein konstanter Herzratenterm, der sich aus der Summe von $K_s \cdot C_s$ und $-K_p \cdot C_p$ ergibt. Die Gain-Ausdrücke G_s bzw. G_p ergeben sich aus den Produkten $K_s \cdot S_s$ bzw. $K_p \cdot S_p$.

Berechnung für dynamische Größen

Bei *dynamischer* Betrachtungsweise der Herzratenvariation durch den Baroreflex entfallen die konstanten Terme in Gleichung 8.3.5. Dafür müssen die Totzeiten, also die Reaktionszeiten vom Sympathikus T_{ds} und vom Parasymapthikus T_{dp}, jetzt berücksichtigt werden sowie die Trägheiten der beiden autonomen Efferenzen, die wieder durch Tiefpaßfilterfunktionen $TP_s(i\omega)$ bzw. $TP_p(i\omega)$ mit den Zeitkonstanten T_{ts} bzw. T_{tp} moduliert werden. Verzögerungsglied und Tiefpaßfilterfunktion werden mit den Verstärkungsfaktoren G_s bzw. G_p multipliziert:

$$HR(i\omega) = -ABP(i\omega) \cdot [G_s \cdot TP_s(i\omega) \cdot e^{-i\omega T_{ds}} + G_p \cdot TP_p(i\omega) \cdot e^{-i\omega T_{dp}}]. \qquad \text{(Gleichung 8.3.6)}$$

Wie bereits weiter oben ausgeführt wurde, ist die Zeitkonstante des Sympathikus deutlich größer als diejenige des Parasympathikus. Bei höheren Frequenzen in der Blutdruckvariation (z. B. 10 pro Minute (cpm)) dominiert daher die vagale Efferenz im Baroreflex ($TP_s(i\omega)$ ist hier schon fast auf Null abgefallen, während $TP_p(i\omega)$ noch deutlich über Null liegt). Das ist der Grund dafür, daß die sogenannte *respiratorische Sinusarrhythmie*, also die durch die Atemexkursionen evozierte Herzfrequenzvariabilität um 12 cpm, als vorwiegend parasympathisch vermittelt interpretiert werden darf. Zur Vermeidung von empirisch nicht gerechtfertigten Verallgemeinerungen soll hier noch darauf hingewiesen werden, daß die Gain-Ausdrücke und die zeitlichen Charakteristika des *Gefäß*-Sympathikus in Gleichung 8.3.1 und des *Herz*-Sympathikus in Gleichung 8.3.6 nicht identisch sein müssen.

Die in diesem Kapitel skizzierten Mechanismen der Herz-Kreislauf-Regulation durch den Baroreflex sowie seine mathematische Modellierung stellen sicher nur eine grobe Vereinfachung der tatsächlichen Regelmechanismen dar. So wurden z. B. humorale und renale Faktoren (Freisetzung von Noradrenalin aus dem Nebennierenmark, Renin-Angiotensin-Aldosteron System), die bei der mittelfristigen Blutdruckstabilisierung eine wichtige Rolle spielen, hier vernachlässigt. Für das Verständnis der im Rahmen von funktionsdopplersonographischen Tests erhobenen kardiovaskulären Parameter erscheinen uns aber unsere Ausführungen als hinreichend.

8.4
Pulsatilitätsindex und zerebrovaskulärer Widerstand

Im Kapitel 2.4 wurde der sogenannte Pulsatilitätsindex (PI) von Gosling als relatives Maß der Pulsamplitude aus der systolischen, diastolischen und mittleren CBFV (V_s, V_d, V_{mean}) nach Formel 2.4.2

$$PI = \frac{V_s - V_d}{V_{mean}} \qquad \text{(Gleichung 2.4.2)}$$

berechnet. In dem vorliegenden Kapitel soll unter Verwendung des kybernetischen Autoregulationsmodells (Kapitel 8.2) die Proportionalität zwischen PI und zerebrovaskulärem Widerstand hergeleitet werden. !

Dabei wird approximativ angenommen, daß die pulsatile Modulation der CBFV ungefähr einer Sinuswelle entspricht. Analog zur mathematischen Behandlung von CBF in Kapitel 8.2 wird für die frequenzanalytische Beschreibung der CBFV-Kurve die Schreibweise $CBFV(i\omega)$ für die Frequenzkomponenten und $\overline{CBFV}$ für den Mittelwert (V_{mean}) verwendet, wobei i für die imaginäre Zahl und ω für die Kreisfrequenz steht. Wird für ω jetzt die Kreisfrequenz ν der Herzrate eingesetzt, läßt sich für den Pulsatilitätsindex der CBFV (PI_{CBFV}) die folgende Beziehung formulieren:

$$PI_{CBFV} \approx 2 \cdot \frac{CBFV(i\nu)}{\overline{CBFV}}. \qquad \text{(Gleichung 8.4.1)}$$

PI_{CBFV} entspricht im wesentlichen der in Gleichung 2.4.2 gegebenen Definition des PI. Der Bruch in Gleichung 8.4.1 wird mit 2 multipliziert, weil die frequenzanalytisch angegebene Amplitude nur der Hälfte der Differenz von Wellenberg und Wellental entspricht. Aus dem kybernetischen Autoregulationsmodell (Kapitel 8.2, Gleichung 8.2.46) ergibt sich angewendet auf die Herzfrequenz $\omega = \nu$ die folgende Beziehung:

$$\frac{CBFV(i\nu)}{\overline{CBFV}} = \frac{ABP(i\nu)}{\overline{ABP}} \cdot \frac{HP(i\nu) \cdot (1 - \frac{1}{H}) + \frac{1}{H}}{W(i\nu) + (1 - W(i\nu))\frac{R_c}{\overline{CVR}}}. \qquad \text{(Gleichung 8.4.2)}$$

Gleichung 8.4.2 kann unter der Annahme, daß bei relativ hohen Frequenzen wie der Herzfrequenz für das Hochpaßfilter HP(iν) und das Wellenreflexionsfilter W(iν) folgende Beziehungen gelten:

$$HP(i\nu) \approx 1, \qquad \text{(Gleichung 8.4.3)}$$

$$W(i\nu) \approx 0, \qquad \text{(Gleichung 8.4.4)}$$

erheblich vereinfacht werden zu

$$\frac{CBFV(i\nu)}{\overline{CBFV}} \approx \frac{ABP(i\nu)}{\overline{ABP}} \cdot \frac{\overline{CVR}}{R_c}. \qquad \text{(Gleichung 8.4.5)}$$

Werden jetzt beide Seiten mit dem Faktor 2 multipliziert und wird analog zum PI der CBFV (PI_{CBFV}) auch ein Pulsatilitätsindex für den Blutdruck (PI_{ABP}) definiert, der die folgende Beziehung zur relativen Blutdruckamplitude aufweist

$$PI_{ABP} \approx 2 \cdot \frac{ABP(iv)}{\overline{ABP}}, \qquad \text{(Gleichung 8.4.6)}$$

so ergibt sich aus den Gleichungen 8.4.1, 8.4.5 und 8.4.6

$$PI_{CBFV} \approx PI_{ABP} \cdot \frac{\overline{CVR}}{R_c}. \qquad \text{(Gleichung 8.4.7)}$$

Der PI der CBFV ist also im Rahmen der Ungenauigkeit der gemachten Annahmen zum PI des Blutdruckes und zum zerebrovaskulären Widerstand (CVR) proportional. Proportionalitätsfaktor ist dabei der Kehrwert des charakteristischen Widerstandes R_c, der im wesentlichen durch die Gefäßeigenschaften der dem peripheren Widerstand vorgeschalteten Arterien bestimmt wird (vgl. Kapitel 8.2).

CAVE

Einerseits stützt also Gleichung 8.4.7 theoretisch die empirische Erfahrung, daß der PI der CBFV ein brauchbares Maß für den CVR darstellt, andererseits wird aber auch deutlich, daß Veränderungen des PI_{CBFV} nur unter der Bedingung eines konstanten PI_{ABP} und eines konstanten charakteristischen Widerstandes R_c im Sinne einer Veränderung des CVR interpretiert werden dürfen. Dies ist vor allem dann zu berücksichtigen, wenn bei funktionsdopplersonographischen Tests (z. B. CO_2-Test) der PI als abhängige Variable erhoben wird. Auch wenn davon ausgegangen wird, daß der charakteristische Gefäßwiderstand in der Regel konstant bleibt, sollte bei Dopplerfunktionstests nach Möglichkeit auch ein Blutdruckmonitoring zur Verlaufskontrolle des PI_{ABP} durchgeführt werden.

8.5 TCD-Parameter und Hirndruck

8.5.1 Intrakranieller Druck und Hirnperfusion

Bei der Herleitung der allgemeinen Formeln zur Beschreibung der zerebrovaskulären Regulation (Kapitel 8.2) wurde vereinfachend davon ausgegangen, daß der intrakranielle Druck (ICP) vernachlässigt werden kann. Daher wurde in Kapitel 8.2 der für die Hirndurchblutung relevante zerebrale Perfusionsdruck (CPP) mit dem systemischen arteriellen Blutdruck (ABP) gleichgesetzt. Nach dem *Ohm'schen Gesetz* wurde daher die Hirndurchblutung (CBF) aus dem Verhältnis von arteriellem Blutdruck (ABP) zum zerebrovaskulären Widerstand (CVR) bestimmt:

$$\overline{CBF} = \frac{\overline{ABP}}{\overline{CVR}}. \qquad \text{(Gleichung 8.2.32)}$$

Bei Patienten mit bedeutsamen ICP-Anstiegen (z. B. nach Schädel-Hirn-Trauma oder bei raumfordernden intrakraniellen Prozessen) muß aber in allen Gleichungen der Hirndurchblutungsregulation für stationäre Größen der Ausdruck $\overline{ABP}$ durch $\overline{CPP}$, also durch $\overline{ABP} - \overline{ICP}$ (vgl. Gleichung 8.2.19) ersetzt werden. Damit wird Gleichung 8.2.32 zu: !

$$\overline{CBF} = \frac{\overline{ABP} - \overline{ICP}}{\overline{CVR}}. \qquad \text{(Gleichung 8.5.1)}$$

8.5.2 Intrakranieller Druck und Pulsatilitätsindex

Kreislaufphysiologische Interpretation

In mehreren Arbeiten zur Relation zwischen TCD-Parametern und direkt gemessenen ICP-Werten wurde der Pulsatilitätsindex (PI) als die Größe mit der besten Korrelation zum ICP herausgestellt. Dieser Zusammenhang läßt sich auch theoretisch aus den entsprechend Gleichung 8.5.1 korrigierten Gleichungen aus Kapitel 8.4 herleiten. Aus den Gleichungen 8.4.1 sowie 8.4.5 bis 8.4.7 in Verbindung mit Gleichung 8.5.1 läßt sich der PI der CBFV in Abhängigkeit vom ICP wie folgt beschreiben:

$$PI_{CBFV} \approx 2 \cdot \frac{ABP(i\nu)}{\overline{ABP} - \overline{ICP}} \cdot \frac{\overline{CVR}}{R_c}. \qquad \text{(Gleichung 8.5.2)}$$

Dabei gibt $\omega = \nu$ die Kreisfrequenz der Herzrate an. Umgekehrt läßt sich der ICP als Funktion des PI in der CBFV herleiten:

$$\overline{ICP} \approx \overline{ABP} - 2 \cdot \frac{ABP(i\nu)}{PI_{CBFV}} \cdot \frac{\overline{CVR}}{R_c}. \qquad \text{(Gleichung 8.5.3)}$$

Nach Gleichung 8.5.3 besteht also eine negativ-inverse Beziehung zwischen dem ICP und dem PI, wodurch eine positive Korrelation zwischen beiden Größen bestätigt wird. Allerdings gilt dies nur, wenn die Blutdruck- und Widerstandsparameter als konstant angesetzt werden können. Solange ICP-Anstiege durch entsprechende Reduktionen im CVR kompensiert werden können (im Bereich intakter Autoregulation), sollte der mittlere CBF konstant bleiben (Gleichung 8.5.1). Damit sollte auch der PI nach Gleichung 8.5.2 in diesem Bereich unverändert bleiben. Die negativ-inverse Beziehung zwischen ICP und PI sollte erst bei erschöpfter Autoregulation ($\overline{CVR} = \overline{CVR}_{\min} = \text{const.}$) in Erscheinung treten. Empirisch bestätigt wurden diese Zusammenhänge bei Patienten mit Hirndruckerhöhung nach Schädel-Hirn-Trauma (Czosnyka et al. 1994).

Gleichung 8.5.3 macht deutlich, daß interindividuell identische Beziehungen zwischen ICP und PI im Bereich gestörter Autoregulation nicht zu erwarten sind. Zum einen kann man nicht davon ausgehen, daß das Verhältnis von $\overline{CVR}_{\min}$ zu R_c interindividuell konstant ist. Weiterhin wird der konkrete Wert des PI durch den mittleren Blutdruck und die Druckpulsamplitude mitbestimmt. Insbesondere sollte – wie auch bei anderen klinischen Anwendungen des PI_{CBFV} – auch der Blutdruck-PI erfaßt werden. Durch Umformung von Gleichung 8.5.3 und unter Verwendung von Gleichung 8.4.6 ergibt sich: !

$$\overline{ICP} \approx \overline{ABP} \cdot \left(1 - \frac{PI_{ABP}}{PI_{CBFV}} \cdot \frac{\overline{CVR}}{R_c}\right). \qquad \text{(Gleichung 8.5.4)}$$

Danach ist also das *Verhältnis* der PIs von Blutdruck und CBFV (multipliziert mit dem mittleren Blutdruck) die relevante Größe, die mit dem ICP negativ korreliert und nicht isoliert nur der inverse PI der CBFV.

Alternative Konzepte und empirische Befunde

Aufgrund etwas unterschiedlicher pathophysiologischer Überlegungen kamen Klingelhöfer et al. (1987; 1988) zu dem Schluß, daß der Widerstandsindex (RI) von Pourcelot (vgl. Kapitel 2.4) und der mittlere ABP dem ICP *proportional* und daß die mittlere CBFV dem ICP *reziprok* sein sollten. Nach Umrechnung des RI in den allgemein gebräuchlicheren PI führt dies zu folgender Vorhersage des ICP:

$$\overline{ICP} \cong \overline{ABP} \cdot \frac{PI_{CBFV}}{V_s}. \qquad \text{(Gleichung 8.5.5)}$$

Dabei steht V_s für die systolische Flußgeschwindigkeit in der TCD. Klingelhöfer et al. (1988) bestimmten bei insgesamt 13 Patienten, die aufgrund verschiedener zerebraler Erkrankungen eine kontinuierliche epidurale Druckmessung erhielten, zu verschiedenen Zeitpunkten (zwischen sechs und neun Messungen pro Patient) nach dem Beginn der Erkrankung die CBFV einer MCA sowie den mittleren Blutdruck. Die Patienten zeigten zu den verschiedenen Meßzeitpunkten ICP-Werte im Bereich zwischen 5 und 60 mmHg (vgl. Abb. 8.5.1). Die Korrelation zwischen dem ICP und dem Ausdruck auf der rechten Seite von Gleichung 8.5.5 betrug $r = 0{,}873$ ($p < 0{,}001$). Die Autoren sehen daher in ihrer Formel einen brauchbaren Ansatz für eine semiquantitative, nichtinvasive ICP-Messung mit potentieller Bedeutung für intensivmedizinische therapeutische Entscheidungen.

Boishardy et al. (1994) haben bei Schädel-Hirn-traumatisierten Patienten verschiedene TCD-Parameter mit direkten Messungen des ICP und des CPP verglichen. Sie fanden enge Korrelationen zwischen RI und ICP ($r = 0{,}822$) bzw. zwischen PI und ICP ($r = 0{,}837$), jedoch keine signifikante Korrelation zwischen V_{mean} ($= \overline{CBFV}$) und ICP. Für den RI konnten auch Goraj et al. (1994) eine signifikante positive Korrelation zum ICP empirisch belegen.

Czosnyka et al. (1994) setzten bei einem ebenfalls intensivmedizinisch überwachten neurochirurgischen Patientengut verschiedene TCD-Größen zu dem CPP (= ABP – ICP) in Beziehung. Unter anderem verwendeten die Autoren neben dem regulären PI auch einen sogenannten *standardisierten* Pulsatilitätsindex (SPI), für dessen Berechnung der PI durch die Blutdruck-Pulsamplitude (ABPa) geteilt wird. Durch diesen Ausdruck wird wie in Gleichung 8.5.4 der Einfluß der Blutdruck-Pulsatilität auf den PI kontrolliert. Die Autoren konnten unterhalb eines CPP von 55 mmHg (beginnende Autoregulationsstörung) eine negative lineare Beziehung zwischen SPI und CPP demonstrieren. Die Korrelation zwischen SPI und CPP war deutlich höher ($r = -0{,}58$) als diejenige zwischen PI und CPP ($r = -0{,}40$).

Abb. 8.5.1: Korrelation zwischen ICP-Index und direkten ICP-Messungen (aus Klingelhöfer et al. 1988).

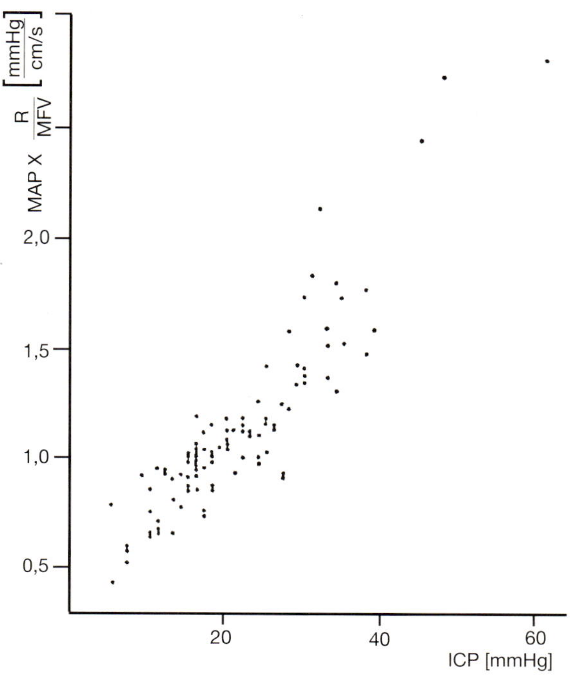

8.5.3 Intrakranieller Druck und V_{mean}

Es überrascht, daß in keiner Arbeit überzeugende (negative) Zusammenhänge zwischen der mittleren Flußgeschwindigkeit V_{mean} und dem ICP demonstriert werden konnten. Im Bereich kritischer Hirndruckerhöhungen (Autoregulationsstörung) sollte nämlich (bei konstantem mittleren ABP) der mittlere CBF mit zunehmendem ICP abfallen. Offenbar ist aber im Zustand des erhöhten ICP die „Grundgleichung“ der funktionellen Dopplersonographie, die Proportionalität zwischen CBFV und CBF (vgl. Gleichung 2.2.4), nicht mehr gültig. Die Tierversuche von Ungersböck et al. (1995) könnten eine überzeugende Erklärung hierfür geben. In dieser Studie wurden bei Kaninchen künstlich Hirndruckerhöhungen mit gleichzeitiger Messung der kortikalen Mikrozirkulation mittels Laser-Doppler „flowmetry“ herbeigeführt. Es ergab sich ein kontinuierlicher CBFV-Abfall mit steigendem ICP nur für die diastolischen Flußgeschwindigkeiten, nicht aber für die systolischen Geschwindigkeiten. Die systolische CBFV blieb sogar unterhalb kritischer CPP-Werte konstant, bei denen es zu einer Störung der Mikrozirkulation kam. Vermutlich führt also zunehmender Hirndruck zu einer Kompression der intrakraniellen Gefäße, wodurch eine minderperfusionsbedingte Reduktion der Flußgeschwindigkeiten zum Teil kompensiert wird. Da der Gefäßdurchmesser an der Ableitestelle auf den Pulsatilitätsindex oder Widerstandsindex keinen Einfluß hat (Geschwindigkeitswerte im Nenner und Zähler), wird die Gültigkeit von Gleichung 8.5.4 durch den Kompressionseffekt nicht eingeschränkt. !

8.5.4 Schlußfolgerungen

Die zitierten Arbeiten zeigen, daß die verschiedenen Widerstandsindices signifikant mit dem ICP kovariieren. Durch die zusätzliche Berücksichtigung des mittleren Blutdruckes (Arbeiten von Klingelhöfer et al.) bzw. der Pulsamplitude im Blutdruck (Czosnyka et al. 1994) kann der ICP (bzw. CPP) offenbar besser approximiert werden als durch den PI (oder RI) allein. Hierdurch findet Gleichung 8.5.4 eine indirekte Bestätigung, wenngleich eine direkte Prüfung der in dieser Formel getroffenen Vorhersage des ICP aus TCD- und Blutdruckparametern bisher noch nicht erfolgt ist.

Die entscheidende Schwäche der Gleichung 8.5.4 für eine ICP-Prädiktion liegt natürlich darin, daß die beiden Widerstandswerte (der periphere Widerstand oder Eingangswiderstand [CVR] und der proximale oder charakteristische Widerstand [R_c]) beim Patienten nicht direkt gemessen werden können. Unter der Annahme, daß sich beide Widerstandswerte im Zustand einer Autoregulationstörung z. B. bei ICP-Anstieg angleichen (erkennbar an identischen PI-Werten für ABP und CBFV bei hämodynamisch relevanten Karotisverschlüssen), kann der Ausdruck CVR/R_c aber näherungsweise gleich 1 gesetzt werden. Damit vereinfacht sich Gleichung 8.5.4 zu:

$$\overline{ICP} \approx \overline{ABP} \cdot \left(1 - \frac{PI_{ABP}}{PI_{CBFV}}\right). \qquad \text{(Gleichung 8.5.6)}$$

Für Gleichung 8.5.6 können alle notwendigen Parameter zur ICP-Vorhersage direkt gemessen werden.

Literatur

Aaslid R (1987) Visually evoked dynamic blood flow response of the human cerebral circulation. Stroke 18: 771-775

Aaslid R, Lindegaard KF, Sorteberg W, Nornes H (1989) Cerebral autoregulation dynamics in humans. Stroke 20: 45-52

Berne RM, Winn HR, Rubio R (1981) The local regulation of cerebral blood flow. Prog Cardiovasc Dis 24: 243-260

Boishardy N, Granry JC, Jacob JP, Houi N, Fournier D, Delhumeau A (1994) Interet du doppler transcranien dans la prise en charge des traumatises craniens graves. Ann Fr Anesth Reanim 13: 172-176

Borst C, Karemaker JM. Time delays in the human baroreceptor reflex (1983) J Auton Nerv Sys 9: 399-409

Busse, R (Hg) (1982) Kreislaufphysiologie. Thieme, Stuttgart

Czosnyka M, Guazzo E, Iyer V, Kirkpatrick P, Smielewski P, Whitehouse H, Pickard JD (1994) Testing of cerebral autoregulation in head injury by waveform analysis of blood flow velocity and cerebral perfusion pressure. Acta Neurochir (Wien) 60 (suppl): 468-471

Diehl RR, Linden D, Lücke D, Berlit P (1995) Phase relationship between cerebral blood flow velocity and blood pressure: a clinical test of autoregulation. Stroke 26: 1801-1804

Eckberg DL (1980) Nonlinearities of the human carotid baroreceptor-cardiac reflex. Circ Res 47: 208-216

Fox PT, Raichle ME (1984) Stimulus rate dependence of regional cerebral blood flow in human striate cortex, demonstrated by positron emission tomography. J Neurophysiol 51: 1109-1120

Goraj B, Rifkinson-Mann S, Leslie DR, Lansen TA, Kasoff SS, Tener MS (1994) Correlation of intracranial pressure and transcranial doppler resistive index after head trauma. Am J Neuroradiol 15: 1333-1339

Klingelhöfer J, Conrad B, Benecke R, Sander D (1987) Relationships between intracranial pressure and intracranial flow patterns in patients suffering from cerebral diseases. J Cardiovasc Ultrasonogr 6: 249-254

Klingelhöfer J, Conrad B, Benecke R, Sander D, Markakis E (1988) Evaluation of intracranial pressure from transcranial Doppler studies in cerebral disease. J Neurol 235: 159-162

Kontos HA, Wie EP, Navari RM, Levasseur JE, Rosenblum WI, Patterson JL (1978) Responses of cerebral arteries to acute hypotension and hypertension. Am J Physiol 234: H371-H383

Lou HC, Edvinsson L, MacKenzie ET (1987) The concept of coupling blood flow to brain function: revision required? Ann Neurol 22: 289-297

Milnor WR (1989) Hemodynamics. Williams & Wilkins, Baltimore

Murgo JP, Westerhof N, Giolma JP, Altobelli SA (1981) Manipulation of ascending aortic pressure and flow wave reflections with the Valsalva maneuver: relationship to input impedance. Circulation 63: 122-132

Phelps ME, Kuhl DE, Mazziotta JC (1981) Metabolic mapping of the brain's response to visual stimulation: studies in humans. Science 211: 1445-1448

Ringelstein EB, Siever C, Ecker S, Schneider P, Otis S (1988) Noninvasive assessment of CO_2-induced cerebral vasomotor response in normal individuals and patients with internal carotid artery occlusions. Stroke 19: 963-969

Rowell LB (1993) Human Cardiovascular Control. Oxford University Press, Oxford

Siesjö BK (1984) Cerebral circulation and metabolism. J Neurosurg 60: 883-908

Spiegel MR (1984) Fourier Analysis: Theorie und Anwendung. McGraw-Hill, Düsseldorf

Stearns SD, Hush DR (1994) Digitale Verarbeitung analoger Signale. Oldenburg, München

Ungersböck K, Tenckhoff D, Heimann A, Wagner W, Kempski OS (1995) Transcranial Doppler and cortical microcirculation at increased intracranial pressure and during Cushing response: an experimental study on rabbits. Neurosurg 36: 147-157

Varju D (1977) Systemtheorie. Springer, Berlin

Wahl M, Schilling L (1993) Regulation of cerebral blood flow – A brief review. Acta Neurochir 59 (suppl): 3-10

Warner HR, Cox A (1962) A mathematical model of heart rate control by sympathetic and vagus efferent information. J Appl Physiol 17: 349-355

Wasterlain CG, Fujikawa DG, Penix L, Sankar R (1993) Pathophysiological mechanisms of brain damage from status epilepticus. Epilepsia 34 (suppl. 1): 37-53

Abkürzungsverzeichnis

Abkürzung	**deutscher Begriff**	**englischer Begriff**
Gefäße		
ACA	A. cerebri anterior	anterior cerebral artery
AcomA	A. communicans anterior	anterior communicating artery
BA	A. basilaris	basilar artery
CCA	A. carotis communis	common carotid artery
ECA	A. carotis externa	external carotid artery
ICA	A. carotis interna	internal carotid artery
MCA	A. cerebri media	middle cerebral artery
OA	A. ophthalmica	ophthalmic artery
PCA	A. cerebri posterior	posterior cerebral artery
PcomA	A. communicans posterior	posterior communicating artery
SCA	A. cerebelli superior	superior cerebellar artery
VA	A. vertebralis	vertebral artery

Grundbegriffe der transkraniellen Dopplersonographie

c	Schallgeschwindigkeit	sonic velocity
cw	kontinuierliche Wellenaussendung	continuous wave
D	Tiefe	depth
Δf	Dopplershift	Doppler shift
f	Sendefrequenz	insonation frequency
HITS	hochintensives transitorisches Signal	high-intensity transitory signal
PD	Pulsdauer	pulse duration
PRF	Pulswiederholungsfrequenz	pulse repetition frequency
pw	gepulste Wellenaussendung	pulsed wave
SV	Meßvolumen	sample volume
TCD	transkranielle Dopplersonographie	transcranial Doppler
TCCD	transkranielle farbkodierte Duplexsonographie	transcranial color-coded Duplex sonography

v, V	Geschwindigkeit	velocity
W	Leistung	power

Medizinische und medizintechnische Begriffe

AVM	arteriovenöse Malformation	arteriovenous malformation
CGRP	Calcitonin-Gen-bezogenes Peptid	calcitonin gene related peptide
CSD	sich ausbreitende kortikale Hemmung	cortical spreading depression
CT	Computertomographie	computerized tomography
HRV	Herzratenvariabilität	heart rate variability
ICB	intrakranielle Blutung	intracranial hemorrhage
KM	Kontrastmittel	contrast medium
LFI	hämodynamischer Infarkt	low-flow infarct
MRA	Kernspin-Angiographie	magnetic resonance angiography
MRT	Kernspintomographie	magnetic resonance tomography
MSD	Multisystemdegeneration	multiple system degeneration
NKS	neurokardiogene Synkope	neurocardiogenic syncope
NPPB	Durchbruch des normalen Perfusionsdruckes	normal perfusion pressure breakthrough
OH	orthostatische Hypotension	orthostatic hypotension
PAF	isolierte autonome Dysfunktion	pure autonomic failure
PET	Positronenemissionstomographie	positron emission tomography
PFO	offenes Foramen ovale	patent foramen ovale
PND	progressives neurologisches Defizit	progressive neurological deficit
PTA	perkutane transluminale Angioplastie	percutane transluminal angioplasty
SAB	Subarachnoidalblutung	subarachnoid hemorrhage
SHT	Schädelhirntrauma	craniocerebral trauma
SPECT	Einzelphotonemissions-tomographie	single photon emission computerized tomography
TCD	transkranielle Dopplersonographie	transcranial Doppler
TEA	Thrombendarteriektomie	thromb-endarterectomy
TEE	Transösophageale Echo-kardiographie	transesophageal echocardio-graphy
TI	Territorialinfarkt	territory infarct
TIA	transitorische ischämische Attacke	transitory ischemic attack
TTE	Transthorakale Echokardiographie	transthoracal echocardiography

Physiologische Größen

ABP	Blutdruck	arterial blood pressure
BHI	Apnoe-Index	breath holding index
CBF	zerebraler Blutfluß	cerebral blood flow
CBFV	zerebrale Blutflußgeschwindigkeit	cerebral blood flow velocity

CO_2	Kohlendioxyd	carbon dioxide
CPP	zerebraler Perfusionsdruck	cerebral perfusion pressure
CVR	zerebrovaskulärer Widerstand	cerebrovascular resistance
FI	Fluß-Index	flow index
HR	Herzrate	heart rate
ICP	Hirndruck	intracranial pressure
MBA	metabolische Hirnaktivität	metabolic brain activity
O_2	Sauerstoff	oxygene
pCO_2	Kohlendioxyd-Partialdruck	carbon dioxide partial pressure
PI	Pulsatilitäts-Index	pulsatility index
pO_2	Sauerstoff-Partialdruck	oxygene partial pressure
R_c	charakteristischer Widerstand	characteristic resistance
R_i	Eingangswiderstand	input resistance
RI	Widerstands-Index	resistance index
V_{avg}	gemittelte Geschwindigkeit	averaged velocity
V_d	diastolische Geschwindigkeit	diastolic velocity
V_{max}	maximale Geschwindigkeit	maximum velocity
V_{mean}	mittlere Geschwindigkeit	mean velocity
VMR	Vasomotorenreaktivität	vasomotor reactivity
V_s	systolische Geschwindigkeit	systolic velocity

Mathematisch-statistische Begriffe

Coh	Kohärenz	coherence
cos	Cosinus	cosine
CoV	Variationskoeffizient	coefficient of variation
$\Delta\varphi$	Phasendifferenz	phase angle shift
FFT	schnelle Fourieranalyse	fast Fourier analysis
f(t)	Zeitbereichsfunktion	function in time domain
$F(i\omega)$	Frequenzbereichsfunktion	function in frequency domain
G	Sensitivität, Verstärkung	gain
HP	Hochpaßfilter	highpass filter
i	imaginäre Zahl	imaginary number
ω	Kreisfrequenz	circle frequency
SD	Standardabweichung	standard deviation
sin	Sinus	sine
TP	Tiefpaßfilter	lowpass filter

Physikalische Größen und Einheiten

bpm	(Herz-)Schläge pro Minute	beats per minute
cm/s	Zentimeter pro Sekunde	centimeters per second
cpm	Zyklen pro Minute	cycles per minute
Hz	Hertz	hertz
kHz	Kilohertz	kilohertz

Mhz	Megahertz	megahertz
min	Minuten	minutes
mmHg	Millimeter Quecksilber	millimeters of mercury
ms	Millisekunden	milliseconds
μs	Mikrosekunden	microseconds
s	Sekunden	seconds
t, T	Zeit	time
T_t	Zeitkonstante	time constant
T_d	Totzeit, Latenz	dead time, time delay

Sachwortverzeichnis

O

P

R

S